박용우의
마이옵티멀
다이어트

박용우의 마이 옵티멀 다이어트

1판 1쇄 인쇄 2025. 10. 27.
1판 1쇄 발행 2025. 11. 3.

지은이 박용우

발행인 박강휘
편집 임지숙·박익비 | 디자인 조명이 | 마케팅 김새로미 | 홍보 강원모
발행처 김영사
등록 1979년 5월 17일(제406-2003-036호)
주소 경기도 파주시 문발로 197(문발동) 우편번호 10881
전화 마케팅부 031)955-3100, 편집부 031)955-3200 | 팩스 031)955-3111

저작권자 ⓒ 박용우, 2025
이 책은 저작권법에 의해 보호를 받는 저작물이므로
저자와 출판사의 허락 없이 내용의 일부를 인용하거나 발췌하는 것을 금합니다.

값은 뒤표지에 있습니다.
ISBN 979-11-7332-388-1 03510

홈페이지 www.gimmyoung.com   블로그 blog.naver.com/gybook
인스타그램 instagram.com/gimmyoung   이메일 bestbook@gimmyoung.com

좋은 독자가 좋은 책을 만듭니다.
김영사는 독자 여러분의 의견에 항상 귀 기울이고 있습니다.

살찌지 않는 몸을 위한
최적의 식사 전략

MY OPTIMAL
DIET

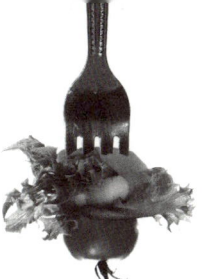

박용우의
마이옵티멀
다이어트

박용우 지음

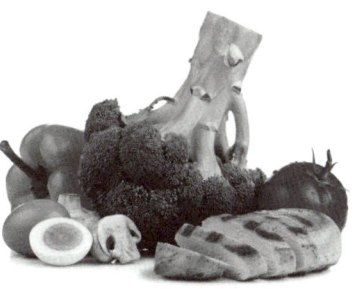

김영사

프롤로그

내 몸에 맞는
'최적의 식단'을 찾아서

"미덕은 두 가지 악덕, 즉 과잉과 결핍 사이의 중용이다."

_아리스토텔레스

포화지방과 콜레스테롤은 오랫동안 심혈관 질환의 주범으로 인식되어왔다. 이에 따라 사람들은 지방 섭취량을 줄이라는 권고를 받았고, 실제로 미국인의 평균 지방 섭취량은 과거에 비해 현저히 감소했다. 그러나 심혈관 질환은 줄어들기는커녕 오히려 증가했다.

탄수화물의 과잉 섭취는 인슐린 저항성과 당뇨병을 유발한다. 실제로 저탄고지 다이어트를 실천하는 사람들은 체중 감량 효과를 확실히 보고 있다. 그렇다면 탄수화물은 얼마나 줄여야 할까? 현재 당뇨병은 우리나라뿐만 아니라 전 세계적으로도 증가 추세에 있다.

어떤 사람들은 지방 섭취를 줄여야 건강해진다고 말한다. 특히 채식주의자들은 육류를 피하고 채소와 과일 섭취를 강조한다. 실제로 이런 방법으로 체중이 줄고, 건강이 좋아지는 사람도 분명히 있다. 반면, 카니보어 다이어트Carnivore Diet나 저탄고지 식단을 지지하는 사람들은 육류 섭취를 강조한다. 이 역시 체중이 줄고 건강을 되찾는 데 도움이 된다는 사례가 많다. 그렇다면 어느 쪽이 정답일까?

넘쳐나는 건강 정보의 홍수 속에 사는 현대인은 자칫 편향된 시각에 빠질 위험에 노출되어 있다. 특히 유튜브, 페이스북, 인스타그램 같은 소셜 미디어 플랫폼은 사용자의 선호에 따라 알고리즘이 작동하기 때문에 개인화된 '필터 버블'에 갇히기 쉽다. 이는 인터넷 정보 제공자가 이용자의 성향에 맞춰 필터링한 정보만을 제공함으로써 이용자가 이미 걸러진 정보만 접하게 되는 현상을 의미한다. 같은 단어를 검색하더라도 이용자에 따라 서로 다른 결과가 나타나는 것이다.

이러한 환경에서는 확증편향이 더욱 강화되고, 잘못된 정보가 확대 재생산되기 쉽다. 사람마다 생김새가 다르듯 건강 상태나 체질도 제각기 다르기 때문에 특정 건강 정보를 모든 사람에게 보편적으로 적용할 수는 없다. 그럼에도 자신이 믿는 방법만 옳고, 다른 정보는 모두 틀렸다고 여기는 편견에 빠지기 쉽다. 열린 마음으로 다양한 정보를 수용하고, 그중에서 내게 맞는 방법을 선별하는 합리적 사고를 기르는 것이 무엇보다 필요하다.

그렇다면 보편적 해법은 없는 것일까? 각자 알아서 자기 몸에 필요한 지식을 습득하고, 거기에 맞춰 음식을 선택하기만 하면 되는 걸까? 그렇지 않다. 현대 의학이 비약적으로 발전했음에도 불구하고 비만 인구는 꾸준히 늘고 있으며, 대사이상으로 인한 당뇨병과 심뇌혈관 질환 환자 역시 계속 증가하고 있다. 이는 지금 우리의 식습관에 무언가 근본적인 문제가 있다는 증거다. 전문가들은 다양한 해법이 홍수처럼 쏟아지고 있지만, 정작 일반 사람들은 누구의 말을 믿고 어느 방향으로 가야 할지 갈피를 잡지 못하고 있다.

이전에 출간한 《내 몸 혁명》이 독자들에게 과분할 정도로 큰 사랑을 받았다. 나는 이 책에서 다이어트에 성공하려면 기존의 패러다임을 바꿔야 한다는 점을 강조했다. 즉, '많이 먹고 덜 움직여서' 체중이 늘어난 것이 아니라 내 몸에서 대사이상이 먼저 발생했고, 그 결과로 '많이 먹고 덜 움직이는' 증상(혹은 현상)과 함께 체중·허리둘레가 늘어난다는 것이다. 다시 말해 '많이 먹고 덜 움직이는' 것은 원인이 아니라 내 몸이 망가졌기 때문에 나타나는 결과물이라는 관점이다.

이런 패러다임 전환이 중요한 이유는 치료 접근 방식이 완전히 달라지기 때문이다. 만약 살이 찐 이유를 '많이 먹고 덜 움직여서'라고 본다면 해결책은 저칼로리 식단과 규칙적 운동이 된다. 하지만 대사이상이 원인이라면 지방간, 인슐린 저항성, 만성 염증 같은 대사 문제를 먼저 치료해야 한다. 이를 위해서는 과당과 술을 일정 기간 끊고, 포만감 있게 잘 먹는 식사를 유지하면서, 간헐적 단식과 고강도 인터벌 운동을 반드시 포함해야 한다.

체중 감량을 위해 진료실을 찾아오는 사람들을 검사해보면 거의 예외 없이 이런 대사이상을 가지고 있다. 여기에 더해 만성 스트레스, 우울증, 탄수화물 중독, 불면증 등 다이어트를 어렵게 만드는 문제들도 동반된다.

비만은 단지 게으르거나 식탐이 많은 사람에게 생기는 병이 아니다.

다양한 원인으로 신진대사가 무너져 나타나는 '증상'이다. 그런데도 많은 전문 학회에서는 여전히 획일화된 가이드라인에 따라 1,200kcal에서 1,500kcal 사이의 저칼로리 식단과 주 5일 유산소운동을 권장한다. 하지만 이렇게 해서 과연 비만을 치료할 수 있을까?

사람마다 생김새와 체격이 다르듯, 체질과 건강 상태도 제각각이다. 그런 사람들에게 '평균 사이즈의 옷'을 하나 던져주며 모두에게 맞다고 주장하는 꼴과 다를 바 없다. 누군가는 옷이 너무 꽉 끼고, 누군가는 헐거워 헝겊을 뒤집어쓴 것 같을 것이다. 그런데도 이 옷이 '표준'이라고 우기는 것이 과연 옳은 처방일까?

다른 질병들도 마찬가지겠지만, 특히 비만은 개별화된 접근이 반드시 필요하다. 누군가 저탄고지 식단으로 다이어트에 성공했다 해도, 그 방법이 내게는 맞지 않을 수 있다. 진짜 해답은 내 몸에 맞는 다이어트 방법을 찾는 것이며, 이를 위해서는 올바른 영양학적 지식을 바탕으로 스스로의 몸을 이해하고 선택해야 한다.

이 책을 쓰게 된 계기도 바로 여기에 있다. 《내 몸 혁명》을 읽은 독자들이 내게 물었다.

"그렇다면 제 몸에 대사이상이 생긴 건 무엇 때문인가요? 왜 지방간과 인슐린 저항성이 생긴 걸까요? 어릴 때부터 식습관은 달라진 게 없는데, 그땐 괜찮다가 왜 지금 와서 대사이상이 생긴 거죠?"

이 질문에 대한 대답이야말로 그동안 허전하게 남아 있던 퍼즐의 마지막 조각일지도 모른다.

이 책에서는 영양학이 제시해온 기존의 영양소 개념을 새로운 패러다임으로 접근해보았다. 이제 쌀밥은 더 이상 '주식'이 아니다. 그 자리는 양질의 단백질 식품에 내주어야 한다. 탄수화물 역시 단순히 줄이는 것이 아니라 식이섬유와 복합당질, 단순당을 구분해 각각의 특성에 맞게 접근해야 한다. 그래야 비로소 건강한 식사의 해법에 구체적으로 다가갈 수 있다.

무엇보다 강조하고 싶은 것은 고당질, 고지방의 초가공식품이 현대인의 건강을 위협하는 중심에 있다는 사실이다. 이런 식품은 에너지 과잉으로 대사이상을 일으킬 뿐 아니라, 강한 음식 중독을 유발한다. 중독이 깊어질수록 평생 요요 현상과 싸워야 하고, 건강은 점점 멀어진다. 더 심해지기 전에 반드시 빠져나와야 할 시급한 건강 문제다.

물론 이 책에서 제시하는 방향과 솔루션이 모든 사람에게 꼭 맞는 전략은 아닐 수 있다. 하지만 생활환경이 완전히 달라진 21세기를 살아가는 지금, 여전히 50년 전의 낡고 고루한 영양학 지식에서 정답을 찾으려는 건 그야말로 난센스다. 내게 맞는 다이어트는 결국 나 스스로 찾아야 한다. 이 퍼즐 맞추기 게임은 여전히 현재진행형이다. 그러나 그 퍼즐을 완성하기 위해서는 '상식적이고 합리적인 건강 정보'라는 조각들을 제대로 갖춰야 한다.

이 책에 담긴 건강 정보를 잘 활용해 대사이상으로부터 자유로운 몸을 만들고, 그것을 꾸준히 유지할 수 있는 나만의 건강관리 전략을 세운다면, 그래서 당뇨병과 심뇌혈관 질환 그리고 치매 같은 만성질환의 위험에서 멀어질 수 있다면 단 한 번뿐인 내 삶을 훨씬 더 풍요롭고 행복하게 살아갈 수 있지 않을까?

　이제, 내게 가장 잘 맞는 최적의 Optimal 식단을 찾아가는 '마이 옵티멀 다이어트 My Optimal Diet'의 여정을 시작해보자.

2025년 가을
의자 없는 진료실에서
박용우

차례

프롤로그 | 내 몸에 맞는 '최적의 식단'을 찾아서 ·········· 4

1부 잘못된 식단, 만들어진 질병

1장 씨앗보다 토양이 중요한 이유 ················ 17
달콤한 과일, 정말 끊어야 할까? ················ 17
당화혈색소 6.5%이면 괜찮은 수치일까? ········ 24
요요가 올 텐데, 다이어트 꼭 해야 할까? ········ 27
4주 다이어트, 효과가 있을까? ················ 29

2장 달콤한 독, 과당이 낳은 지방간 ·············· 32

3장 쉬지 않고 먹은 대가, 인슐린 저항성 ········ 42
쉴 틈 없는 인슐린, 결국 무너진다 ·············· 44
인슐린 저항성, 어떻게 치료할 것인가 ·········· 48
대사증후군의 경고등이 켜지기 전에 ············ 49
인슐린 저항성 확인하는 법 ···················· 51

4장 에너지 과잉이 불러온 만성 염증 ············ 54
우리 몸을 지키는 방패, 왜 적이 되었나 ········ 54
손상된 미토콘드리아와 염증 반응 ·············· 57
칼로리 과잉, 염증의 불씨를 키우다 ············ 58
만성 염증의 악순환을 끊는 전략 ················ 62

5장 평생 관리할 것인가, 지금 치료할 것인가 ···· 64

C O N T E N T S

2부 신진대사를 바로잡기 위한 기초 지식

1장 내가 먹은 음식이 곧 나다 ····· 71
칼로리가 아니라 영양소의 총합을 계산하라 ····· 72
DNA가 완벽해도 음식이 틀리면 끝이다 ····· 74

2장 영양소를 다시 정의하다 ····· 76
지금까지의 영양소 분류는 잊어라 ····· 76
필수영양소와 에너지원, 두 가지만 기억하라 ····· 79
단백질을 주식으로, 식이섬유를 반찬으로 ····· 103

3장 에너지원 과잉과 필수영양소 결핍, 왜 문제인가 ····· 106
24시간 단식 시 몸속 대사의 놀라운 변화 ····· 108
당질 과잉 섭취는 몸에 어떤 영향을 줄까 ····· 111
간과 근육은 당질을 어떻게 저장하는가 ····· 114
현대인의 식사, 어디서부터 잘못됐나 ····· 118
당질 과잉이 부르는 인슐린 저항성 ····· 120
간의 인슐린 저항성을 개선하는 법 ····· 121
골격근의 인슐린 저항성을 예방하는 법 ····· 123
지방은 어떻게 저장하고 이용해야 할까 ····· 125
몸속 에너지원을 똑똑하게 채우고 비우는 법 ····· 129

4장 식욕과 식탐, 어떻게 다스릴 것인가 · 133
- 식욕과 배고픔은 생존을 위한 신호 · 133
- 식욕의 생리학 · 134
- 진화론으로 본 식욕의 역할 · 141
- 칼로리 계산이 쓸모없는 이유 · 143
- 영양소와 식욕 · 145
- 진짜 배고픔과 가짜 배고픔 · 161
- 우리를 둘러싼 최악의 음식 환경 · 176
- 식욕과 식탐에 현명하게 대응하는 최적의 전략 · 178

3부 살찌지 않는 몸을 위한 최적의 식사 전략

1장 밥상을 뒤집어라 · 191
- 먼저 챙겨라, 단백질 · 193
- 더 먹어라, 식이섬유와 수분 · 196
- 나중에 먹어라, 당질 · 197
- 천연 재료로 챙겨라, 필수영양소 · 198
- 천천히, 꼭꼭 씹어 먹어라 · 199

2장 간헐적으로 단식하라 · 201
- 때로는 건강상 굶주릴 필요가 있다 · 201

3장 장내 미생물 균형을 회복하라 · 205
- 보이지 않는 장기, 장내 미생물 · 205
- 불균형이 만드는 대사 질환의 핵심 기전 · 206
- 장내 미생물과 대사 질환 · 208
- 장내 환경을 악화시키는 요인들 · 209
- 프로바이오틱스로 대사이상 개선하기 · 210
- 프로바이오틱스의 시너지 효과 · 214

4장 초가공식품을 멀리하라 · 216
- 정제 탄수화물의 중독성 · 219
- 염증을 키우는 정제 씨앗 기름 · 220

4부 이론에서 습관으로

1장　마이 옵티멀 다이어트 식사 가이드 ·············· 227
　　아침 식사, 당질은 최소한으로 ·············· 228
　　점심 식사, 식후 반드시 걷기 ·············· 230
　　저녁 식사, 과식하지 않기 ·············· 234

2장　대사 유연성을 높이는 법 ·············· 236
　　지방 대사 깨우는 연습하기 ·············· 236
　　규칙적인 고강도 운동 실천하기 ·············· 242
　　초가공식품 대신 '진짜 음식' 먹기 ·············· 248
　　수면과 스트레스 관리하기 ·············· 253
　　만성 스트레스 탈출 전략 ·············· 261

3장　쾌락적 섭식에서 벗어나는 법 ·············· 267
　　태도에 관하여: 마음 챙김 식사 ·············· 268
　　원리에 관하여: 브레인 리세팅 ·············· 273
　　실천에 관하여: 마이 옵티멀 4주 리셋 프로그램 ·············· 277

부록　마이 옵티멀 4주 리셋 프로그램 실전편

　1주 전 준비기 ·············· 283
　1~3일 차: 장 해독과 당질 제한 ·············· 290
　4~7일 차: 저탄수화물 식단 ·············· 298
　2주 차: 주 1회 24시간 단식 ·············· 306
　3주 차: 주 2회 24시간 단식 ·············· 312
　4주 차: 주 2~3회 18~24시간 단식 ·············· 319
　4주 후 유지기 ·············· 324
　살찌지 않는 몸을 위한 음식 리스트 ·············· 327

　에필로그 | 평생 살찌지 않는 몸을 위한 마이 옵티멀 다이어트 ··· 329
　참고 문헌 ·············· 335

일러두기

1. '마이 옵티멀'은 박용우 박사가 다년간의 임상 경험과 연구를 바탕으로 완성한 최적화 다이어트 프로그램을 통칭한다.
2. 이 책에서 '마이 옵티멀 4주 리셋 프로그램'은 기존의 '4주 스위치온 다이어트' 또는 '4주 치료 프로그램'과 같은 개념으로, 4주간 집중적인 식단과 생활 습관 관리를 통해 손상된 몸을 회복하는 과정을 말한다.

1부

잘못된 식단, 만들어진 질병

1장
씨앗보다
토양이 중요한 이유

달콤한 과일, 정말 끊어야 할까?

내가 만든 '마이 옵티멀 4주 리셋 프로그램(4주 스위치온 다이어트)'에서는 과일 섭취를 일정 기간 끊도록 권장한다.

"선생님, 아침 사과는 금사과라고 하는데도 먹지 말아야 하나요?"

더 건강해지고 싶다며 나를 찾아온 60세 여성이 이렇게 물었다. 나름대로 건강을 관리한다며 해독 주스를 만들어 마시고, 현미 잡곡밥만 챙겨 드시던 분이다.

"지금 공복 혈당이 105mg/dL, 당화혈색소가 6.3%로 전 당뇨(당뇨병 전 단계) 상태인데, 꼭 매일 과일을 챙겨 드셔야 할까요? 조금만 참

60세 여성의 다이어트 전후 건강 수치

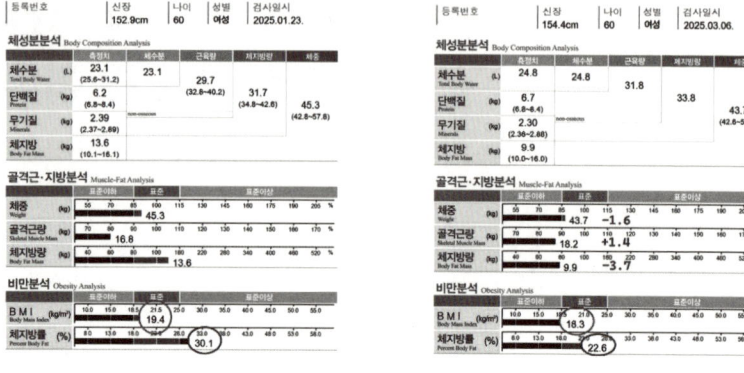

	다이어트 전	다이어트 후
공복 혈당	105	96
당화혈색소	6.3	5.8
총콜레스테롤	194	150
LDL 콜레스테롤	122	81
HDL 콜레스테롤	62	68
중성지방	112	50

으셨다가 공복 혈당을 100mg/dL 미만으로, 당화혈색소를 5.7% 미만으로 낮춘 다음에 드시면 어떨까요?"

위의 건강 수치는 이분이 마이 옵티멀 4주 리셋 프로그램을 실천한 전후의 결과표다.

평소보다 단백질 섭취량을 늘리고, 헬스클럽에서 근력 운동을 병행하도록 했다. 당질 섭취는 줄였으며, 식사 후에는 반드시 10분 이상 걷는 습관을 들이도록 했다. 치료 프로그램은 4주간 이루어졌고, 혈액검사는 치료 시작 1주 전과 치료 종료 1주 후에 시행한 결과치다.

그 결과 공복 혈당은 100mg/dL 이하로 떨어졌고, 당화혈색소 수치 역시 드라마틱하게 개선되었다. 당화혈색소는 최근 2~3개월간의 평균 혈당을 반영하는 지표인 만큼 실제 수치는 이미 5.7% 미만으로 떨어졌다고 볼 수 있다. 전 당뇨에서 정상 수치로 '치료'된 것이다.

나는 결과표를 보며 말했다.

"이제 아침에 좋아하는 사과를 드셔도 됩니다. 몸이 바뀌었으니까요."

과일은 분명 건강식이다. 식이섬유·비타민·미네랄이 풍부하고, 파이토케미컬(식물 영양소)도 제공한다. 하지만 과당을 포함한 당류는 혈당 조절에 영향을 줄 수 있다. 따라서 건강한 사람에게는 좋은 음식이지만, 대사증후군Metabolic Syndrome이나 당뇨병이 있는 사람에게는 조절이 필요하다.

코로나19가 전 세계를 강타했을 때 사람들의 반응은 매우 다양했다. 수많은 사람이 목숨을 잃었고, 중환자실에서 치료받은 이도 많았다. 그러나 통원 치료로 가볍게 넘기거나, 별다른 약물 없이 회복한 사람들도 있었다. 이는 코로나19라는 '씨앗'이 어떤 '토양', 즉 어떤 몸 상태에 뿌려졌느냐에 따라 결과가 달라졌다는 뜻이다.

육류 섭취도 마찬가지다. 건강한 몸이라면 삼겹살이나 마블링이 많은 등심을 먹어도 큰 문제가 되지 않는다. 하지만 지방간, 인슐린 저항성, 만성 염증이 있는 사람에게는 포화지방이 오히려 상태를 악화시킬 수 있다. 마이 옵티멀 4주 리셋 프로그램에서 지방이 많은 부위보다 살코기를 권장하고, 수육이나 샤브샤브 형태로 섭취하라고 권하는 이유도 여기에 있다.

물론 같은 포화지방이라도 그것이 가공버터나 가공육에서 왔는지, 유기농 달걀·소고기·코코넛유 같은 자연식품에서 왔는지에 따라 대사 반응은 달라질 수 있다. 또한 포화지방이 많은 음식이라도 채소와 오메가-3 지방산이 풍부한 식단과 함께 먹는다면 그 위험성을 어느 정도 낮출 수 있다.

그만큼 음식 섭취에는 생각해야 할 것이 많다. 하지만 무엇보다 중요한 건 '씨앗'이 아니라 '토양'이다. 내 몸이 건강하다면 과일을 먹든 양대창을 먹든 큰 문제가 되지 않는다. 그러나 건강한 몸을 계속 건강하게 유지하는 건 결코 쉽지 않다.

특히 21세기를 살아가는 현대인은 건강을 위협하는 유해 환경 속에서 고군분투하고 있다. 미세먼지와 대기오염은 점점 더 심각해지고, 인공 첨가물 범벅의 초가공식품은 저렴한 가격과 강한 중독성으로 끊임없이 우리를 유혹한다. 자동차와 엘리베이터 같은 문명의 이기는 신체 활동량을 급격히 줄여놓았고, 우리는 어느새 하루 9시간 이상을 의자에 앉아 보내는 '의자 중독' 상태에 빠졌다. 실내등과 스마트폰은 수면 시간과 수면의 질을 현저히 떨어뜨린다.

이제는 건강을 유지하는 수준을 넘어 이미 망가진 몸을 어떻게 다시 예전 상태로 되돌릴 것인지를 고민해야 하는 시대가 되었다.

가령, 20세에 체중이 52kg이던 두 여성을 생각해보자. 한 사람은 좋은 식습관과 꾸준한 운동으로 25세인 지금도 52kg을 유지하고 있다.

다른 한 사람은 스트레스로 탄수화물 중독에 빠져 단 음식을 끊지 못했고, 운동도 하지 않아서 5년 만에 체중이 72kg까지 늘었다. 뒤늦게 마음을 다잡고 설탕과 밀가루 음식을 끊으며 운동을 시작해 다시 52kg으로 돌아왔다.

이 두 사람은 앞으로도 똑같이 52kg을 유지할 수 있을까?

정답은 예상한 대로다. 한번 체중이 늘었던 사람은 감량 상태를 유지하기 어렵다. 시간이 지날수록 체중이 조금씩 다시 늘어나 결국 예전보다 더 뚱뚱해질 가능성도 높다. 분명 건강한 몸으로 돌아왔는데, 왜 다시 망가지는 것일까?

그 이유는 단순하다. 건강한 토양도 중요하지만, 그 토양을 건강하게 '유지'하는 것이 더 중요하기 때문이다. 가장 확실한 방법은 애초에 몸이 망가지지 않도록 잘 관리하는 것이다. "치료보다 예방이 더 중요하다"는 말은 결코 틀린 얘기가 아니다.

그렇다면 차선책은 무엇일까? 더 망가지기를 기다리지 말고, 지금 당장 건강한 토양으로 돌아가는 것이다. 시간이 늦어질수록 몸은 더 망가질 테고, 노화는 더욱 빠르게 진행될 것이기 때문이다.

육식이냐, 채식이냐? 그보다 더 중요한 것들

탄수화물을 줄여야 할까, 지방을 줄여야 할까?
"다이어트를 하려면 탄수화물을 끊어야 해."
"아니야, 건강을 망치는 건 동물성 지방이야."
우리는 수많은 다이어트 정보의 홍수 속에서 방향을 잃고 헤매고 있다. 저탄수화물·고지방(저탄고지), 저지방·고탄수화물, 카니보어 Carnivore(육식), 앳킨스 Atkins(저탄수화물식) 등 다양한 다이어트 식단이 저마다 자신이 가장 효과적이라고 주장하며 논쟁을 벌인다.

그런데 세계적 장수 지역으로 꼽히는 블루 존 Blue Zone 중 한 곳인 오키나와의 전통 식단은 현대의 저탄수화물 신봉자들에게 충격일 수 있다. 20세기 중반까지 오키나와 사람들은 전체 섭취 칼로리의 약 85%를 탄수화물에서 얻었고, 지방은 10% 미만에 불과했다. 지금 유행하는 저지방 식단보다도 훨씬 극단적인 고탄수화물·저지방 식단이었다. 그럼에도 오키나와는 100세 이상 인구 비율이 세계 최고 수준이었고, 심장병·암·당뇨병의 발병률은 현저히 낮았다.

한편, 식물이 거의 자라지 않는 북극 지역의 이누이트족은 정반대 식단이었다. 그들은 칼로리의 약 75%를 지방에서, 5~10%만을 탄수화물에서 섭취했다. 현대의 저탄고지 식단보다도 더 엄격한 구성이다. 그런데도 20세기 초까지 이누이트족은 심장병 발병률이 낮고, 건강한 삶을 유지했다.

이렇게 극단적일 만큼 다른 두 집단의 식단(고탄수화물과 고지방)이 공통적으로 건강을 유지할 수 있었던 이유는 무엇일까?
오키나와 사람들이 섭취한 주식은 흰쌀밥이나 빵이 아니라 자색 고구마였다. 전체 식단의 60% 이상을 차지한 자색 고구마는 정제되지 않은 복합 탄수화물로, 식이섬유·비타민·미네랄 그리고 강력한 항산화 물질인 안토시아닌이 풍부했다. 여기에 녹황색 채소, 콩류, 소량의 생선과 해조류를 곁들였다. 이들의 식재료는 대부분 밭에서 갓 뽑았거나 바다에서 막 건져 올린 자연 그대로의 식품이었으며, 정제당·정제 곡물·가공 기름은 식탁에 오르지 않았다.

이누이트족이 섭취한 지방 역시 공장에서 정제한 기름이나 트랜스지방이 아니었다. 그들은 야생에서 잡은 순록·바다표범·고래·생선을 먹었으며, 이 동물들은 자연에서 성장했기에 오메가-3 지방산이 매우 풍부했다. 또한 살코기뿐만 아니라 내장과 장기까지 섭취해 비타민과 미네랄 같은 필수영양소를 균형 있게 공급받았다. 식물을 거의 먹지 않았음에도 비타민 C 결핍(괴혈병)이 없었던 이유는 동물의 생간 등을 통해 소량의 비타민 C를 꾸준히 섭취했기 때문이다.

이 두 집단의 진짜 공통점은 '가공되지 않은 자연식품'을 먹었다는 것이다. 인위적으로 당을 첨가하거나 영양소를 제거한 후 화학 첨가물을 섞은 가공식품은 없었다. 특히 정제당과 정제 기름이 들어간 초가공식품은 아예 존재하지 않았다.

또한 이들의 건강은 환경에 따른 유전적 적응과도 밀접한 관련이 있다. 오키나와 사람들은 양질의 고당질 식단에 적응해 인슐린 민감성이 높은(인슐린 저항성이 잘 생기지 않는) 체질로 보이며, 이누이트족은 고지방 식단에 적응해 케톤 생성과 지방산 산화 능력이 뛰어난 체질을 가졌을 가능성이 크다. 무엇보다 두 집단 모두 신체 활동량이 많았기 때문에 탄수화물과 지방 연료를 효율적으로 활용할 수 있는 대사 유연성도 뛰어났을 것이다. 결국 여기서도 문제는 씨앗이 아니라 '토양'이다.

탄수화물을 더 먹을 것이냐, 지방을 더 먹을 것이냐는 논쟁보다 더 중요한 것은 오랜 세월 환경에 적응해온 개인의 유전적 특성, 즉 '내 몸'이라는 토양을 어떻게 관리할 것인가이다.

어떤 사람은 채식이 잘 맞고, 어떤 사람은 육식 위주의 식단이 잘 맞는다. 그러나 육식이냐, 채식이냐보다 훨씬 더 중요한 것이 있다. 그것은 필수영양소가 풍부한 천연 식재료를 중심으로 식사하는 것, 그리고 정제당과 가공 기름이 들어간 초가공식품을 최대한 피하는 것이다. 최근 이러한 전통 식단에 초가공식품이 침투하기 시작하면서 블루 존을 대표하던 오키나와와 북극 지역에서도 비만, 당뇨병, 심혈관 질환 환자가 급격히 늘고 있는 실정이다.

당화혈색소 6.5%이면
괜찮은 수치일까?

건강검진 결과를 설명하면서 안타까운 마음이 들 때가 종종 있다. 앞서 말한 건강한 '토양'이 망가지고 있다는 신호가 검진 수치에 명확히 나타났는데도 토양을 적극적으로 회복시키지 못하고, 예전과 다름없이 지내다가 몸 상태가 급격히 나빠지는 사례를 자주 본다.

"5년 전에는 당화혈색소가 5.8%였는데, 이번에는 6.5%가 나왔네요. 그때부터 식습관을 바꾸고 관리를 시작했다면 당뇨병까지는 생기지 않았을 텐데요. 해마다 수치가 오르는 걸 확인만 하고, 돌이키려는 생각은 안 하셨나 봐요."

그러면 환자 쪽에서는 이렇게 말하곤 한다.

"운동할 시간도 없고, 밀가루 음식을 너무 좋아해서요. 그런데 내분비내과 의사는 약만 잘 먹고 6.5%만 유지하면 괜찮다고 하시던데요?"

당화혈색소 6.5%는 당뇨병 진단 기준이다. 하지만 진짜 건강을 지키려면 당화혈색소를 5.6% 이하로 유지해야 한다. 5.7%를 넘기면 공복 혈당이나 식후 혈당이 이미 정상 범위를 벗어났다는 의미이며, 이는 대사이상이 시작되었음을 뜻한다. 고로 건강검진 결과에서 당화혈색소가 5.7~6.4%인 전 당뇨 판정을 받았다면, 사실상 '질병' 상태로 보고 적극적인 '치료'에 들어가야 한다.

하지만 많은 사람이 의사가 약을 처방하지 않는 한 질병이라고 여기지 않는다. '아직 당뇨병은 아니니까 괜찮다'며 스스로를 위로하고, 잘못된 생활 습관을 바꾸려 하지 않는다. 당화혈색소 6.5%는 하루 평균 혈당이 약 140mg/dL임을 의미한다. 이 수치는 공복 혈당이 이미 110mg/dL을 넘고, 식후 혈당은 200mg/dL에 가깝다는 뜻이다. 평균 수치이기 때문에 하루 중 혈당이 200mg/dL을 훌쩍 넘는 '혈당 스파이크'도 발생할 수 있다. 이 상태에서는 대사이상이 회복되지 않고, 산화 스트레스와 만성 염증으로 인해 혈관 손상이 계속될 수밖에 없다.

따라서 필요하다면 약물 치료를 병행하더라도, 생활 습관을 완전히 바꿔 당화혈색소를 5.7% 미만으로 낮추는 것이 중요하다. 그런데도 환자들은 6.5%라는 수치에 어느 정도 만족하는 눈치다. '약만 잘 먹으면 굳이 하기 싫은 운동을 억지로 할 필요가 없고, 밀가루 음식도 그냥 조금 줄이면 되겠지' 하는 생각인 듯하다.

실제로 당뇨병 센터에서 진료하는 내분비내과 교수들은 당화혈색소가 8~9%를 넘나드는 중증 당뇨병 환자를 주로 치료한다. 이들의 치료 목표는 6.5%를 유지하는 것이다. 물론 이보다 더 낮게 유지해야 하지만, 현실적으로 6.5%를 유지하는 것조차 쉬운 일이 아니라는 걸 교수들은 잘 안다. 많은 환자가 적극적으로 생활 습관을 바꾸지 않고, 무엇보다 이미 인슐린을 분비하는 췌장의 베타세포가 상당히 손상되어 예전처럼 건강한 수준을 회복하기 어렵기 때문이다.

60대 초반의 부부가 체중을 줄이고 싶다며 진료실을 찾아왔다. 일반적으로 부부는 식사를 함께 하면서 식습관을 공유하기 때문에 대사이상 질환도 비슷한 양상을 보이는 경우가 많다. 이 부부는 복용 중인 약은 없고, 3년 전 건강검진에서 전 당뇨 진단을 받았으며, 체중을 줄이

60대 초반 부부의 다이어트 전후 건강 수치

	다이어트 전	다이어트 후		다이어트 전	다이어트 후
공복 혈당	142	102	공복 혈당	105	96
당화혈색소	6.7	5.6	당화혈색소	8.0	6.5
공복 인슐린	26.5	8.5	공복 인슐린	13.7	6.6
혈압	126/73	104/65	혈압	145/67	119/61
AST(sGOT)	24	20	AST(sGOT)	105	22
ALT(sGPT)	47	29	ALT(sGPT)	48	18
Gamma-GTP	67	16	Gamma-GTP	54	14

라는 권고를 들었다고 했다. 하지만 바쁜 일상에 치여 병원을 찾지 못한 채 지내다 체중이 계속 늘자 그제야 진료를 받기로 결심한 터였다. 검사를 해보니 남편의 당화혈색소 수치는 6.7%, 아내는 8.0%로 두 사람 모두 당뇨병이었다.

    당뇨병 진단을 받고 깜짝 놀란 부부는 "시키는 대로 열심히 하겠다"며 강한 의지를 보였다. 10주간 마이 옵티멀 4주 리셋 프로그램을 성실히 실천한 결과, 남편은 당화혈색소가 5.6%, 아내는 6.5%로 떨어졌다. 높았던 혈압과 간 기능 수치를 나타내는 AST, ALT, Gamma-GTP도 모두 정상 범위로 회복되었다. 두 사람은 바뀐 생활 습관을 앞으로도 꾸준히 유지하겠다고 굳게 다짐했다.

만약 이 부부가 대학병원 당뇨병 센터를 찾아갔다면, 아마도 3개월 치의 약을 처방받았을 것이다. 체중 감량에 적극적으로 나서지 않았을 가능성도 높다. 그렇게 했다면 지금도 여전히 3개월마다 병원을 방문하며 '관리'를 받고 있을지도 모른다.

당뇨병 약을 복용하며 정기적으로 병원을 찾는 것만으로 '치료받고 있다'고 착각하는 사람이 많다. 그러나 생활 습관 개선은 소홀히 한 채 점점 약의 용량이나 종류가 늘어나고 있다면 진짜 '치료'를 받는 것일까? 오히려 조금씩, 야금야금 내 몸이라는 토양이 더 망가지고 있다는 객관적 신호는 아닐까?

요요가 올 텐데, 다이어트 꼭 해야 할까?

"마이 옵티멀 4주 리셋 프로그램이 끝나면 결국 원래 체중으로 돌아가지 않을까요?"

많이 듣는 질문이다. 이미 여러 번 강조했듯이 대사이상으로 한번 망가진 몸은 아무리 정상으로 회복하더라도 관리를 조금만 소홀히 하면 체중이 야금야금 다시 늘어난다.

예를 들어보자. 젊을 때부터 지금까지 혈압을 120/80mmHg 이하로 잘 유지해온 사람과 한때 160/100mmHg까지 올랐다가 큰마음을 먹고 운동과 식이요법을 해서 체중을 감량하고 저염식을 실천해 120/80mmHg로 낮춘 사람이 있다고 하자. 두 사람 모두 앞으로 정상 혈압을 유지할 수 있을까? 꾸준히 관리하지 않으면 고혈압을 겪은 사람은 고혈압이 한 번도 없던 사람보다 정상 혈압 수치를 유지하지 못할 가능성이 높다.

"어차피 요요 현상이 올 텐데, 그냥 지금 체중 그대로 유지할래요."

이것도 말은 쉽지만 실천은 생각보다 훨씬 어렵다. 내 진료실을 찾는 많은 사람이 공통적으로 이렇게 말한다.

"제가 이 몸무게를 찍게 될 줄은 몰랐어요."

그 말에는 이런 뜻이 숨어 있다.

'지금 체중이 더 이상 늘지 않으면 좋겠어요. 이제 정말 관리할게요.'

하지만 불행히도 지금의 체중이 인생 최고 몸무게가 아닐 가능성이 크다. 일부러 살을 찌운 것도 아닌데 체중이 늘었듯 그대로 방치하면 앞으로도 체중은 계속 늘어날 것이다. 몸이 망가졌기 때문에 체중 증가 증상이 생긴 것이고, 망가진 몸을 회복하지 않으면 체중도 계속해서 늘어날 수밖에 없다. 거기에 나이가 들수록 노화로 인한 기능 저하까지 더해지면 체중과 대사 상태는 더욱 빠르게 나빠진다.

그렇다면 아무런 노력도 하지 않고 체중이 계속 늘어나도록 방치하는 것과 노력해서 체중을 줄였다가 요요 현상 때문에 원래대로 돌아오는 것 중 어느 쪽이 더 나을까? 답은 분명하다. 요요 현상이 생기더라도 반복적으로 도전해 지금의 체중에서 더 이상 늘지 않도록 하는 게 훨씬 유리하다. 단, 그 전제는 건강한 방식의 다이어트여야 한다. 무조건 굶거나 극도로 적게 먹는 다이어트는 안정 시 대사율과 근육량을 크게 떨어뜨려 오히려 몸을 다이어트 이전보다 더 망가뜨릴 수 있다.

앞으로 자세히 다루겠지만, 우리 몸에는 '당질 저장 창고'와 '지방 저장 창고'가 있다. 이 저장 창고의 크기는 사람마다 다르며, 끝없이 늘어나지 않는다. 이 공간을 주기적으로 비워주는 것은 살찌지 않는 몸을 만들기 위한 핵심 전략 중 하나다. 물론 요요 현상이 생기지 않도록 잘 관리하는 게 이상적이다. 하지만 만약 다시 원래 체중으로 돌아간다고 해도 아예 다이어트를 하지 않고 방치하는 것보다는 백번 낫다.

4주 다이어트, 효과가 있을까?

다이어트를 평생의 숙제라고 여겨온 사람에게 '4주 다이어트'라는 말은 귀가 솔깃한 얘기일 것이다. 반대로 '그게 과연 가능할까?' 하는 의심의 눈초리를 보낼 수도 있다. 하지만 다이어트의 목표는 단순히 체중계의 숫자가 아니다. 대사이상이 없는 건강한 몸이다.

지방간, 인슐린 저항성, 만성 염증의 치료는 4주면 충분하다. 물론 완치되지 않았다면 치료 기간을 더 늘리면 된다. 치료가 끝났다면 이제부터는 '관리'다. 다시 살찌지 않도록 건강한 몸을 유지하는 전략이 필요한 것이다. 마이 옵티멀 4주 리셋 프로그램을 실천한 대부분의 사람은 4주에서 멈추지 않는다. 잠시 유지기를 가진 후 다시 도전하거나, 4주간 좋은 결과를 확인한 뒤 8~12주까지 이어가는 이도 많다.

'체중 10kg 감량'을 목표로 한다면 그 끝이 언제일지 모른다. 한 달 만에 달성할 수도 있지만, 3개월이 지나도 목표에 도달하지 못할 수 있다. 반면 '4주 프로그램'처럼 기간이 정해져 있으면 훨씬 실천하기가 수월하다. 마음만 먹으면 한 달 정도는 꾹 참고 해볼 수 있는 기간이기 때문이다.

한번 생각해보자. 질병으로 병원을 찾으면 심한 경우 입원 치료를 하고, 그렇지 않더라도 통원 치료는 받아야 한다. 치료 도중에는 술도 끊어야 하고, 먹지 말아야 할 음식도 생긴다. 다이어트를 단순한 체중 감량이 아닌 '대사이상 치료'라는 개념으로 접근하면 어떨까? 통원 치료를 받는 것이다. 술, 설탕, 흰 밀가루, 정제 씨앗 기름 같은 가공식품을 끊는 건 당연한 조치다. 또 병원에서 물리치료를 받듯 헬스클럽에서 PT를 받으며 치료비를 낸다고 생각할 수 있다. 입원 치료를 받으면 직장 생활과 사교 모임 등 모든 활동이 제한되지만, 통원 치료는 일상생활을 유지하며 병을 고칠 수 있다는 점에서 상대적으로 얼마나 '행복한' 상황인가! 게다가 이 치료는 단 4주면 끝난다.

이 시기를 놓치고 나중에 당뇨병이나 심혈관 질환으로 평생 약을 먹으며 '관리'만 받는 상황과 비교하면 4주 '대사이상 치료'는 훨씬 이득이다. 그마저도 실패해 혈관 합병증으로 혈액투석을 받거나, 노후에

뇌혈관 후유증이나 치매로 고통받게 된다면? 상상만으로도 절대 일어나서는 안 될 일이다. 여전히 '다이어트는 내일부터'라고 생각하는가? 차일피일 미룰 때가 아니다. 지금 바로 시작해야 한다!

2장
달콤한 독, 과당이 낳은 지방간

지방은 피하지방 조직 안에 있을 때에만 인체에 무해하다. 그러나 피하지방이 아닌 엉뚱한 조직이나 장기에 쌓인 지방은 세포를 손상시키고 기능을 떨어뜨린다. 이렇게 엉뚱한 곳에 쌓인 지방은 우리 몸 안에서 일종의 독으로 작용하는데, 이를 '지방 독성Lipotoxicity'이라고 부른다. 간과 골격근은 물론 췌장, 심장근육, 혈관 내피 등에 지방이 침착되면 인슐린 저항성과 염증 반응 및 산화 스트레스를 유발한다.

신진대사의 컨트롤 타워 역할을 하는 간은 일정량의 지방을 저장할 수 있지만, 간 자체가 지방을 저장하는 기관은 아니다. 간 무게의 5%가 넘는 지방이 쌓이면 '지방간'으로 진단하며, 이는 간세포의 손상과 기능 저하로 이어진다. 방치하면 지방간염과 간경변, 심하면 간암으로 진행되는 무서운 질환이다.

지방간은 왜 생길까? 간으로 들어오는 지방이 지나치게 많거나, 간이 지방을 과도하게 만들어내거나, 간에서 지방이 제대로 배출되지 않거나, 지방을 태워 없애는 미토콘드리아의 기능이 떨어질 때 지방간이 생긴다. 그 원인은 무엇일까?

첫째, 과당이다. 설탕, 액상 과당, 꿀, 과일 등에 들어 있는 과당은 간으로 직행해 대사가 이루어진다. 포도당이 충분하지 않은 상황이라면, 과당은 포도당으로 전환되어 혈액으로 보내지거나 글리코겐 형태로 저장된다. 하지만 섭취량이 많을 경우, 과당은 지방으로 전환되어 간에 쌓인다.

둘째, 알코올이다. 알코올은 미토콘드리아의 지방 연소 기능을 억제하고, 오히려 간 내 지방 합성을 증가시킨다. 그리고 혈액 속 유리지방산을 간으로 더 많이 유입시키고, 중성지방의 방출까지 방해한다. 이 네 가지 작용은 동시에 이루어지며, 결과적으로 간을 지방으로 채운다.

셋째, 당질의 과잉 섭취다. 고당질·고지방 식사를 하면 남아도는 당질 중 피하지방에 저장되지 못한 잉여 당질이 간으로 들어와 중성지방으로 비축된다.

넷째, 인슐린 저항성이다. 지방 저장 창고인 피하지방이 가득 차면 더 이상 잉여 지방을 저장할 수 없다. 이는 물을 잔뜩 머금은 스펀지에 비유할 수 있다. 스펀지는 물을 짜내야 다시 물을 머금을 수 있다. 그런데 이미 물을 가득 머금은 스펀지에 또다시 물이 들어오면 어떻게 될까? 물을 잉여 지방, 스펀지를 피하지방 조직이라고 생각하면 혈액 내 유리지방산이 더 이상 지방조직 안으로 들어가지 못하는 상황과 같

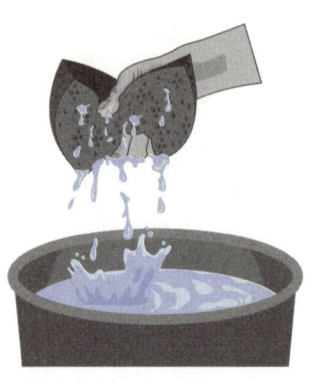

물을 쥐어짜야 스펀지가 또 물을 머금을 수 있다. 물먹은 스펀지에 물이 계속 들어오면 스펀지는 물을 머금는 기능을 못 한다. 이처럼 피하지방이라는 스펀지를 쥐어짜지 않은 상태에서 잉여 지방이 계속 들어오면 결국 피하지방 조직의 기능 부전이 생긴다.

다. 인슐린은 유리지방산을 피하지방 조직으로 밀어 넣는 역할을 하지만, 저장 공간이 더는 남아 있지 않다. 이를 피하지방 조직의 기능 부전이라고 하며, 이런 상태에서는 피하지방 조직에 인슐린 저항성이 생긴다. 즉, 피하지방 조직이 인슐린의 명령에 제대로 반응하지 않는다.

인슐린이 제대로 작동하지 않으면 혈액 내 유리지방산이 간으로 몰려든다. 간은 이렇게 밀려 들어오는 지방산을 중성지방 형태로 바꾸어 일시적으로 저장한 뒤, 나중에 다시 방출해야 한다. 하지만 인슐린 저항성이 있는 상태에서는 지방 합성이 증가하고, 배출은 원활하지 않아 지방간이 악화된다.

다섯째, 트랜스지방이나 정제 씨앗 기름으로 조리한 튀김류 등 유해지방 역시 지방간의 원인이다. 특히 인슐린 저항성이나 만성 염증이 있는 상태에서는 포화지방 섭취도 지방간을 악화시킬 수 있다.

이외에 갑상선기능저하증이나 다낭성난소증후군 같은 질환이 있을 때도 지방간이 생길 수 있다.

우리나라 성인의 지방간 유병률은 39.3%로, 10명 중 4명이 지방간을 앓고 있다.[1] 특히 남성의 유병률은 55.6%로, 여성의 21.1%에 비해 2배 이상 높다.

이미 복부 비만과 인슐린 저항성이 자리 잡은 '토양'이라면 과당이나 술이 조금만 들어와도 지방간은 빠르게 악화한다. 아직 지방간이 없는 깨끗한 상태라 해도 신체 활동량에 비해 당질을 과도하게 섭취하면 남아도는 당질이 간에서 지방으로 전환되어 쌓이게 된다. 이렇게 지방간이 시작되면 간의 인슐린 저항성으로 인해 혈당과 콜레스테롤 수치가 올라가고, 이것이 전신의 대사이상으로 이어져 체중 및 허리둘레 증가와 혈압 상승 등의 대사증후군이 나타난다.

《내 몸 혁명》에서 "몸이 망가져 살이 찐다"고 표현했듯, 지방간이 인슐린 저항성과 더불어 몸을 망가뜨리는 대사이상의 뿌리라고 나는 생각한다. 지방간에서 시작해 비만과 대사증후군으로 이어지는 것이다. 하지만 비만해져서 지방간이 생겼다고 믿는 사람이 여전히 많다.

혹시 '마른 지방간'이라는 말을 들어본 적이 있는가? '마른 비만Lean Obesity'은 익숙할 것이다. 비만의 진단 기준은 체질량 지수BMI 25 이상인데, 이 기준에 미치지 않으면서도 대사이상 소견을 보이는 경우를 마른 비만이라고 한다. '비만'이라는 단어에 질병적 의미가 포함돼 있다 보니 다소 모순적 표현이지만, 실제로 존재하는 개념이다.

> **건강한 몸과 대사이상인 몸은 과당 대사 과정이 다르다**
>
> 이미 지방간이나 인슐린 저항성이 있는 사람은 과당을 섭취했을 때 대사 과정이 달라진다. 인슐린 저항성이 있으면 혈중 포도당 농도가 높아져 간으로 들어오는 과당의 양이 많아지고, 과당을 인산화시키는 효소가 과도하게 활성화되면서 세포 내 에너지 고갈을 유발한다. 이는 간세포에 스트레스 및 염증 반응을 일으키고, 간 내 인슐린 신호 전달을 악화시킨다. 결과적으로 간세포 내 중성지방이 과도하게 축적되어 지방간의 악화를 초래한다.

 마른 지방간은 체질량 지수가 25 미만인 정상 체중 범위에 있음에도 간 조직 검사나 영상의학적 진단에서 지방간이 확인된 상태를 말한다. 일반 인구의 약 7~10%, 그리고 전체 비알코올 지방간 환자의 15~20%가 마른 지방간에 해당하는 것으로 알려져 있다.[2]

 마른 지방간 환자는 대체로 근육량이 적고, 복부 비만을 동반하는 경우가 많다. 같은 체중이라도 지방간이 없는 사람에 비해 고혈압·당뇨병·심혈관 질환의 발병 위험이 크고, 심지어 비만한 지방간 환자보다도 조기 사망 확률이 높다.[3]

 마른 비만인 사람과 마른 지방간을 가진 사람의 공통된 특징은 근육량이 부족한 근감소증과 내장 지방이 쌓인 복부 비만이다. 이들은 대체로 운동과 신체 활동이 부족하고, 단백질 섭취는 상대적으로 적으면서 당질이 많은 식사를 하는 경향이 있다. 이러한 식습관을 가진 사람이 간식으로 초가공식품까지 자주 먹는다면 대사이상 질환은 더욱 빠르게 악화할 것이다.

알코올성 지방간 질환의 경우, 지방간이 완치될 때까지 반드시 술을 끊어야 한다는 사실은 누구나 안다. 안타까운 점은 비알코올 지방간 질환의 주범이 과당이라는 사실에는 경각심을 갖지 않는다는 것이다. 사실상 무감각해졌다고도 볼 수 있다. 아무 생각 없이 설탕이 들어간 음료나 케이크를 즐기고, 음식을 조리할 때도 짠맛을 감추거나 매운맛을 완화하기 위해 무의식적으로 설탕을 넣는다(설탕은 50%가 과당, 50%가 포도당인 이당류다).

1960년대에 고과당 옥수수 시럽인 '액상 과당'이 처음 개발되었다. 이는 설탕과 달리 포도당과 과당이 단당류 형태로 존재해 흡수 속도가 훨씬 빠르다. 1977년에는 'HFCS 55(시럽에 과당이 55%인 액상 과당)'가 등장했으며, 이때부터 식품업계는 설탕보다 단맛이 강하고 가격까지 저렴한 액상 과당을 가공식품에 본격적으로 쏟아붓기 시작했다. 실제로 1970년에는 1인당 하루 액상 과당 섭취량이 0.8g에 불과했지만, 1985년에는 64.7g으로 무려 80배나 증가했다.[4]

1980년 이전까지만 해도 지방간은 주로 술을 즐기는 성인 남성에게 발생하는 질병이었다. '알코올성 지방간'이라는 진단명이 이를 잘 보여준다. 그런데 1980년 미국 메이요 클리닉에서 간 조직 검사 결과를 분석하던 중 술을 전혀 마시지 않고, 고도 비만으로 인한 베리아트릭 수술Bariatric Surgery을 받은 적도 없는 사람들에게서 알코올성 지방간과 유사한 염증 및 섬유화 소견이 나타나는 사례가 발견됐고, 연구자들은 이를 '비알코올 지방간염Non-Alcoholic Steatohepatitis'이라는 이름으로 처음 학계에 보고했다.[5] 이후 1983년에는 비알코올 지방간 질환이 성인만의 병

미국의 과당 섭취량 추이 그래프

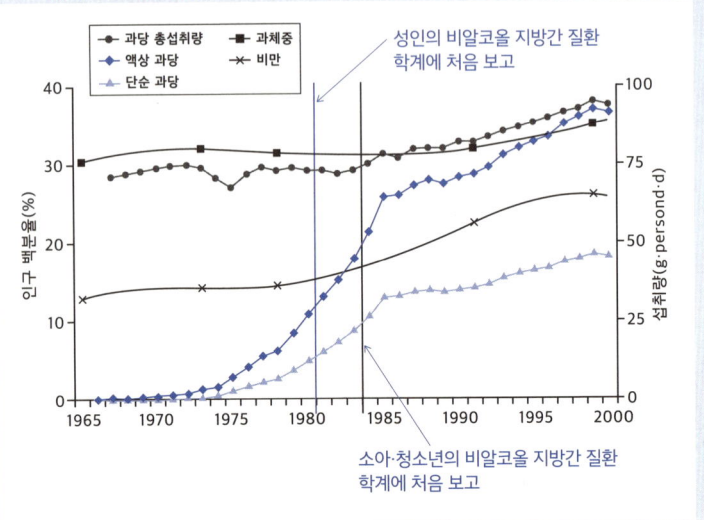

과당 섭취량이 급격히 증가하면서 비만 인구도 함께 증가했고, 동시에 비알코올 지방간 질환 환자 증례가 학계에 처음 보고되었다.[6]

액상 과당이 본격적으로 식생활에 등장한 1970년대 이전에는 설탕이 과당의 주요 공급원이었다. 여기서 '단순 과당'은 단당류 형태의 과당 섭취량을 의미하며, 액상 과당을 포함해 자연 상태의 과당(과일·꿀·과즙)을 더한 값이다. '과당 총섭취량'은 단순 과당에 설탕(50%가 과당인 이당류)의 섭취량을 더한 값이다.

그래프를 보면, 1970년대 중·후반부터 액상 과당 섭취가 급격히 증가하며 과당의 총섭취량에 육박했음을 알 수 있다. 같은 시기 설탕 소비량은 점차 감소했지만, 액상 과당이 그 자리를 빠르게 대체했을 뿐 아니라, 결과적으로 전체 과당 섭취량 자체가 크게 증가했다. 액상 과당 소비 증가는 비만 인구 증가 추세와 맞물려 있으며, 비알코올 지방간 증례가 1980년에는 성인에게서, 1983년에는 소아·청소년에게서 처음으로 보고되었다.

이라는 통념을 깨고, 어린이에게도 발병한다는 최초의 보고가 뒤를 이었다.[7]

1980년 이전까지 없었던 비알코올 지방간 질환이라는 질병이 의료계에 처음 등장한 것이 단순한 우연일까? 액상 과당의 소비가 급격히 늘어나면서 섭취한 과당이 우리 몸에서 처리할 수 있는 한계를 넘어섰고, 이로 인해 지방간이 생겨났다는 나의 주장은 과연 지나친 비약일까?

현재 가장 문제가 되고 있는 것은 소아·청소년의 비알코올 지방간 질환이 급증하고 있다는 사실이다. 2015~2017년 국민영양조사 결과 비만 소아·청소년의 40~45%가 비알코올 지방간 질환을 가지고 있는 것으로 나타났다. 소아·청소년 비만 유병률도 꾸준히 증가하고 있어 앞으로 비알코올 지방간 질환도 함께 늘어날 것으로 예측된다.

어릴 때 대사이상이 오면 당뇨병이나 심혈관 질환의 발병 연령도 훨씬 앞당겨지며, 그에 따른 혈관 합병증도 더 이른 나이에 나타난다. 미국에서는 비알코올 지방간 질환이 소아·청소년 간 질환 중 1위를 차지하고 있으며, 가장 빠르게 증가하는 간이식의 주요 원인이기도 하다. 설탕 음료, 과자, 도넛 등 정제당과 가공 기름이 듬뿍 들어 있는 초가공식품의 과잉 섭취는 지방간을 유발하는 핵폭탄과도 같다. 이것을 과연 아이들 탓으로만 돌릴 수 있을까?

의료계에서는 비알코올 지방간 질환을 2023년부터 '대사 기능 이상 연관 지방간 질환Metabolic Dysfunction-Associated Steatotic Liver Disease, MASLD'으로 명명했다. 간 조직 검사나 영상 판독으로 지방간이 확인되고, 다음의 5개 항목 중 1개 이상에 해당하면 MASLD로 진단한다.

① 체질량 지수(아시아인 기준) ≥ 23, 혹은 허리둘레 남성 > 94cm, 여성 > 80cm

② 공복 혈당 ≥ 100mg/dL, 혹은 당화혈색소 ≥ 5.7%

③ 혈압 ≥ 130/85mmHg

④ 중성지방 ≥ 150mg/dL

⑤ HDL 콜레스테롤: 남성 < 40mg/dL, 여성 < 50mg/dL

대사증후군의 진단 기준과 흡사하지 않은가? 이제 비알코올 지방간 질환도 인슐린 저항성과 함께 살찌는 몸을 만드는 질병이 된 것이다.

지방간은 조기 진단이 어렵다. 지방간을 일찍 발견하기 위해 간 조직 검사를 한다는 건 쉬운 선택이 아니다. 혈액검사에서 AST, ALT, Gamma-GTP와 같은 간 기능 수치가 올라가 있다면 이미 지방간염까지 진행된 상태로 봐야 한다. 건강검진에서 복부 초음파상 간이 정상보다 하얗게 보이기 시작한 시점은 간세포 내 지방 축적이 20~30%에 도달했을 때다. 즉, 20% 미만의 지방간은 복부 초음파검사에서 정상으로 판독된다. 간 기능 혈액검사와 복부 초음파검사 결과가 정상이라고 해서 지방간이 없다고 단정할 수는 없다는 뜻이다. 따라서 복부 비만이나 대사증후군이 있다면 지방간이 동반되었을 가능성이 매우 높다.

지금도 초콜릿이나 케이크 같은 달콤한 음식을 끊기 힘들고, 설탕 범벅인 떡볶이를 너무나 사랑한다면 자신이 지방간이라는 질병을 스스로 만들고 있는 건 아닌지 진지하게 고민해보길 바란다. 초가공식품을 멀리하고 건강을 챙긴다면서도 떡볶이·갈비찜·양념치킨·탕수육·짜

과일과 청량음료 속 과당은 몸에서 똑같이 대사될까?

과일로 섭취하는 과당과 액상 과당의 형태로 섭취하는 청량음료 속 과당은 우리 몸에서 전혀 다른 방식으로 대사되며, 건강에 미치는 영향도 크게 다르다.

① 과일로 과당을 섭취했을 경우: 과일에는 식이섬유가 들어 있어 과당이 소장에서 흡수되는 속도를 늦추는 브레이크 역할을 한다. 과당이 천천히 흡수되면 간이 한꺼번에 많은 양의 과당을 대사할 필요가 없어 부담이 적다. 따라서 과당이 지방으로 전환될 확률이 낮아지고, 포도당으로 바뀌거나 글리코겐으로 저장되는 양은 더 많아진다. 또한 비타민·미네랄·항산화 물질 등 건강에 이로운 영양소가 함께 들어오는 장점도 있다.

② 액상 과당 음료로 과당을 섭취했을 경우: 청량음료에 든 액상 과당은 매우 빠르게 흡수되어 간으로 이동하므로 이를 처리하는 간은 과부하 상태가 된다. 처리 용량을 초과하는 과당은 대부분 지방으로 전환되어 간에 쌓이며, 이는 지방간의 직접적 원인으로 작용한다. 또한 비타민·미네랄·식이섬유 등 유익한 영양소는 전혀 없고 오직 칼로리만 제공하는, '에너지밀도는 높고 영양소밀도는 거의 없는' 전형적인 대표 초가공식품이다.

아직 대사이상이 없는 건강한 몸이라도 어떤 음식을 선택하는가에 따라 빠르게 대사이상으로 진행될 수 있다. 따라서 요즘 같은 유해한 환경에서 살찌지 않는 건강한 몸을 유지하기 위해선 현명한 판단이 더욱 필요하다.

장면을 좋아한다면, 아마도 숨어 있는 설탕에 이미 중독되었을 가능성이 높다. 탕후루나 두바이초콜릿에 열광하는 젊은이들을 보는 내 마음은 어떨까? 위암이 생기거나 코로나19에 걸리는 것은 내 의지가 아니다. 하지만 지방간은 나 스스로 만들어낸 질병이다.

3장
쉬지 않고 먹은 대가, 인슐린 저항성

52세의 한 여성이 진료실을 찾아왔다. 나름 건강식을 챙겨 먹고 운동도 열심히 하는데, 체중이 전혀 빠지지 않는다고 했다.

혈액검사 결과를 보니 공복 혈당과 당화혈색소가 높은 전 당뇨 상태였고, 공복 인슐린 수치는 25.4μIU/mL이었다. 12시간 공복이라면 혈당은 100mg/dL 아래에 있어야 하고, 인슐린도 기저상태(<8μIU/mL)여야 한다. 그런데 12시간 공복 상태임에도 인슐린 수치가 높다는 것은 하루 종일 그런 상태를 유지한다는 의미다. 이 수치에서 아침 식사를 하면 인슐린 수치는 더 올라갈 것이기 때문이다.

인슐린 수치가 올라가 있는 동안에는 피하지방 조직에서 지방산이 방출되지 않는다. 조직과 장기는 포도당을 에너지원으로 사용한다. 혈당이 떨어지면 어떻게 될까? 인슐린도 기저상태로 떨어지면서 지방산

52세 여성의 다이어트 전후 건강 수치

	다이어트 전	다이어트 후
공복 혈당	109	90
당화혈색소	5.7	5.4
공복 인슐린	25.4	6.4
AST	25	14
ALT	35	15
Gamma-GTP	31	13

이 방출되고, 주요 에너지원이 포도당에서 지방산으로 바뀐다. 그런데 인슐린 수치가 기저상태로 떨어지지 않으니 지방산을 에너지원으로 제대로 이용할 수 없다. 뇌는 다급히 당질 섭취를 요구하고, 혈당을 높이기 위해 당질을 찾게 된다. 아침 식사를 하고 나서 점심시간도 되기 전에 배가 고파 과일이나 커피를 마셔야 정신이 들고, 점심을 먹고 나서도 3시간이 채 안 되어 다시 공복을 느낀다. 결국 과자나 견과류, 떡

같은 음식을 간식으로 먹어야 오후 시간을 버틸 수 있다.

밤에는 어떨까? 수면 중에는 혈당과 인슐린이 기저상태에 있어야 지방산을 에너지원으로 쓰고, 뇌와 적혈구는 다른 조직과 장기가 지방을 사용하는 동안 간에서 방출되는 포도당을 안정적으로 사용해야 한다. 그런데 밤 시간에도 인슐린 수치가 높다면 조직과 장기는 지방산 대신 포도당을 에너지원으로 쓰게 된다. 안정적으로 포도당을 공급받지 못하는 뇌는 예민해진다. 깊은 잠에 들지 못하고 중간에 자꾸 깨는 것은 포도당을 안정적으로 공급해달라는 뇌의 메시지다. 그래서 결국 밤 늦게 당질을 섭취하고 혈당을 올려놓은 뒤 잠자리에 든다. 다른 조직과 장기가 포도당을 사용해도, 이미 올라간 혈당 덕분에 뇌는 그나마 안정적으로 포도당을 공급받을 수 있다. 밤늦게 달콤한 음식이 당겨서 먹는 야식은 단순한 식탐이 아니라, 인슐린 저항성의 증상인 셈이다.

쉴 틈 없는 인슐린, 결국 무너진다

건강식만 챙겨 먹었다는 이 환자는 왜 인슐린 저항성이 생겼을까?

아침 식사는 주로 과일과 통밀 식빵으로 시작했다. 점심은 회사 근처 식당에서 해결했는데, 면을 좋아하다 보니 파스타를 즐겨 먹었다. 듀럼밀로 만든 파스타가 상대적으로 혈당을 덜 올린다고 믿었기 때문이다. 오후 간식으로는 '하루 견과'나 에어프라이어에 볶은 검은콩을 먹고, 저녁 식사는 주로 현미 잡곡밥을 먹었다. 혈당 관리를 위해 요즘 유행하는 애플사이다비니거(사과식초)를 식전에 먹고, 아침에는 땅콩버터를 통밀 식빵과 사과에 발라 먹기도 했다. 운동은 주 2회 필라테스를 하고, 회사 근처 헬스클럽에서 주 2일 정도 유산소운동을 했다.

첫 번째로 저녁 식사 이후 늦은 시간에 무심코 먹은 과일·떡·견과류가 문제였다. 일반적으로는 저녁 식사 이후 올라간 혈당과 인슐린이 기저상태로 떨어진 채 잠자리에 들어, 다음 날 아침 첫 식사를 할 때까지 적어도 12시간 이상 공복을 유지해야 한다. 인슐린이 기저상태에 있어야 다른 조직과 장기가 지방산을 에너지원으로 사용하고, 뇌는 간에서 방출하는 포도당을 안정적인 에너지원으로 삼는다. 뇌가 안정적으로 포도당을 공급받으니 긴장할 필요가 없고, 숙면도 가능해진다.

그런데 저녁 식사 이후에도 혈당을 높이는 음식이 들어오면 어떻게 될까? 인슐린이 분비되면서 지방 분해가 억제된다. 수면 중에는 지방산을 에너지원으로 사용해야 하는데, 높은 혈당이 이를 방해하는 것이다. 휴식을 취해야 할 췌장과 인슐린이 밤새도록 일을 하는 상황이 되어버린다. 간에서 포도당 방출이 차단되니 잠을 자는 동안 혈당이 불안정해지고, 교감신경을 자극하면서 뇌가 예민해져 자주 깨는 등 수면의 질이 저하된다. 심지어 새벽녘에는 오히려 혈당이 정상 수치보다 낮아지는 반응성 저혈당이 나타날 수 있어 아침에 피로감이나 두통이 생기기도 한다.

또한 혈당과 인슐린 수치가 높으면 성장호르몬 분비가 억제된다. 수면 중, 특히 깊은 잠에 빠졌을 때 집중적으로 분비되는 성장호르몬은

음식 섭취 후 취침 시점에 따른 신체 반응 및 수면의 질 비교

구분	밤늦게 탄수화물 섭취 후 취침	저녁 식사 후 4시간 공복 후 취침
인슐린 수치	높음	낮음
성장호르몬 분비	억제 (신체 회복 및 재생 능력 저하)	촉진 (세포 복구 및 근육 생성 활발)
에너지대사	지방 축적 모드 (잉여 포도당을 지방으로 저장)	지방 연소 모드 (저장된 지방을 에너지원으로 사용)
수면의 질	저하 (소화 부담, 혈당 변동)	향상 (신체 휴식, 호르몬 안정)
다음 날 아침	피로감, 더부룩함, 부기	상쾌함, 가벼운 몸

지방 분해를 촉진하고 근육 생성을 돕는 중요한 역할을 한다. 그러나 인슐린 수치가 높은 상태로 있으면 성장호르몬 분비가 제대로 이루어지지 않는다. 그 결과 지방 축적이 가속화되고, 근육 회복과 생성 능력이 떨어진다.

저녁 식사 후 혈당을 높이는 음식을 먹는 일이 어쩌다 하루가 아니라 매일같이 반복된다면 어떻게 될까? 밤에 인슐린 수치가 지속적으로 올라가 있으면 인슐린 수용체가 둔감해지면서 인슐린 민감도가 떨어진다.[8] 여기에 수면의 질까지 저하되니 포만감 호르몬인 렙틴의 분비는 줄어들고, 배고픔 호르몬인 그렐린의 분비는 늘어난다. 결국 다음 날 깨어 있는 동안 음식 섭취량이 더 많아진다는 의미다.[9]

우리 몸에는 24시간을 주기로 작동하는 서케이디언 리듬 Circadian Rhythm이 있다. 밤에는 휴식과 수면을 취하고, 낮에는 먹고 활동하는 것이 원칙이다. 그런데 저녁 식사 이후 수면-각성 리듬을 조절하는 호르몬인 멜라토닌이 분비되면서 몸이 휴식과 수면을 준비하고 있을 때 또다시 음식이 들어오면 어떻게 될까? 멜라토닌 분비는 줄어들고, 몸의 휴식 모드는 깨진다.

여기에 설상가상으로 아침에 일어나자마자 혈당을 높이는 음식을 섭취했다고 치자. 잠자는 동안에도 밤새 일해야 했던 인슐린은 아침에 또다시 혈당을 높이는 음식을 만나 쉴 틈이 없다. 그 결과 혈당 스파이크가 쉽게 발생하고, 하루 종일 혈당이 널뛴다. 저녁 식사 후 12시간 이상의 공복 유지가 필요한 이유는 그때가 바로 우리 몸이 제대로 휴식과 수면을 취할 수 있는 시간대이기 때문이다. 부득이 밤 10시에 음식을 먹었다면, 그 시점부터 최소 12시간, 다시 말해 다음 날 오전 10시까지는 공복 상태를 유지해야 한다. 그런데 아침마다 식사를 챙겨 먹는다면 12시간 공복을 유지하지 못하는 셈이다.

이런 일상이 반복되면 인슐린 저항성이 생기고, 수면 중 혈당이 불안정해지면서 자주 깨는 증상이 나타난다. 결국 취침 전에 혈당을 높이는 음식을 먹어야 잠을 잘 수 있는 몸이 되어버린다.

"많이 먹어서 찌는 것이 아닙니다. 쉬지 않고 먹어서 찌는 겁니다."

이 말은 내가 KBS 〈생로병사의 비밀〉에 출연해 '간헐적 단식'과 '시간제한 식사Time-Restricted Eating'의 중요성을 설명하며 유명해진 인터넷 밈Meme이다. 12시간 이상 공복을 유지하지 못하고 계속 먹는다면 인슐린 저항성과 내장 지방 축적으로 이어진다. 이 50대 여성 환자의 경우 야식도 문제지만, 결국 12시간 이상의 공복을 지키지 못한 게 인슐린 저항성의 원인이었다.

두 번째 문제는 의자 중독이었다. 자동차로 출퇴근하고, 하루 종일 컴퓨터 앞에 앉아 일하는 업무 특성상 활동량이 거의 없었다. 운동할 때를 제외하면 대부분의 시간을 의자에 앉아 보냈다. 아침 식사로 올라간 혈당이 충분히 떨어지기도 전에 점심 식사로 또다시 혈당을 높였고, 곧바로 사무실에 앉아 일을 계속했다. 심지어 중간에 간식을 먹어 한 번 더 혈당을 올렸다. 집에 와서도 소파에 앉아 TV를 보거나, 책상 앞에 앉아 컴퓨터 작업을 하거나, 스마트폰을 보며 시간을 보냈다. 낮 동안에도 혈당을 떨어뜨려 인슐린이 잠시라도 쉴 수 있는 시간을 주지 않은 것이다.

인슐린 저항성, 어떻게 치료할 것인가

이 환자는 치료를 위해 마이 옵티멀 4주 리셋 프로그램을 8주간 시행했다. 아침 식사는 단백질 셰이크로 바꾸어 급격한 혈당 상승을 피했다. 점심은 파스타 대신 밥 반 공기와 양질의 단백질 반찬을 먹을 수 있는 메뉴로 변경했다. 오후 간식 역시 단백질 셰이크로 섭취했다. 저녁 식사의 경우 운동한 날에는 밥 반 공기를 먹고, 운동하지 않은 날에는 채소와 단백질 위주의 탄수화물 제한 식단을 처방했다.

또한 점심 식사와 저녁 식사 후에는 무조건 밖에 나가 10분 이상 걷기를 실천했다. 저녁 식사 후에는 가급적 혈당을 높이는 간식을 먹지 않도록 교육하고, 허기가 질 경우 두부 샐러드나 단백질 셰이크를 한 번 더 섭취하도록 했다. 부득이 밤늦게 음식을 먹은 경우에는 그때부터 14시간 후에 첫 번째 식사를 하도록 안내했다. 빵과 파스타를 먹지 못해 스트레스를 받고, 초반에는 숙면을 취하지 못해 힘들어했지만 비교적 잘 따라주었다.

인슐린 저항성에서 벗어난 지금은 밤늦게 음식이 당기지 않는다고 한다. 빵이나 파스타도 주말 점심으로 제한해 본인이 충분히 조절해 먹을 수 있는 상태가 되었다. 인슐린 저항성은 본인이 만들어낸, 만들어진 질병이었던 것이다.

대사증후군의 경고등이 커지기 전에

포도당이든 지방산이든 꼭 있어야 할 곳에 있어야지, 엉뚱한 데로 가면 모두 독으로 작용한다. 인슐린의 역할은 혈액 내 포도당이 넘치지 않도록 여분의 포도당을 세포로 이동시켜 에너지원으로 연소시키거나, 글리코겐으로 비축하도록 해서 혈관을 보호하는 것이다.

배고픈 세포는 인슐린의 도움으로 에너지원(포도당, 지방산)을 이용해 활동 연료인 ATP를 만들고, 저장세포는 인슐린의 신호에 따라 남은 영양분을 창고에 채운다. 문제는 세포 내 에너지원이 이미 넘쳐나는 상황에서도 인슐린이 꾸역꾸역 에너지원을 집어넣으려 한다는 데 있다. 세포는 이걸 더 이상 받아들일 수 없어서 인슐린의 작업에 맞서는데, 이것이 바로 인슐린 저항성이다.

이미 과포화 상태인 출근 시간 지하철에 사람을 더 태우려고 푸시맨이 뒤에서 아무리 밀어도 사람들은 그냥 튕겨 나올 뿐 탑승할 수 없는 것과 같다. 인슐린 저항성이 심해질수록 혈액 내 잉여 에너지원은 처리되지 못하고, 결국 혈당과 중성지방 수치가 높아진다.

건강한 사람의 혈당은 공복 시 100mg/dL 미만, 식후에도 140mg/dL을 넘지 않으며, 인슐린 수치도 정상 범위 내에서 움직인다. 중성지방 역시 공복 시 150mg/dL 미만을 유지해야 한다. 혈당과 중성지방 수치가 올라가 있다는 것은 혈액 내 여분의 에너지원이 갈 곳 없이 떠돌고 있다는 의미다.

대사증후군의 진단 기준은 인슐린 저항성을 임상에서 진단하기 위해 만든 것이다. 당뇨병과 심혈관 질환으로 진행되기 전, 인슐린 저항성을 조기에 발견하고 적절히 개입하는 것이 목적이다. 현재 대사증후군은 성인 인구의 30~40%에서 나타나며, 진단 기준은 다음과 같다.

① **복부 비만**: 허리둘레 남성 $\geq$ 90cm, 여성 $\geq$ 85cm

② **공복 중성지방 상승**: $\geq$ 150mg/dL

③ **공복 혈당 상승**: $\geq$ 100mg/dL

④ **HDL 콜레스테롤 저하**: 남성 $<$ 40mg/dL, 여성 $<$ 50mg/dL

⑤ **혈압 상승**: 수축기 $\geq$ 130mmHg, 혹은 이완기 $\geq$ 85mmHg

혈당과 중성지방 수치가 높아지면 갈 곳을 잃은 지방이 엉뚱한 곳에 쌓이기 시작한다. 복부 내장 지방에 쌓이면 허리둘레가 늘어나고, 간·췌장·심장·근육·혈관 등에 축적되면서 지방간과 고혈압 등 다양한 이상 소견이 나타난다. 복부 내장 지방이 증가한다는 것은 잉여 지방이 안전한 피하지방에 정착하지 못해 비정상적인 내장 지방조직으로 축적된 것을 나타내며, 이는 만성 염증과 인슐린 저항성 등 각종 질병으로 이어진다.

우리나라의 최근 자료에 따르면 성인의 약 78%가 위 다섯 가지 항목 중 하나 이상에 해당한다. 이상 소견이 세 가지 넘게 나올 때까지 기다렸다가 치료를 시작할 것인가, 아니면 단 하나라도 발견했을 때 곧바로 개입해 다시 건강한 몸으로 되돌릴 것인가?

인슐린 저항성 확인하는 법

인슐린 저항성을 초기에 알아낼 수 있을까? 일단 체중이 늘면서 허리둘레가 함께 증가했다면 인슐린 저항성이 있을 가능성이 높다. 복부 비만을 진단하는 허리둘레 기준은 남성 90cm 이상, 여성 85cm 이상이다. 하지만 여기에는 개인의 체격 조건이 반영되어 있지 않다. 허리둘레를 키로 나눈 값이 0.5 이상이면 경고 신호로 보는 것도 유용하다. 이에 따라 키가 170cm인 성인이라면 허리둘레를 85cm 미만으로 유

인슐린 저항성 확인 지표, HOMA-IR

HOMA-IR Homeostatic Model Assessment for Insulin Resistance은 인슐린 저항성을 평가하는 대표 지표 중 하나다. 비교적 간단한 혈액검사로 인슐린 저항성의 정도를 수치화할 수 있어 임상에서 널리 활용된다. 병원에서는 최소 8시간 이상 금식 후 채혈한 공복 혈당과 공복 인슐린 수치를 바탕으로 HOMA-IR을 계산한다.

$$\text{HOMA-IR} = \frac{\text{공복 인슐린}(\mu U/mL) \times \text{공복 혈당}(mg/dL)}{405}$$

수치 해석은 다음과 같다.

- 1.5 미만: 인슐린 민감성이 좋은 상태
- 1.5~1.9: 인슐린 저항성 위험 혹은 초기 단계
- 2.0 이상: 인슐린 저항성이 존재하는 것으로 판단

일반적으로 수치가 높을수록 인슐린 저항성이 심하다고 볼 수 있으며, 이는 향후 대사 질환 발병 위험이 크다는 것을 의미한다. 국내 연구에 따르면 HOMA-IR이 2.3 이상일 경우 대사증후군 동반 확률이 높아지며, 3.0 이상일 경우 인슐린 저항성이 있다고 보고한다.[10]
일본당뇨병학회에서는 HOMA-IR이 1.6 이하이면 정상, 2.5 이상이면 인슐린 저항성을 의심하라고 권고한다.[11] 조기 진단을 중요하게 여긴다면 HOMA-IR이 2.0 이상일 경우 인슐린 저항성을 적극적으로 개선하려는 노력을 시작해야 한다.

지해야 하는 것이다.

앞서 언급한 대사증후군 진단 기준도 결국 인슐린 저항성 여부를 판단하는 것이다. 특히 중성지방/HDL 비율(중성지방 수치를 HDL 콜레스테

롤 수치로 나눈 값)을 2.0 미만으로 유지하는 것이 중요하다. 이 비율이 3.0 이상이면 인슐린 저항성은 물론 혈관 손상 위험도 크게 증가한다.

    병원에서 혈액검사를 받을 기회가 있다면, 반드시 공복 인슐린 검사를 함께 시행해보길 권한다. 12시간(최소 8시간) 공복 후 혈액 내 인슐린 수치는 기저 수준인 6μU/mL 미만으로 떨어져 있어야 한다. 나는 일반적으로 8μU/mL 미만을 정상 수준으로 보고, 10μU/mL 이상이면 인슐린 저항성이 생겼을 가능성이 높다고 판단한다. 공복 시간이 길어질수록 수치가 더 떨어질 수 있으므로 검사 전 공복 시간을 잘 지키는 것이 중요하다.

    병원에서 당뇨병으로 진단받는 시점에는 인슐린을 분비하는 세포인 췌장의 베타세포가 이미 50% 이상 손상된 상태다. 인슐린 저항성을 초기에 발견하고 정상으로 되돌리는 치료를 시작하는 것이 반드시 필요한 이유다.

4장

에너지 과잉이 불러온 만성 염증

우리 몸을 지키는 방패, 왜 적이 되었나

우리 몸은 상처가 나거나 세균이 침입하면 '염증 반응'이라는 지극히 정상적인 방어 시스템을 가동한다. 상처 부위가 벌게지면서 붓고 아픈 것이 바로 급성 염증 반응이다. 이러한 반응은 우리 몸을 보호하고 치유하기 위한 필수 과정이며, 원인이 해결되면 자연스럽게 사라진다. 마치 불난 곳을 찾아가 진화하는 소방대원과 같다.

하지만 만약 이 불씨가 완전히 꺼지지 않고 낮은 강도로 아주 오랫동안 우리 몸 곳곳에서 타오른다면 어떻게 될까? 이것이 바로 '만성 염증'이다. 이 꺼지지 않는 불씨는 세포를 서서히 망가뜨리고 유전자를 변형시켜 결국 당뇨병, 심혈관 질환, 우울증, 알츠하이머병, 자가면역 질환 그리고 암 같은 현대인의 거의 모든 만성질환의 근본 원인으로 작용하고 있다. 뚜렷한 증상 없이 조용히 진행되기 때문에 '숨어 있는 암살자'로 불리기도 한다.

과학자들은 이 지독한 만성 염증의 중심에 우리 세포 속 작은 기관, 즉 미토콘드리아가 있다는 사실을 밝혀냈다. 우리 몸의 에너지 생산 공장이자 생명 활동의 핵심인 미토콘드리아가 어떻게 만성 염증이라는 꺼지지 않는 불씨를 만들어내고, 또 그 불씨에 의해 스스로 파괴되는지 살펴보자.

우리가 살아 숨 쉬고, 생각하고, 움직이는 모든 활동에는 에너지가 필요하다. 미토콘드리아는 우리 몸을 구성하는 수십조 개의 세포 하나하나에 수백에서 수천 개씩 존재하며, 우리가 섭취한 음식(포도당, 지방산)과 산소를 이용해 'ATP'라는 에너지 화폐를 생산하는 발전소다. 심장처럼 쉴 새 없이 에너지를 펌프질해 세포의 생명을 유지시키는 핵심 기관이다.

하지만 이 중요한 에너지 생산과정에는 필연적인 부산물이 발생한다. 바로 활성산소 Reactive Oxygen Species, ROS다. 공장에서 제품을 만들 때 매연이나 불필요한 부산물이 생기는 것과 같은 원리다. 물론 적정량의 활성산소는 세포 신호 전달에 관여하고, 외부 침입자를 물리치는 등 긍정적 역할도 수행한다.

문제는 미토콘드리아가 과도한 스트레스를 받거나 손상될 경우, 이 활성산소가 통제 불능 상태로 과잉 생산된다는 점이다. 이렇게 과잉

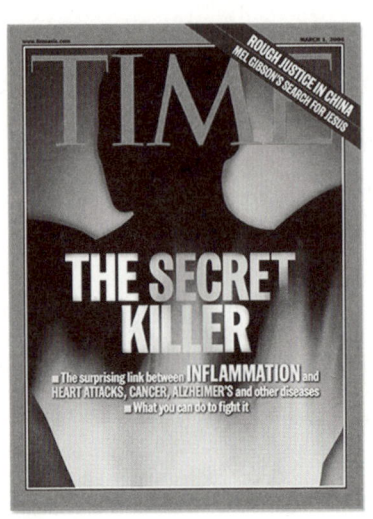

2004년 미국 시사 주간지 〈타임〉의 표지. '숨어 있는 살인자 The Secret Killer'라는 제목으로 만성 염증의 위험성을 집중 조명하며, 이 조용한 염증이 각종 만성질환의 주요 원인임을 경고했다.

생산된 활성산소는 매우 불안정해 주변의 세포 구조물, 특히 단백질과 지방 그리고 미토콘드리아 자신의 DNA를 무차별적으로 공격하고 손상시키는데, 이것을 '산화 스트레스 Oxidative Stress'라고 한다.

정리해보면, 미토콘드리아는 우리에게 생명 에너지를 공급하는 고마운 존재인 동시에 통제되지 않을 경우 활성산소라는 파괴적 무기를 만들어내는 두 얼굴을 가지고 있다.

손상된 미토콘드리아와 염증 반응

만성 염증과 미토콘드리아 기능 저하는 마치 '닭이 먼저냐, 달걀이 먼저냐'처럼 서로가 서로의 원인이자 결과로 작용하는 끈끈하고도 위험한 관계를 맺고 있다. 우리가 다양한 스트레스(과식, 정신적 스트레스, 수면 부족, 초가공식품 섭취, 환경오염 등)에 지속적으로 노출되면 면역세포인 림프구와 대식세포가 염증성 물질을 계속해서 방출하고, 이로 인해 손상과 회복이 반복된다.

이러한 염증 반응이 만성으로 넘어가면 에너지 요구량이 증가한다. 염증 신호는 미토콘드리아에게 "더 빨리, 더 많은 에너지를 생산하라!"고 명령한다. 미토콘드리아는 무리하게 에너지를 생산하는 과정에서, 마치 공장에서 매연을 뿜어내듯 다량의 활성산소를 만들어낸다. 이 활성산소는 미토콘드리아의 막膜과 내부 부품, 특히 복제와 수리 능력이 취약한 미토콘드리아 DNA를 직접적으로 손상시킨다.

손상된 미토콘드리아는 ATP 생산 효율이 급격히 떨어지고, 세포는 에너지가 부족한 '에너지 위기' 상태에 빠지며, 이것이 피로감과 무기력증 등으로 나타난다. 결국 만성 염증이라는 외부의 공격이 미토콘드리아를 지치고 병들게 해서 제 기능을 못 하는 '불량 에너지 공장'으로 만들어버리는 것이다.

문제는 여기서 끝나지 않는다. 불량 에너지 공장으로 전락한 미토콘드리아는 이제 만성 염증을 더욱 부채질하는 '내부의 적'으로 돌변한다. 손상된 미토콘드리아는 제 기능을 못 할 뿐만 아니라, 내부 구조가 불안정해지면서 마치 구멍 난 쓰레기봉투처럼 내용물을 유출하기 시작한다. 이때 밖으로 새어 나오는 물질이 바로 과잉 생산된 활성산소와 손상된 DNA 조각들이다.

우리 몸의 면역 시스템은, 원래 세포 밖에 있어야 할 DNA가 세포질 내부에 떠다니는 것을 매우 심각한 위협으로 인식한다. 특히 미토콘드리아 DNA는 그 구조가 박테리아 DNA와 유사하기 때문에 면역 시스템은 이를 외부에서 침입한 바이러스나 박테리아로 오인하고, 강력한 염증 촉발 스위치를 켠다. 이 스위치는 염증을 유발하는 강력한 사이토카인(IL-1β, IL-18 등)을 대량으로 분비해 세포 전체에 강력한 염증 경보를 울린다.

결국 손상된 미토콘드리아가 내뿜는 위험 신호가 우리 몸의 면역 시스템을 자극해 염증을 폭발시키는 방아쇠 역할을 하는 것이다. 이 염증은 다시 주변의 건강한 미토콘드리아를 공격하고 손상시키며, 이 과정이 반복되면서 '만성 염증과 미토콘드리아 기능 저하'라는 악순환의 고리가 점점 심해진다.

칼로리 과잉,
염증의 불씨를 키우다

나는 앞서 지속적인 스트레스가 만성 염증을 일으키는 중요한 원인이라고 언급했다. 이 가운데 현대인에게 만성 염증을 유발하는 가장 큰 스트레스 요인은 에너지원인 포도당과 지방산의 과잉 섭취로 인한 에너지 저장 창고의 범람이다. 저장 창고의 처리 용량을 초과할 정도로 들어온 에너지원은 우리 몸을 공격하는 '독소'로 변질되며, 이 과정에서 발생하는 것이 바로 만성 염증이다.

21세기 현대사회는 풍요를 넘어 '공급 과잉' 시대로 접어들었다. 언제 어디서든 에너지밀도가 높은 정제 탄수화물과 가공 지방을 손쉽게 얻을 수 있다. 과거에는 상상도 못 했던 이 에너지원의 홍수 속에서 생존을 위해 정교하게 설계된 우리 몸의 에너지 조절 시스템은 방향을 잃고 혼란에 빠지기 시작했다.

인슐린 호르몬은 탄수화물과 지방의 저장 창고 총괄 관리자로서 혈액 내 포도당 수치가 높아지면 세포의 문을 열어 포도당을 에너지원으로 사용하게 하고, 남는 포도당은 간과 근육에 '글리코겐' 형태로 단기 저장하거나, 지방세포에 '중성지방' 형태로 장기 저장한다. 이후 혈당이 기저상태로 돌아오면 지방 창고의 문을 열어 지방산이 혈액으로 방출되어 에너지원으로 사용하게 한다.

이 시스템은 에너지원 섭취가 드물고 귀하던 시절에는 완벽하게 작동했다. 하지만 공장의 처리 용량과 창고의 저장 용량에는 분명한 한계가 있다. 고탄수화물·고지방의 초가공식품이 쉴 새 없이 쏟아져 들어오면 결국 공장은 과부하에 걸릴 수밖에 없다.

1. 포도당 과잉

정제 탄수화물의 잦은 섭취로 탄수화물 저장 창고가 넘쳐나면 고혈당 상태가 되고, 이로 인해 치명적인 문제가 발생한다. 첫째, 인슐린 저항성이다. 세포가 인슐린 신호에 반응하지 않아 세포의 문이 잘 열리지 않으니 혈액 속 포도당은 계속 넘쳐나고, 이는 다시 인슐린을 더 많이 분비하게 만들어 고혈당과 고인슐린혈증의 악순환이 시작된다.

둘째, 혈액 속에 넘쳐나는 포도당은 단백질이나 지방에 끈적하게 달라붙어 구조를 변형시키고 기능을 망가뜨린다. 이렇게 당분과 단백질이 결합해 변성된 물질을 '최종당화산물Advanced Glycation End-Products, AGEs'이라고 한다. 마치 생고기를 오래 구우면 딱딱하고 검게 변하는 것과 같다. 이 최종당화산물은 혈관 벽과 피부 콜라겐 등 온몸의 조직에 쌓여 염증을 유발하고, 노화를 촉진하는 강력한 염증 매개체로 작용한다.

셋째, 세포 내 에너지 공장인 미토콘드리아에 과도한 포도당이 밀려들면 에너지 생산 라인에 과부하가 걸리면서 에너지 생산의 부산물인 활성산소가 폭발적으로 증가한다. 이로 인해 미토콘드리아 자신과 세포를 손상시키는 산화 스트레스가 발생하고, 이는 강력한 염증 신호로 이어진다.

2. 지방산 과잉

잉여 지방이 지방 저장 창고인 지방조직에 들어갈 수 없을 정도로 넘치면 창고 용량을 초과한 지방산은 혈액을 타고 돌다가 간, 내장 지방, 근육, 췌장, 심장, 혈관 벽 등 원래 있어서는 안 될 조직과 장기에 쌓이기 시작한다. 이를 '이소성 지방Ectopic Fat'이라고 하며, 그 자체로 독소처럼 작용한다.

이 지방산들은 세포 내에서 불완전 연소되거나, 세라마이드Ceramide 같은 독성 대사산물로 변환되어 세포 기능을 마비시키고 염증 반응을 직접 유발한다. 특히 복강 안쪽에 위치한 내장 지방은 원래 에너지 저장 창고가 아님에도 잉여 지방이 쌓이면서 내장 지방세포 스스로 TNF-α, IL-6 같은 염증성 사이토카인을 끊임없이 분비하는 '염증 공장'으로 변모한다. 즉, 뱃살이 늘어날수록 우리 몸은 24시간 내내 염증 물질을 생산하는 공장을 가동하는 셈이다.

포도당 과잉으로 인한 인슐린 저항성과 지방산 과잉으로 인한 지방 독성은 서로를 악화시키며, 만성 염증의 불길을 더욱 활활 타오르게 만든다. 이 불길은 허리둘레 증가, 당뇨병, 심뇌혈관 질환, 알츠하이머병 등으로 이어진다.

또 뒤에서 소개하겠지만, 무엇보다 정제 탄수화물과 가공 기름으로 만든 초가공식품은 생리적 섭식을 넘어 쾌락적 섭식을 유도한다. 이는 우리 몸의 생리적 조절 기능을 무시하고, 도파민을 자극해 음식에 대한 갈망을 중독 수준으로 끌어올린다.

현대사회의 만성 염증은 외부의 적이 아닌 우리 몸 내부의 에너지 과잉에서 비롯된 경우가 거의 대부분이다. 굶주림에 대비해 진화해온 우리 몸에 에너지원을 과잉으로 쉴 틈 없이 쑤셔 넣는 행위는 결국 우리 스스로 염증의 불씨에 기름을 붓는 것과 다름없다.

생각 없이 먹었던 초콜릿, 케이크, 과자, 아이스크림 등 초가공식품은 이제 단순한 습관을 넘어 중독 수준에 이르렀다. 중독의 늪에 빠져 허우적거리며 헤어 나오기 힘든 상태가 되기 전에 그 고리를 끊어야 한다. 만성 염증 역시 피할 수 없는 질병이 아니라 내가 만들어낸 병, 만들어진 질병이었던 것이다.

만성 염증의
악순환을 끊는 전략

첫째, 가장 강력한 전략은 우리 몸의 에너지원 저장 및 처리 공장에 휴식 시간을 주는 것이다. 즉, 간헐적 단식이 반드시 필요하다. 하루 중 12~16시간의 공복을 유지하면 인슐린 수치가 안정되고, 넘쳐나던 탄수화물 저장 창고가 비워지면서 우리 몸은 지방을 에너지원으로 태우기 시작한다. 또한 세포가 스스로 낡고 손상된 세포에서 자양분을 끌어와 새로운 세포를 만드는 '자가 포식'이 활성화되면서 미토콘드리아 기능도 개선된다.

둘째, 혈당을 급격히 올리는 정제 탄수화물과 가공식품을 줄여야 한다. 초가공식품은 에너지원 과잉 섭취와 중독을 유발하기 때문에 아예 끊겠다는 마음가짐으로 멀리해야 만성 염증에서 벗어날 수 있다. 식단은 채소와 양질의 단백질 위주로 구성하고, 여기에 건강한 지방(등 푸른 생선, 아보카도, 들기름, 올리브유 등)을 더하면 금상첨화다. 이러한 식단

구성은 에너지 공급 속도를 늦추고, 염증 유발 물질의 유입 자체를 차단하는 효과가 있다.

셋째, 탄수화물 저장 창고인 근육을 늘린다. 근육은 포도당 저장 창고이자, 포도당을 가장 많이 소비하는 조직이다. 근육량을 늘린다는 것은 자동차에 비유하면 소형차를 중·대형차로 바꾸는 것과 같다. 같은 거리를 주행해도 에너지를 더 많이 쓰기 때문에 남아도는 에너지로 인해 문제가 생길 일이 없다. 혈당 조절에 도움을 주고, 인슐린 저항성도 빠르게 개선된다. 운동을 간헐적 단식과 병행하면 늙고 손상된 미토콘드리아를 자가 포식으로 제거해 새롭고 건강한 미토콘드리아를 만들어내는 데 가장 효과적이다.

넷째, 수면의 질을 높인다. 깊은 잠을 자는 동안 우리 몸은 손상된 세포와 미토콘드리아를 복구한다. 잠이 보약인 것이다. 아울러 만성적인 스트레스는 만성 염증을 악화시키고 수면을 방해하므로 명상이나 심호흡 같은 방법으로 스트레스를 관리하는 것도 매우 중요하다.

5장
평생 관리할 것인가, 지금 치료할 것인가

우리는 목이 아프거나 소화가 안 되면 병원에서 약을 처방받아 복용한다. 그런데 내 몸의 대사이상으로 체중이 늘고 뱃살이 붙는 것에 대해서는 왜 치료를 받으려 하지 않을까? 복부 비만, 고혈압, 고혈당, LDL 콜레스테롤 상승, 중성지방 상승, 지방간은 모두 내 몸의 신진대사에 이상이 생긴 결과물이다. 다시 한번 강조하지만 체중계 눈금이 올라가고 허리둘레가 늘어나는 것은 혈압이나 혈당이 올라가는 것과 마찬가지로 대사이상의 결과물이다.

아직 혈압·혈당·콜레스테롤 수치가 약을 복용할 정도로 나빠지지 않은 상태에서 체중과 뱃살이 늘었다면, 바로 이 시점이 치료받을 적기다. 치료란 건강한 몸으로 되돌리는 것이다. 대사이상이 생긴 몸을 건강한 상태로 되돌리면 체중과 뱃살도 자연스럽게 건강한 수준으로

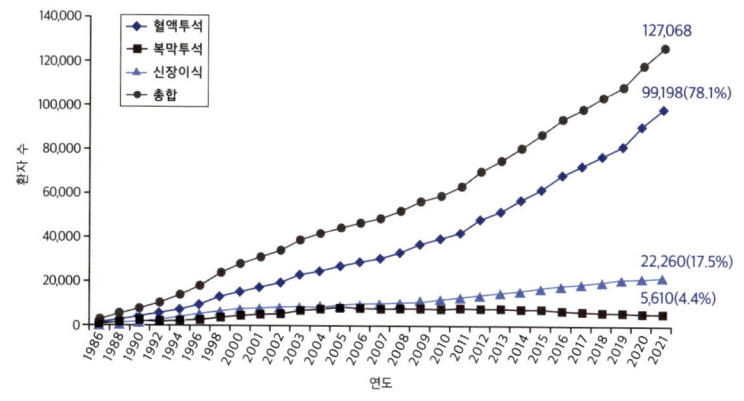

우리나라 말기 콩팥병 유병률(출처: 말기 콩팥병 팩트 시트 2024, 대한신장학회)

회복된다. 잘 유지하던 체중과 허리둘레가 또다시 야금야금 늘어난다면? 그때도 서둘러 치료를 시작해야 한다. 치료를 일찍 할수록 효과는 더 빠르게 나타나고 기간도 짧아진다.

그런데 우리는 치료가 필요한 타이밍을 놓친 채 혈압·혈당·콜레스테롤 수치가 약을 복용해야 할 정도로 악화한 이후에야 비로소 '관리'를 시작한다. 왜 '치료'가 아니라 '관리'라는 표현을 쓸까? 약을 끊어도 수치가 다시 올라가지 않는 예전의 건강한 몸으로 돌아가는 것이 '치료'다. 반면, 혈관 합병증을 늦추기 위해 평생 혈압·혈당·콜레스테롤 수치를 약으로 조절해야 하는 상태는 '관리'에 해당한다. 그런데도 많은 사람이 이를 '치료'라고 착각한다. 약을 중단하면 수치가 다시 정상 범위 밖으로 벗어나는 상황을 과연 치료라고 말할 수 있을까?

물론 혈관 합병증을 최대한 늦추기 위해 약물을 복용하는 것은 필요하다. 그러나 궁극적으로는 약을 끊어도 혈압이나 콜레스테롤 수치가 올라가지 않는 건강한 몸으로 돌아가야 "치료되었다"고 말할 수 있다. 의사들이 "평생 약을 먹어야 한다"고 말하는 이유에는 생활 습관 개선만으로는 회복하기 어렵다는 판단도 있지만, '환자 본인이 과연 의지와 노력으로 건강한 몸을 만들 수 있겠는가'라는 회의적 시각도 포함되어 있다.

대사이상은 단순히 당뇨병, 심혈관 질환 같은 심각한 병으로 이어지는 데서 끝나지 않는다. 만성 염증과 산화 스트레스를 악화시키고, 면역 시스템을 떨어뜨리며, 감염병에 취약하게 만들고, 암 발생 위험도 높인다. 그렇기에 대사이상의 초기 증상인 체중 증가와 뱃살을 적극적으로 치료해야 하는 이유가 여기에 있다.

사람들이 치료받아야 할 적기를 놓치는 이유는 대사이상에 빠진 몸을 정상이라고 착각하기 때문이다. 체중이 늘고 뱃살이 붙은 것을 '나잇살'이라 부르며 정상적인 노화 과정으로 받아들인다. 하지만 나이가 들었다고 해서 누구나 뱃살이 붙는 것은 아니다. 잘못된 생활 습관으로 인해 몸속 대사에 이상이 생긴 결과를 자연스러운 변화로 오인해 치료 적기를 놓치는 것이다.

문제가 점점 진행되어 혈압이나 콜레스테롤 수치가 올라가면 그제야 타고난 체질 탓을 한다. 아버지가 고혈압이 있어서, 혹은 어머니가 콜레스테롤 수치가 높아서 자신도 유전된 것이라고 쉽게 단정한다. 혈액투석이나 신장이식이 필요할 정도로 콩팥 기능이 저하된 상태를 '말기 콩팥병'이라고 한다. 2022년 기준으로, 최근 10년 동안 말기 콩팥병 환자는 무려 2배 가까이 증가했다.

특히 주목할 점은 45~64세 중장년 인구가 말기 콩팥병 환자의 36%를 차지한다는 사실이다. 말기 콩팥병의 주요 원인은 당뇨병(전체 원인의 48%)과 고혈압(21%)이다. 전 국민이 의료보험 혜택을 누리는 우리나라에서 고혈압이나 당뇨병 관련 약물을 복용하지 않는 사람이 과연 얼마나 될까? 게다가 건강검진을 통해 무증상의 초기 당뇨병 환자를 조기에 찾아내 적극적으로 약물 치료를 하고 있음에도 합병증 유병률은 매년 급격히 증가하는 추세다.

이는 건강한 몸으로 되돌리려는 '치료'가 아닌, 단순히 약물로 혈압과 혈당 수치만 낮추는 '관리'를 치료라고 착각하고 있기 때문 아닐까? 많은 환자가 약물 복용으로 수치가 조절되면 '잘 관리하고 있다'고 생각해 정작 잘못된 생활 습관은 고치려 하지 않는다. 그사이 몸속 대사 이상은 점점 심해지고 복용 약물의 용량이나 종류가 늘어나지만, 약만 잘 복용하면 언젠가 치료될 거라고 믿는 경우가 많다.

2022년 기준으로 30세 이상 성인의 당뇨병 유병률은 14.8%, 전 당뇨 유병률은 무려 41.1%에 달한다. 성인 7명 중 1명이 당뇨병을 앓고 있으며, 10명 중 4명은 당뇨병으로 진행될 위험을 안고 있다. 특히 20~30대 청년층에서도 당뇨병 유병률이 2.2%, 전 당뇨 유병률이 21.8%에 이른다.[12] 당뇨병의 발병 연령이 점점 낮아지는 이유는 과거보다 훨씬 빨리 대사이상에 노출되기 때문이다. 소아 비만이 급증하는 현재의 상황도 이와 무관하지 않다. 실제로 20~30대 청년 당뇨병 환자의 8%가 과체중, 87%가 비만에 해당한다는 통계가 이를 뒷받침한다.

잘못된 생활 습관으로 인해 당뇨병의 발병 연령이 점점 낮아지고 있음에도 우리는 여전히 기존의 약물 치료 방식만 답습하며 평생 '관리'에 의존하려 한다. 그러나 이미 대사이상이 나타나 체중과 뱃살이 늘었다면 바로 지금이 '치료'를 시작할 적기다. 혈압·혈당·콜레스테롤 수치가 예전보다 높아졌지만 아직 약을 복용할 정도로 심각하지 않다면, 여전히 '치료'가 가능한 소중한 타이밍이다.

평생 약물로 조절만 하며 '관리'할 것인가, 지금 당장 대사이상을 '치료'할 것인가? 선택은 여러분의 몫이다.

2부

신진대사를 바로잡기 위한 기초 지식

1장
내가 먹은 음식이 곧 나다

"건강한 신체에 건강한 정신이 깃든다."

고대 로마 시인 유베날리스가 쓴 시의 한 구절이다. 급변하는 환경과 무한 경쟁 시대를 살아가야 하는 현대인은 우울, 불안, 수면 장애 등 정신적 스트레스에 시달리고 있다. 그 어느 때보다 건강한 정신이 필요한 시점이다. 그런데 정신 건강을 잘 유지하려면 무엇보다 신체가 건강해야 한다. 그리고 내 몸은 내가 먹는 음식으로 만들어진다.

"당신이 먹은 음식이 당신이 된다You are what you eat."

우리가 흔히 들어온 이 말이 요즘처럼 절실하게 느껴진 적이 있었던 가. 우리가 매일 습관적으로 먹는 음식은 단순히 허기를 채우고, 에너지를 공급하는 연료가 아니다. 그것은 우리 몸을 구성하는 37조 개에 달하는 세포에 보내는 '정보'이며, 신체적·정신적 안녕을 결정짓는 가장 강력한 환경적 요인이다.

환경적 요인보다 유전적 요인이 더 중요할까? 타고난 체질은 어쩔 수 없을까? '후성유전학'의 등장은 이러한 통념을 뒤바꿔놓았다. DNA 염기서열 자체는 변하지 않지만, 유전자의 '발현 방식'은 환경적 요인에 의해 얼마든지 조절될 수 있다는 것이 후성유전학의 핵심이다. 여기서 가장 중요한 환경적 요인이 바로 음식이다.

음식에 함유된 다양한 영양소는 우리 몸의 유전자 스위치를 켜거나 끄는 역할을 한다. 즉, 좋은 음식은 암 억제 유전자를 활성화할 수 있는 반면, 나쁜 음식은 비만이나 당뇨병을 유발하는 유전자의 스위치를 켜는 역할을 할 수도 있다는 뜻이다.

칼로리가 아니라
영양소의 총합을 계산하라

우리는 여전히 음식을 탄수화물, 단백질, 지방이라는 '다량영양소'의 조합이나 칼로리 중심으로만 접근하고 있다. 음식에 함유된 필수지방산·비타민·미네랄·파이토케미컬 같은 '미량영양소'는 세포의 수용체와 결합하거나 특정 효소의 활성을 조절하며, 궁극적으로 유전자 발현에 영향을 미치는 강력한 신호 전달 매개체로 작용한다.

지방간, 인슐린 저항성, 만성 염증은 결국 내가 먹은 식단이 만들어 낸 질병이다. 과당이 포함된 설탕, 액상 과당, 꿀 등을 과도하게 섭취해 지방간을 만들었다. 흰 밀가루 음식, 과일, 떡 등 혈당을 급격히 올리는 당질을 쉬지 않고 먹어서 인슐린 저항성을 초래했다. 고당질·고지방의 초가공식품에 중독된 뇌는 저장 창고가 이미 가득 찼음에도 불구하고 에너지원인 당질과 지방을 계속 요구한다. 그 결과, 미토콘드리아 기능장애가 발생하고 산화 스트레스가 증가해 만성 염증이 유발된다.

초가공식품은 단순히 에너지원만 과잉 공급하는 것이 아니다. 혈당 스파이크를 일으켜 고혈당 상태를 만들고, 그 과정에서 생기는 활성산소가 염증을 더욱 악화한다. 또한 오메가-6 지방산이 많은 가공 씨앗 기름을 주로 사용하다 보니 오메가-6 지방산 과잉도 염증 악화에 한몫한다. 더 큰 문제는 도파민 분비를 자극해 중독을 유발한다는 점이다. 초가공식품은 장내 미생물 생태계를 파괴하고 '장누수증후군'을 유발하는데, 이 역시 만성 염증을 악화하는 중요한 요인이다.

한편, 신선한 채소와 양질의 단백질, 건강한 지방(등 푸른 생선, 들기름, 아보카도, 올리브유 등), 통곡물로 구성된 식단은 그 반대 역할을 한다. 신선한 채소에는 폴리페놀이라는 성분이 풍부하게 들어 있다. 이 성분은 활성산소를 제거해 세포 손상을 막고 염증 반응을 억제한다. 대표적 예로 플라보노이드, 케르세틴, 안토시아닌, 설포라판 등이 있다. 가급적 매일 다양한 색깔의 채소를 골고루 섭취하면 만성 염증과 산화 스트레스에서 벗어나 유전자를 건강하게 지킬 수 있다.

채소는 장내 미생물의 훌륭한 먹이이기도 하다. 약 38조 마리에 달하는 장내 미생물은 우리가 섭취한 음식을 분해해 단쇄지방산과 신경

전달물질 등 다양한 대사산물을 만들어냄으로써 면역력을 유지하고, 만성 염증을 막아준다.

DNA가 완벽해도
음식이 틀리면 끝이다

'우리 건강이 유전자에 의해 결정된다'는 말은 절반만 맞는 이야기다. 'DNA'라는 오케스트라의 악보는 정해져 있지만, '후성유전학'이라는 지휘자가 어느 파트를 크게 연주하고 어느 파트를 조용히 연주할지를 지시해 '표현형'이라는 완전히 다른 곡을 만들어내는 것과 같다. 그리고 이 지휘자의 지휘봉을 움직이는 가장 중요한 힘이 바로 '음식'이다.

유전자에 긍정적 영향을 미치고 건강한 유전자 발현을 촉진하기 위해 우리는 다양한 필수영양소가 조화롭게 구성된 식단을 지향해야 한다. 칼로리를 계산하는 식단, 탄수화물 55% 이상에 지방 30% 이하를 권하는 식단, 육식 혹은 채식을 강조하는 식단은 지금 우리에게 맞는 처방이 아니다.

"지피지기면 백전불태"라고 했다. '적을 알고 나를 알면 백 번 싸워도 위태롭지 않다'는 뜻이다. 살 찌지 않는 몸을 만드는 식사 전략을 세우기 위해서는 먼저 살을 찌게 만드는 적에 대해 알아야 한다.

당신의 건강한 미래는 바로 지금, 당신의 식탁에서 시작된다. 그래서 약간은 지루하겠지만, 다음 2장에서 영양소를 다시 분류해보려 한다.

아울러 탄수화물과 지방의 신진대사에 대해서도 조금 자세히 다룰 것이다. 초가공식품에 중독된 뇌를 리세팅하기 위해서는 식욕에 대한 이해도 함께 살펴보려 한다.

2장
영양소를 다시 정의하다

지금까지의 영양소 분류는 잊어라

　탄수화물, 단백질, 지방은 에너지를 내는 다량영양소다. 비타민과 미네랄은 에너지를 내지 않지만 우리 몸에 필요한 미량영양소다. 자동차가 주행하려면 엔진을 돌릴 수 있게 가솔린을 주입해야 한다. 가솔린은 자동차가 움직일 수 있도록 해주는 에너지원이다. 그렇다면 사람은 어떨까? 에너지를 내는 탄수화물, 단백질, 지방만 있으면 충분할까?

　그렇지 않다. 자동차와 달리 우리 몸은 에너지를 내는 영양소만 필요한 것이 아니다. 우리 몸을 구성하고 생리적 기능을 유지하기 위해서는 체내에서 합성하지 못하는 영양소를 반드시 음식으로 섭취해야 한다. 이것을 필수영양소라고 한다. 필수아미노산, 필수지방산, 미량영양소는 생명을 유지하는 데 꼭 필요한 필수영양소다.

에너지를 내는 영양소를 섭취해도 필수영양소가 하나라도 부족하면 세포의 기능이 제대로 유지될 수 없고, 즉각적인 대사장애가 나타난다. 장기적으로는 조직 손상, 면역력 약화, 만성질환 위험 증가 등으로 이어진다. 필수영양소는 매일 필요한 만큼 음식으로 얻어야 한다. 마치 자동차의 엔진오일, 냉각수, 브레이크 오일을 제대로 갖추고 있어야 가솔린을 주입했을 때 엔진이 정상적으로 작동하는 것과 같은 이치다.

인류의 진화 과정에서 식량을 찾는 것은 단지 배고픔을 해결하기 위해서가 아니라 생존을 위한 필수 과제였다. 특히 원시인류는 필수영양소를 확보하기 위해 막대한 에너지를 소비해야만 했다. 뿌리채소, 견과류, 과일 등을 채집하기 위해서 하루 종일 걸어 다녀야 했다. 심지어 사냥을 통해 단백질(필수아미노산)을 얻기 위해선 근육에 비축해둔 탄수화물을 적극적으로 사용해야 할 뿐 아니라 목숨을 담보로 싸워야 했다. 필수영양소를 얻는 과정에서 엄청난 에너지를 소비해야 생존이 가능했던 것이다. 농경 사회로 넘어와 정착해 살면서도 필수영양소를 얻기 위해서는 육체노동이 필요했고, 따라서 에너지원을 함께 비축해야 했다.

그런데 21세기를 살고 있는 현대인은 완전히 다른 환경에 놓여 있다. 냉장·냉동식품, 가공식품 등 식품 산업의 발달로 1년 내내 안정적인 영양 섭취가 가능해졌다. 크게 발품을 팔 필요 없이 가까운 슈퍼마켓이나 편의점에서 쉽게 식품을 구할 수 있다. 심지어 배달 서비스가 일상화되면서 이제는 시장에 갈 필요도 없이 '새벽 배송'으로 식품을 구입한다. 필수영양소를 얻기 위해, 즉 생존에 필요한 음식을 구하기 위해 당질이나 지방 등의 에너지원을 쓸 필요가 거의 없다.

그렇다면 안정적으로 매일 공급되는 에너지원을 다른 신체 활동으로 적절히 활용하고 있을까? 불행히도 그렇지 않다. 사무직이 늘고 자동화 등 생활 편의 시설이 발달해 신체 활동량은 과거에 비해 크게 줄었다.

필수영양소를 얻기 위해 에너지원이 더 이상 필요하지 않음에도 에너지를 내는 영양소는 과잉으로 들어와 몸에 쌓인다. 심지어 우리가 섭취하는 음식에는 과거에 비해 필수영양소가 크게 부족하다. 유통과 보관을 위한 식품 산업의 편의에 따라 정제·가공된 식품에는 정작 필수지방산과 필수 미네랄이 결핍되어 있다.

그 결과 에너지를 내는 탄수화물과 지방의 섭취가 과거에 비해 증가하면서 비만, 대사증후군, 심혈관 질환 환자가 크게 늘고 있다. 그런가 하면 한편으로는 필수영양소 부족으로 만성 염증, 근감소증, 골다공증, 퇴행성 신경 질환 환자 역시 크게 늘고 있다. 영양소의 밸런스가 무너지면서 건강도 위협받고 있는 것이다.

이제 영양소를 고전적 분류가 아닌 현대인의 환경에 맞게 둘로 나누어야 한다. 우리 몸에 반드시 필요한 필수영양소, 그리고 에너지만 내는 에너지원이 그것이다.

필수영양소와 에너지원, 두 가지만 기억하라

빵은 탄수화물 음식일까? 빵에는 단백질도, 약간의 지방도 들어 있다. 그렇다면 아보카도는 지방 음식일까? 지방이 많지만 식이섬유 형태의 탄수화물도 있고, 단백질도 들어 있다.

이처럼 하나의 음식은 특정 영양소만으로 이루어져 있지 않다. 식물은 대체로 탄수화물·단백질·지방을 모두 갖추고 있으며, 동물은 식물로부터 얻은 저장 탄수화물을 제외하면 대부분 단백질과 지방으로 구성돼 있다. 따라서 어떤 음식을 단순히 '탄수화물 음식' '지방 음식'으로만 규정하기는 어렵다.

그렇다면 우리가 흔히 말하는 탄수화물은 구체적으로 무엇일까? 탄수화물은 소화되지 않는 식이섬유, 전분 같은 복합당질, 설탕 같은 단순당으로 나뉜다. 식이섬유는 건강에 유익한 영양소이지만 단순당은 비만, 당뇨병 등 대사이상의 주범으로 지목된다. 그래서 식이섬유가 풍부한 샐러드와 통곡물을 먹으면 혈당이 천천히 올라가고 포만감도 오래 유지된다. 하지만 도넛으로 한 끼를 때우면 혈당이 급격히 치솟았다가 곤두박질치면서 반응성 저혈당이 와 3시간도 채 지나지 않아 배고픔 신호가 찾아오고, 결국 무언가를 더 먹게 된다.

아보카도나 올리브유는 지방 함량이 많아 칼로리가 높지만, 불포화 지방산과 항산화 성분 덕분에 건강에 이로운 음식으로 꼽힌다. 반면, 정제 씨앗 기름을 고온에서 가열해 튀겨낸 음식은 활성산소를 늘리고 염증 반응을 악화시켜 건강에 해롭다. 같은 지방이라도 몸에 미치는 영향은 전혀 다르다. 결국 영양소를 단순히 탄수화물, 단백질, 지방으로만 구분하는 전통적 방식으로는 건강에 좋은 음식과 나쁜 음식을 충분히 설명할 수 없다.

따라서 이제는 영양소의 질과 대사적 영향을 기준으로 다시 구분하고, 최적의 건강 상태를 위한 식사 전략을 세우는 새로운 접근이 필요하다.

1. 필수영양소

영양소를 새롭게 구분해보자. 탄수화물 중에서 식이섬유는 건강에 유익한 영양소이므로 이 책에서는 탄수화물을 식이섬유와 당질(복합당질, 단순당)로 나누어 살펴보려 한다. 지방은 소량의 필수지방산을 제외하면 주로 에너지를 공급하는 영양소로 분류해야 한다.

따라서 앞으로는 당질과 지방을 '에너지원'으로 통칭하고, 이에 비해 우리 몸이 반드시 필요로 하는 필수영양소를 별도로 구분해 설명하고자 한다. 건강한 몸을 유지하기 위해 꼭 필요한 필수영양소는 다음과 같다.

1) 단백질

단백질은 우리 몸에 가장 중요한 영양소로, 아미노산으로 만들어진다. 사람의 단백질은 20가지 아미노산으로 구성되는데, 이 중 체내에서 합성되지 않아 반드시 음식으로 섭취해야 하는 아홉 가지 아

조건부 필수아미노산의 주요 기능

아미노산	주요 기능
아르기닌 Arginine	면역 기능 조절, 상처 회복, 혈관 확장에 관여 외상, 패혈증, 화상 환자에게 중요
글루타민 Glutamine	면역세포와 장세포의 주요 에너지원 술이나 심한 스트레스 상황에서 요구량 급증 장 건강 유지와 면역력 강화에 필수
시스테인 Cysteine	강력한 항산화 물질인 글루타티온의 전구체 해독 작용과 면역 기능에 관여
프롤린 Proline	콜라겐의 주요 구성 성분 피부, 연골, 혈관 등 결합조직의 건강과 상처 치유에 중요
티로신 Tyrosine	스트레스 호르몬과 신경전달물질(도파민, 노르에피네프린)의 원료 극심한 스트레스 상황에서 신체 기능 유지에 도움
글리신 Glycine	콜라겐 합성 중추신경계에서 신경전달물질로 작용

미노산을 필수아미노산이라고 한다. 성인의 경우 이소류신Isoleucine, 류신Leucine, 발린Valine, 리신Lysine, 메티오닌Methionine, 페닐알라닌Phenylalanine, 트레오닌Threonine, 트립토판Tryptophan, 히스티딘Histidine 등 9종이 여기에 해당한다.

 나머지는 체내에서 만들어내는 비필수아미노산이다. 그러나 여기에는 조건부 필수아미노산이 있다. 조건부 필수아미노산이란 평상시에는 체내에서 합성할 수 있어 비필수로 분류하지만, 성장기·임신기·수유기·중증 질환 치료기·수술 후 회복기·극한 운동 후 등 단백질 요구량이 급격히 증가하는 상황에서는 체내 합성만으로 충분치 않아 반드시 음식을 통해 보충해야만 하는 아미노산을 말한다. 이런 상황에서 음식으로 충분히 섭취하지 않으면 단백질 합성, 면역반응, 조직 회복 등에 장애가 발생할 수 있다. 예를 들어 심한 화상 환자는 아르기닌 합성이 부족해 상처 치유가 느려지고, 신생아는 티로신과 시스테인 합성 효소 활성도가 낮아 성장에 문제가 생길 수 있다. 종양이나 감염 환자의 경우에는 글루타민과 아르기닌을 적당량 보충하면 회복이 빨라진다.

이처럼 단백질은 에너지 공급원인 동시에 우리 몸의 '건축자재'이자 '작동 윤활유' 역할을 하는 필수영양소다. 피부, 근육, 머리카락, 손톱, 내장 기관 등 우리 몸을 구성하는 주성분이 바로 단백질이다. 단백질로 이루어진 효소와 호르몬 등 생체반응의 매개체 역할도 한다. 효소는 음식 소화, 에너지대사, DNA 복제 등 모든 화학반응에 촉매 역할을 한다. 인슐린, 글루카곤, 성장호르몬 등의 단백질 호르몬은 신진대사와 성장 및 발달에 관여한다. 우리 몸에서 산소를 운반하는 헤모글로빈, 영양소를 운반하는 알부민, 철분을 저장하는 페리틴도 단백질이다. 항체를 만들어 외부 침입자와 싸우는 면역 기능 역시 단백질에 의존한다.

단백질 섭취가 부족하면 면역력이 떨어지고, 각종 질병에 취약해진다. 내 몸에서 필요로 하는 양만큼 충분히 음식으로 단백질을 섭취하지 못하면 체내 단백질 부족으로 면역 기능이 떨어지는 것은 물론, 여러 대사 과정이 제대로 진행되지 않아 심각한 건강 문제를 초래할 수 있다.

단백질은 탄수화물이나 지방으로 대체되지 않는다. 이렇게 우리 몸에 꼭 필요한 영양소임에도 탄수화물이나 지방과 달리 저장 창고가 없다. 그래서 우리 몸은 자연스럽게 필요량만큼을 원하고, 과잉되지 않도록 포만감 신호를 내보내 섭취량을 조절한다.

단백질은 공급원에 따라 동물성 단백질과 식물성 단백질로 구분한다. 소고기·돼지고기·닭고기·생선·달걀·우유 등 동물성 단백질은 아홉 가지 필수아미노산 함량이 풍부하게 들어 있어 '완전 단백질'이라고 부른다. 반면, 콩류·두부·곡류·견과류·씨앗류에 들어 있는 식물성 단백질은 필수아미노산 아홉 가지 중 한 가지 이상이 필요량보다 적거나 결핍되어 있는 '불완전 단백질'이다. 예외도 있다. 식물성 단백질 중 대두·퀴노아·메밀·아마란스·치아 시드 등은 모든 필수아미노산을 고루 갖춘 완전 단백질이다.

식물성 단백질을 섭취할 때에는 필수아미노산의 결핍을 보완하기 위해 두 가지 이상의 식물성 단백질을 함께 먹어서 부족한 아미노산을 보충해야 한다. 곡류(쌀·밀·귀리)에는 라이신이 부족하고, 콩류(강낭콩·병아리콩·렌틸콩)에는 메티오닌이 부족하다. 곡류와 콩류를 함께 섭취하면 서로 부족한 필수아미노산을 상호 보충해 완전 단백질 섭취가 가능하다. 채식주의자가 아니라면 식물성 단백질과 동물성 단백질을 함께 섭취하는 것이 바람직하다.

2) 식이섬유

식이섬유는 식물 베이스의 소화되지 않는 탄수화물로 과일, 채소, 통곡물, 콩류 식품에 풍부하다. 이러한 식품은 미량영양소인 비타민과 미네랄도 많이 함유하고 있다. 미량영양소가 많은 식품은 식이섬유도 풍부하다. 따라서 식이섬유는 엄밀히 따지면 필수영양소는 아니지만, 식이섬유가 풍부한 식품은 미량영양소의 중요한 공급원이다.

미량영양소를 따로 챙겨 먹기란 쉽지 않은 일이다. 정제 가공식품이 범람하는 지금의 환경에서는 식이섬유 섭취가 당연히 부족할 수밖에 없다. 따라서 우리 몸에서 중요한 역할을 할뿐더러, 특히 현대인에게 꼭 필요한 영양소라 생각해 식이섬유를 필수영양소에 포함한 것이다.

식이섬유는 소장에서 소화·흡수되지 않고 대장까지 도달해 장내 유익균의 먹이가 된다. 장운동을 원활하게 해주고, 장내 미생물 환경을 좋게 만들어준다. 식이섬유에는 수용성과 불용성이 있는데, 수용성은 물에 녹아 겔 형태로 이동하면서 장내에서 포도당과 콜레스테롤 흡수를 지연시켜 혈중 콜레스테롤과 혈당을 낮춰주는 효과가 있다. 불용성은 장 연동운동을 자극하고 대변의 양을 늘려 변비 개선에 도움을 준다.

식욕은 2부 4장에서 자세히 다루겠지만, 식이섬유는 포만감을 주어 체중 감량과 유지에 좋은 영양소다. 식이섬유 섭취가 부족하면 장 기능이 떨어지고, 변비가 생기거나 악화한다. 장내 미생물의 불균형을 초래해 만성 염증의 원인이 될 수 있고, 과식을 유발해 대사증후군이나 당뇨병을 유발할 위험이 증가한다.

3) 미량영양소

미량영양소는 말 그대로 아주 소량 필요하지만 효소 활성화, 호르몬 합성, 항산화 방어, 면역 조절 등 생명 유지에 필수 역할을 한다. 크게 비타민과 미네랄로 나뉘며, 결핍 시에는 다양한 이상 증상이 나타난다.

비타민은 크게 물에 녹는 수용성비타민과 기름에 녹는 지용성비타민으로 나뉜다. 수용성비타민(C·B군)은 물에 잘 녹아 필요량이 넘으면 소변으로 배출되므로 매일 꾸준히 섭취하는 것이 중요하다. 지용성비타민(A·D·E·K)은 지방과 함께 흡수되며, 체내(주로 간과 지방조직)에 저장될 수 있어 과다 섭취 시 부작용이 나타날 위험이 있다. 한편, 미네랄은 인체의 구성 성분이자 다양한 생리 기능을 조절하는 데 꼭 필요한 영양소다.

비타민과 미네랄은 우리 몸이 최적의 상태를 유지하는 데 없어서는 안 될 필수영양소다. 건강을 위해 다양한 식품을 골고루 섭취함으로써 이들 미량영양소를 충분히 공급하는 것이 무엇보다 중요하다. 문제는 현대인이 비타민과 미네랄 결핍이 생기기 쉬운 환경에 놓여 있다는 점이다.

지난 50여 년이라는 짧은 기간 동안 음식 속 미량영양소 함량이 크게 감소했다. 첫 번째 이유는 토양 내 미네랄 결핍이다. 화학비료의 남용, 특정 농산물의 반복 경작 등으로 토양의 미량영양소 함량이 크게 줄어든 것이다. 그러다 보니 과일과 채소에도 과거에 비해 미량영양소 함량이 현저히 감소했다.

두 번째는 식물 육종 및 유전자의 변형이다. 생산성을 높이기 위해 식물의 형질을 바꾸거나 유전자를 변형하다 보니 병충해에 강하고 외형은 개선되었지만, 미량영양소 함량은 오히려 줄었다.

세 번째는 식품의 정제·가공 과정에서 비롯된다. 유통과 보관 기간

미량영양소의 주요 기능과 결핍 시 증상

수용성비타민

종류	주요 기능	공급원	결핍 시 증상
비타민 C	콜라겐 합성, 강력한 항산화 작용, 철분 흡수 촉진, 면역력 강화	과일, 브로콜리	괴혈병(잇몸 출혈), 만성피로, 상처 회복 지연, 면역력 저하
비타민 B_1 (티아민)	탄수화물과 에너지대사에 관여, 신경세포 및 근육 기능 유지	곡류, 돼지고기	각기병(신경염, 심박출량 저하), 식욕부진, 피로, 신경계 장애(말초신경염 등)
비타민 B_2 (리보플라빈)	에너지대사, 피부·모발·손톱의 건강 유지, 항산화 효소 생성 지원	우유, 유제품, 간	구내염, 설염, 피부 각질화
비타민 B_3 (나이아신)	DNA 복구, 에너지 생성, 신경계 기능 유지, 콜레스테롤 수치 개선	가금류, 견과류, 통곡물	펠라그라(설사, 피부염, 치매), 피로, 식욕부진
비타민 B_6 (피리독신)	아미노산 대사, 적혈구 형성, 신경전달물질 합성	생선, 닭고기, 바나나	빈혈, 피부염, 구내염, 우울감, 신경과민
비타민 B_9 (엽산)	적혈구 및 DNA 합성에 필수, 태아 신경관 형성	녹황색 채소, 콩류	거대적아구성 빈혈, 기형아 위험 상승(태아 신경관 결손)
비타민 B_{12} (코발라민)	적혈구 생성, DNA 합성에 관여, 신경세포 기능 유지	육류, 어패류, 유제품	악성빈혈, 신경계 손상(손발 저림, 균형 감각 저하, 기억력 저하), 피로

지용성비타민

종류	주요 기능	공급원	결핍 시 증상
비타민 A	시력 유지, 면역 기능 조절, 피부 점막 형성 및 기능 유지, 상피세포의 성장과 발달	간, 달걀노른자, 당근, 시금치	야맹증, 안구건조증, 피부 건조 및 각질화, 면역력 저하
비타민 D	칼슘·인 흡수 촉진, 뼈·치아 형성 및 유지, 면역 기능 조절	햇빛 합성, 버섯, 등 푸른 생선	구루병(어린이), 골연화증(성인), 골다공증 위험 증가

종류	주요 기능	공급원	결핍 시 증상
비타민 E	강력한 항산화 작용으로 세포 손상 방지, 혈액순환 개선, 면역 기능 강화, 노화 방지	식물성기름, 견과류, 씨앗류	용혈성 빈혈, 근력 약화
비타민 K	혈액응고 인자 합성, 뼈 구성에 관여	녹황색 채소, 발효식품	혈액응고 지연으로 인한 출혈 경향 상승(코피, 멍), 골밀도 저하

필수 미네랄

종류	주요 기능	공급원	결핍 시 증상
칼슘 Ca	뼈와 치아의 주요 구성 성분, 근육 수축 및 이완, 신경전달물질 분비	유제품, 어패류 뼈째 먹기, 녹황색 채소	골다공증/골감소증, 근육 경련 및 통증, 심장 부정맥, 성장 지연
철분 Fe	헤모글로빈 합성, 산소 운반	붉은 육류, 콩류, 시금치	철 결핍성 빈혈(피로, 어지럼증, 무기력), 학습 능력 및 집중력 저하
아연 Zn	단백질 합성, 정상적인 면역 기능, 세포 성장 및 분열, 상처 회복, 미각 및 후각 유지	굴, 붉은 육류, 견과류	면역력 저하, 식욕 감퇴, 상처 회복 지연, 피부염, 탈모, 미각 감퇴
요오드 I	갑상선호르몬 합성(신진대사 조절, 성장·발달)	해조류, 요오드 첨가 소금	갑상선종, 신진대사 저하(피로, 체중 증가), 정신지체
마그네슘 Mg	ATP 생성, 단백질 합성, 근육 이완 및 신경 안정, 혈압 조절, 300종 이상의 효소 활성화	견과류, 통곡물, 초록 채소	눈꺼풀 떨림, 근육 경련, 불면, 불안, 만성 피로, 부정맥, 고혈압 위험 상승
셀레늄 Se	강력한 항산화 효소(글루타티온 페록시다아제) 구성 성분, 갑상선 기능 및 면역 체계 지원	견과류(브라질너트), 어패류	심근병증, 면역·갑상선 기능 이상
구리 Cu	철분 대사, 신경전달물질 합성, 항산화 작용, 결합조직 형성	간, 조개류, 견과류	빈혈, 골연화증, 면역 저하

을 늘리기 위해 음식을 정제·가공하는 과정에서 필수영양소의 손실은 피할 수 없다. 예를 들어 흰쌀을 만들기 위해 껍질, 속겨, 배아를 제거하면 필수지방산과 미량영양소가 손실된다. 또한 유통 및 보관 과정에서도 영양소 손실은 계속 일어난다.

이처럼 음식에 함유된 필수영양소는 크게 줄었는데, 우리의 식습관은 어떤가? 정제 가공식품 소비는 꾸준히 증가하고, 바쁜 일상에서 집밥보다는 패스트푸드나 간편식을 선호하면서 미량영양소의 결핍은 더욱 악화되고 있다.

4) 소량의 필수지방산

필수지방산은 우리 몸이 스스로 만들 수 없어 반드시 음식으로 섭취해야 하는 지방이다. 필수지방산이 부족하면 피부 건조와 가려움증 등의 증상이 생길 수 있고, 면역력이 떨어지며 상처 회복이 더뎌진다. 우리 몸은 지방산 탄소 사슬에 있는 9번 탄소 이하로만 이중결합을 만들 수 있는데, 필수지방산인 알파-리놀렌산α-Linolenic Acid, ALA(오메가-3 지방산)과 리놀레산Linoleic Acid, LA(오메가-6 지방산)은 이보다 더 안쪽에 이중결합이 있어 체내 합성이 불가능하다. 따라서 이 필수지방산은 반드시 식품을 통해 얻어야만 한다.

들기름에 풍부하게 들어 있는 ALA는 체내에서 일부가 뇌 건강, 눈 기능, 염증 조절에 중요한 오메가-3 지방산인 EPA와 DHA로 전환된다. 그러나 전환율이 낮기 때문에 등 푸른 생선이나 해조류처럼 EPA와 DHA가 풍부한 식품을 직접 섭취하는 편이 더 효과적이다. DHA는 뇌·

신경·망막 조직의 주요 구성 성분으로, 특히 성장기 어린이와 청소년 두뇌 발달에 매우 중요한 역할을 한다. 성인에게는 뇌세포를 활성화해 기억력 감퇴를 예방하고 학습 능력을 향상하는 데 도움을 주며, 눈의 피로를 덜고 시력을 보호하는 등 전반적인 눈 건강을 지켜준다. EPA는 주로 혈관 건강과 염증 반응 조절에 중요한 역할을 한다. 혈액 속 중성지방 수치를 낮추고 혈전 발생을 막아 혈액이 원활하게 흐르도록 돕는다. 몸속에서 염증 반응을 촉진하는 물질의 생성을 억제해 관절염을 비롯한 각종 염증성 질환의 증상 완화에도 도움을 준다.

LA를 섭취하면 이를 원료로 감마-리놀렌산GLA, 아라키돈산AA과 같은 다른 오메가-6 지방산을 합성할 수 있다. LA는 일반적으로 식물성기름에 풍부하며, 세포막 구성과 혈액응고 그리고 염증 반응 조절에 관여한다. 건강한 세포막은 영양소 흡수, 노폐물 배출, 세포 간 신호 전달 등 세포의 정상적인 기능을 위해 필수적이다. LA는 이러한 세포막의 인지질 구성 성분으로 세포막의 유연성과 투과성을 유지해준다. 또한 피부 각질층을 구성하는 핵심 재료로 피부의 수분 증발을 막고, 유해 물질로부터 피부를 보호하는 장벽 역할을 한다. LA가 부족하면 피부 건조, 습진, 아토피피부염, 여드름 같은 피부 트러블이 생기기 쉽다. LA로 만드는 AA는 염증 반응을 일으키는 프로스타글란딘이라는 물질을 생성한다. 이 염증 반응은 외부 감염이나 손상으로부터 우리 몸을 보호하는 데 꼭 필요한 과정이다. 하지만 과도한 LA는 때로 염증 반응을 촉진할 수 있으므로 오메가-3 지방산과의 균형 있는 섭취가 중요하다.

필수지방산의 주요 기능과 공급원

종류	주요 기능	공급원
오메가-3 지방산 (ALA·EPA·DHA)	알레르기 억제 염증 억제 혈전 억제 혈관 확장	들기름, 아마씨유, 아마씨, 치아 시드, 견과류, 생선(연어·고등어·정어리)
오메가-6 지방산 (LA·GLA·AA)	알레르기 촉진 염증 촉진 혈전 촉진	포도씨유, 옥수수유, 대두유(콩기름), 해바라기씨, 호박씨

    필수지방산은 소량만 섭취해도 충분하다. 하루 중 한 끼만 제대로 식사해도 부족하지 않게 얻을 수 있다. 더 중요한 것은 오메가-3와 오메가-6의 균형이다. 현대인의 식단은 오메가-6가 지나치게 많고 오메가-3는 부족하다. 오메가-3와 오메가-6의 이상적인 비율은 약 1:1에서 1:4 정도로, 이러한 균형이 잘 유지될 때 염증 조절과 심혈관 건강에 이롭다.

    그런데 대부분의 현대인 식단에서는 이 비율이 1:10을 넘고, 정제 가공식품을 많이 섭취하는 사람들은 1:20을 웃돌기도 한다. 따라서 의식적으로 오메가-3 지방산이 풍부한 음식을 챙겨 먹어야 한다. 오메가-6 지방산은 필수지방산에 속하지만, 지나치게 많이 섭취하기 때문에 오히려 줄여야 할 상황이다. 이에 따라 이 책에서는 오메가-3 지방산만을 필수지방산으로 다루려 한다.

2. 에너지원

1) 복합당질

이 책에서는 식이섬유를 제외한 탄수화물을 '당질'로 기술하고 있다. 여기서 당질은 다시 복합당질(전분·글리코겐)과 단순당(단당류·이당류)으로 나눌 수 있다.

복합당질은 수백에서 수천 개의 당 분자가 긴 사슬 혹은 가지 형태로 연결되어 있어 음식으로 섭취하면 소화·흡수가 느려 안정적인 에너지 공급원 역할을 한다. 복합당질은 포만감을 오래 유지시켜 과식을 방지하는 효과가 있다. 특히 운동 전후나 학습 등 집중이 필요한 시간에는 복합당질인 쌀밥이나 감자를 활용해 적절한 에너지 공급을 계획하면 효과적이다. 복합당질은 단순당에 비해 소화·흡수 속도가 더디므로 식후 혈당 상승이 완만하고 혈당 조절에도 유리하다.

그렇다면 흰쌀밥과 감자를 비교해보자. 흰쌀밥 한 공기 200g에는 당질이 약 66g으로 가장 많고 단백질은 5g, 식이섬유와 필수지방산은 거의 들어 있지 않다. 비슷한 양의 익힌 감자 200g에는 당질 약 37g, 단백질 4g, 식이섬유 3g, 필수지방산은 거의 없다. 하지만 칼륨 약 840mg, 마그네슘 43mg, 비타민 C 20mg 등 미량영양소가 제법 들어 있다.

필수영양소를 얻기 위한 목적을 생각하면 익힌 감자를 먹는 게 더 유리하다. 필수영양소 함량은 더 많고, 에너지원인 당질은 상대적으로 적기 때문이다. 그런데 우리는 음식을 이렇게 단순하게 비교할 수 없다. 일상적인 식사 패턴에서 흰쌀밥만 혹은 익힌 감자만 먹는 경우는

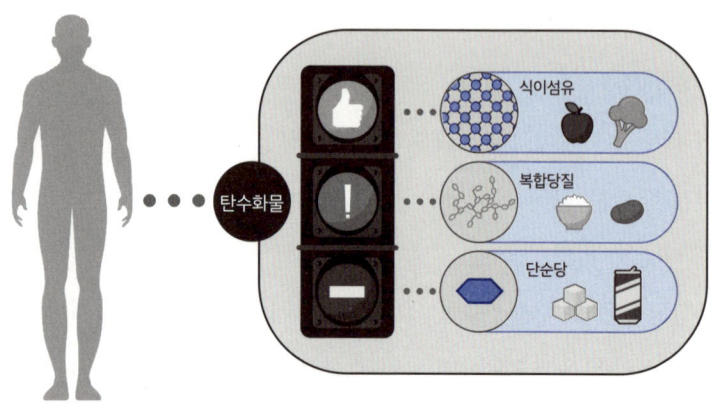

탄수화물은 구조와 대사 작용에 따라 식이섬유, 복합당질, 단순당으로 구분된다. 식이섬유는 이롭고, 복합당질은 적당히 섭취해야 하며, 단순당은 과다 섭취 시 해롭다.

없기 때문이다. 감자는 소금에 찍어 먹거나 김치를 곁들인다. 밥도 국이나 찌개, 반찬과 함께 먹는다.

이렇게 보면 어떤 음식을 선택해야 할지 어려워진다. 감자를 닭가슴살 샐러드와 함께 먹으면 식이섬유와 단백질, 미량영양소를 충분히 얻으면서 흰쌀밥 반 공기 정도의 당질이 에너지원으로 들어온다. 마찬가지로 흰쌀밥 반 공기에 나물, 생선, 달걀 등 단백질 반찬을 곁들이면 필수영양소를 충분히 얻으면서 에너지원인 당질 섭취를 줄일 수 있다. 흰쌀밥이 나쁘다는 생각에 현미밥이나 잡곡밥만을 고집할 필요가 없다는 얘기다.

'건강에 좋다, 나쁘다'라는 이분법적 사고로 특정 음식을 찾지 말고, 어떻게 무엇을 먹을지 전략적 접근이 필요하다는 걸 다시 한번 강조하고 싶다.

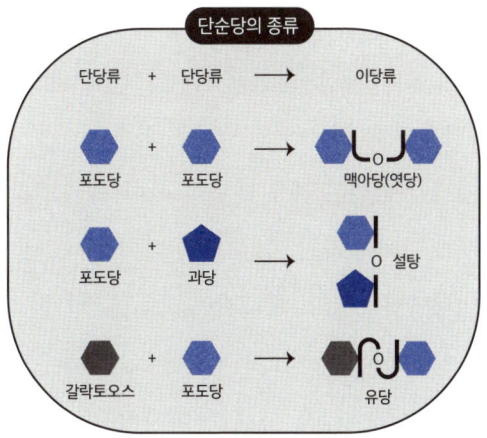

이당류는 단당류(포도당·과당·갈락토오스) 2개가 결합해 만들어진다. 맥아당·설탕·유당은 대표적인 이당류로, 모두 소화 효소에 의해 단당류로 분해되어 에너지원으로 쓰인다.

2) 단순당

단순당은 포도당, 과당, 갈락토오스 같은 단당류와 설탕(포도당+과당), 유당(포도당+갈락토오스), 맥아당(포도당+포도당) 같은 이당류를 가리킨다. 화학구조가 단순해 소화·흡수가 매우 빠르므로 혈당 스파이크를 일으키기 쉽다.

우리의 먼 조상인 원시인류에게 꿀이나 과일은 필수영양소를 얻으면서 에너지원도 충분히 확보할 수 있는 최적의 음식이었다. 음식을 얻기 위한 노력 대비 효율성이 아주 뛰어나 요즘 말로 '가성비 좋은' 음식에 해당한다.

하지만 신체 활동량이 거의 없는 현대인에게 이런 음식은 얻을 수 있는 미량영양소 대비 에너지원이 지나치게 많다. 소량의 필수영양소를 얻기 위해 과량의 에너지원을 섭취한다는 얘기다.

오늘날 단순당은 약물 복용 중인 당뇨병 환자의 저혈당 응급처치 말고는 별로 쓰임새가 없다고 해도 과언이 아니다. 오히려 건강에 유해해서 최대한 적게 먹어야 하는 에너지원이다. 특히 설탕, 액상 과당 같은 정제당은 미량영양소 없이 에너지만을 내는 '텅 빈 에너지원'이라 백해무익이다. 일단 몸에 들어오면 빠르게 소화·흡수되어 혈당이 급격히 오르는 혈당 스파이크가 생기고, 이에 따라 인슐린이 과도하게 분비되며, 이후 반응성 저혈당이 일어나 또다시 달콤한 음식을 찾게 만드는 악순환으로 이어질 수 있다.

결국 인슐린 저항성, 대사증후군, 제2형 당뇨병의 발병 위험을 높인다. 특히 설탕과 액상 과당에 포함된 과당은 비알코올 지방간 질환의 주요 원인이며, 비만·고혈압·고지혈증·심혈관 합병증으로 이어지는 대사이상의 빌런이다.

3) 지방

에너지를 내는 영양소는 탄수화물, 단백질, 지질Lipid로 구분한다. 지방Fat은 상온에서 고체인 지질(동물성 지방)이고, 기름Oil은 상온에서 액체인 지질(식물성기름)이다. 지질에는 중성지방·인지질·스테롤 등이 포함되며 세포막 구성, 에너지 저장, 호르몬 생성 등 다양한 역할을 한다. 이 책은 영양학 전문 서적이 아닌 만큼 '지질'이란 표현 대신 일반적으로 사용하는 '지방'으로 표기하고자 하니 양해하기 바란다.

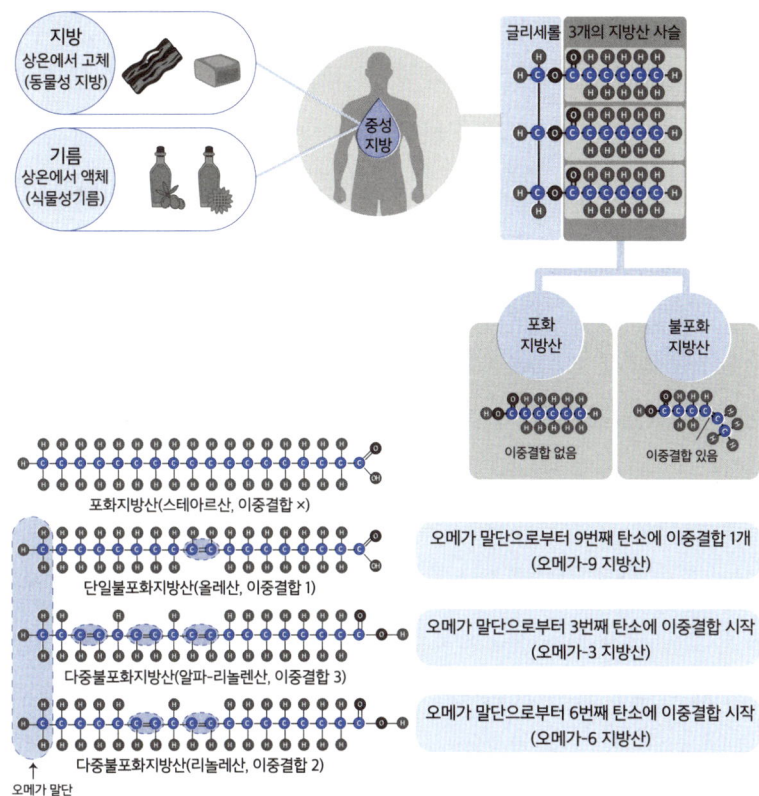

중성지방은 글리세롤과 3개의 지방산이 결합한 형태로, 에너지 저장에 쓰인다. 상온에서 고체는 지방, 액체는 기름이라 하며, 포화·불포화 조성에 따라 성질이 달라진다. 불포화지방산은 이중결합 위치에 따라 오메가-3, 오메가-6, 오메가-9으로 구분되어 각각 다른 생리적 기능을 가진다.

지방은 당질이나 단백질보다 적은 양으로도 높은 에너지를 공급하는 에너지원이면서, 동시에 남은 에너지를 쉽게 저장할 수 있는 아주 효율적인 영양소다. 지방은 중성지방(트리글리세라이드) 형태로 저장되고, 중성지방은 글리세롤이라는 뼈대에 지방산 분자 3개가 결합된 구조다. 지방산은 포화지방산, 불포화지방산으로 나뉜다. 포화지방산은 일직선으로 늘어진 탄소 사슬에 수소 원자가 꽉 차 있는 '포화'된 구조다. 매우 안정적인 형태로 버터나 돼지기름(라드)처럼 상온에서 고체 형태로 존재하며, 주로 동물성 지방에 많이 함유되어 있다. 지방간, 인슐린 저항성, 만성 염증 등 대사이상을 가진 사람이 과다 섭취할 경우 LDL 콜레스테롤 수치를 높이고, 심혈관 질환의 위험을 증가시킨다.

불포화지방산은 포화지방산과 달리 탄소-탄소 단일결합 중 일부가 이중결합으로 구부러진 형태를 보인다. 상온에서 주로 액체 형태인 '기름'으로 존재한다. 이중결합 숫자에 따라 단일불포화지방산과 다중불포화지방산으로 나뉜다. 단일불포화지방산은 이중결합이 1개인 구조로 올리브유·아보카도유·카놀라유·땅콩기름 등에 많이 함유되어 있으며, 체내에서 합성되는 지방산이라 필수지방산은 아니지만 건강에 유익한 효과를 보인다. 다중불포화지방산보다 열과 산화에 안정적이고, 심장 질환 위험을 낮추는 데 도움을 주는 것으로 알려져 있다.

다중불포화지방산은 이중결합이 2개 이상인 구조로, 체내에서 합성되지 않아 음식 섭취를 통해 얻어야 하는 필수지방산이다. 식물성 씨앗 기름과 견과류 및 생선 등에 많이 함유되어 있으며, 콜레스테롤 수치를 낮추고 심혈관 질환 예방에 도움을 주는 효능이 있다. 오메가-3와 오메가-6의 섭취 비율을 1:1에서 1:4를 지키는 것이 중요하다.

현재 문제가 되는 것은 정제된 씨앗 기름(해바라기씨유·대두유·면실유·옥수수유·포도씨유 등)이다. 주로 튀김과 볶음 등에 사용하며, 복잡한 정제 과정을 거쳐 발연점이 높고 쉽게 변질되지 않아 오랫동안 보

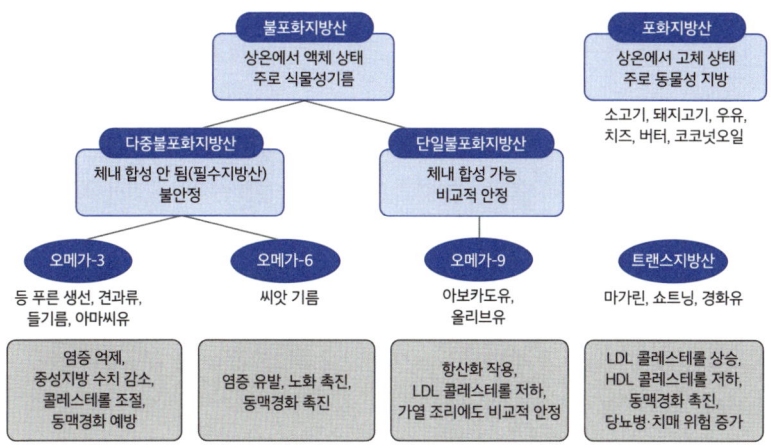

지방의 종류와 특징

관 가능한 장점이 있다. 하지만 산화에 취약한 오메가-6 함량이 높은 데다 폴리페놀 같은 천연 보호 물질이 제거되어 고온에 노출되었을 때 HNE, 아크롤레인 같은 독성 물질이 생성될 위험이 크다. 또 다른 필수 영양소가 전혀 없는 데다 칼로리는 엄청나게 높고, 오메가-6와 오메가-3의 균형도 깨뜨려 단순당과 마찬가지로 현대인의 건강을 해치는 주범으로 알려져 있다.

마지막으로 자연계에는 거의 존재하지 않는 트랜스지방이 있다. 액체로 된 식물성기름을 반고체 상태로 만들기 위해 수소화하는 과정에서 생성된 지방이다. 마가린이나 쇼트닝 같은 경화유에 많이 함유되어 있으며, LDL 콜레스테롤을 높이고 HDL 콜레스테롤을 감소시켜 심혈관 질환의 위험을 높인다.

마가린의 명예 회복이 시작되다

◆ **마가린은 트랜스지방 덩어리?**

20세기 초, 기술의 발전으로 액체 식물성기름을 수소화해 마가린이 개발되었다. 버터보다 훨씬 긴 유통기한과 저렴한 가격 덕분에 전 세계 가정의 주방과 제과·제빵 산업에서 없어서는 안 될 필수품으로 자리 잡았다.

하지만 수소화 과정에서 건강에 치명적인 트랜스지방산을 생성한다는 사실이 밝혀지면서 마가린은 하루아침에 건강의 적으로 낙인찍혔다. 소비자들은 마가린을 외면하기 시작했고, '마가린=트랜스지방'이라는 불명예스러운 공식이 대중의 뇌리에 깊게 박혔다.

추락한 명성을 회복하기 위해 식품업계는 연구·개발에 매달렸고, 마침내 트랜스지방산 '제로'인 제품을 만들었다. 이 기술은 수소를 첨가하는 대신 효소 등을 이용해 지방의 분자구조를 재배열함으로써 액체 식물성기름을 고체화하는 방식인데, 트랜스지방산이 거의 생성되지 않아 마가린의 물성은 유지하면서도 건강에 대한 우려를 씻어낼 수 있었다. 또한 야자유나 팜유처럼 상온에서 자연적으로 굳는 성질을 가진 식물성기름을 적절히 배합하는 기술도 발전했다.

이 혁신적 기술 덕분에 요즘의 마가린은 과거의 오명을 벗었다. 최근에는 필수지방산인 오메가-3 지방산의 함량을 높이거나 비타민 A·D 등을 강화한 기능성 제품도 출시되고 있다.

◆ **마가린이 좋을까, 버터가 좋을까?**

트랜스지방산 제로인 마가린의 장점은 버터에 비해 포화지방 함량이 상대적으로 낮고, 무엇보다 가격이 저렴하다. 반면, 천연 버터는 천연의 풍부한 맛을 제공하며 합성 첨가물이 거의 없다는 것이 장점이지만, 가격이 상대적으로 비싸고 과도한 섭취 시 포화지방으로 인한 건강 문제를 야기할 수 있다.

이 두 제품 모두 지방이 100%에 가까운 에너지밀도가 높은 식품이다. 따라서 '어느 것이 더 건강에 도움을 줄까?'라는 질문보다는 '어느 것이 상대적으로 건강에 위험이 더 적은가?'라는 관점에서 접근하는 것이 좋다.

> 마가린은 원재료가 오메가-6 지방산을 많이 함유한 기름이고, 맛과 질감을 내기 위해 에스테르화 공법과 유화제 및 착향료 등 여러 단계를 거친 가공식품이다. 반면, 버터는 비교적 단순한 공정의 자연식품에 가깝다. 따라서 포화지방 함량을 크게 신경 쓰지 않아도 되는 '토양', 즉 건강한 몸이라면 천연 버터를 추천한다.
> 물론 오메가-3 지방산이 풍부한 생선·견과류 등을 섭취하고, 유익한 기름인 올리브유·아보카도유·들기름을 사용하는 식사 전략을 유지하면서 맛과 풍미를 위해 소량 사용한다는 전제하에서 얘기다.

3. 영양소밀도와 에너지밀도

흔히 필수영양소의 함량이 높을수록 영양소밀도가 높다고 말한다. 그리고 연료로 사용하는 에너지양이 많을수록 에너지밀도도 높다고 한다. 다음은 영양소밀도와 에너지밀도를 단백질과 지방 함량에 따라, 식이섬유 혹은 미량영양소와 당질 함량에 따라 표로 구분했다.

가급적 영양소밀도가 높은 식품을 선택하는 것이 건강을 유지하면서 살도 찌지 않는 식사 전략이다. 에너지밀도가 높은 음식을 많이 섭취하면 과식과 대사이상을 초래할 위험이 있다. 따라서 내 몸 상태에 따라 '마이 옵티멀 다이어트' 전략을 수립하는 것이 중요하다.

1) 영양소밀도 높음 + 에너지밀도 높음

- **목적**: 신체 활동량이 아주 많거나 강도 높은 운동을 하면서 근육을 키우고 싶은 경우
- **육류**: 소고기, 돼지고기, 양고기, 오리고기

영양소밀도와 에너지밀도(단백질·지방 중심)

높음	유청 단백, 대두 단백, 달걀흰자, 흰 살 생선, 해산물(새우·오징어·관자·조개 등), 닭가슴살	연어, 고등어, 참치, 달걀, 육류 살코기, 껍질 제거한 오리 살코기, 아보카도	소고기, 돼지고기, 양고기, 오리고기, 장어, 호두, 아몬드, 잣, 땅콩
중간	저지방 플레인 요구르트, 그릭 요구르트	두부, 콩류, 낫토, 코티지치즈, 플레인·그릭 요구르트	천연치즈, 소갈비, 삼겹살, 곱창, 대창, 가공육류(베이컨·소시지·햄), 튀김
낮음			들기름, 올리브유, 아보카도유, 버터, 가공 씨앗 기름
영양소밀도 / 에너지밀도	낮음 (지방 거의 없음)	중간 (저지방~중지방)	높음 (고지방)

고단백: 단위 무게 100g당 일일 영양 성분 기준치의 20% 이상(단백질 11g 이상 포함).
고지방: 단위 무게 100g당 지방 20g 이상 포함. (식약처 영양 강조 표시 기준)

영양소밀도와 에너지밀도(식이섬유·미량영양소·당질 중심)

높음	채소류, 해조류, 버섯류	견과류, 베리류 과일	달콤한 과일
중간	곤약	두부, 콩류, 퀴노아, 귀리, 현미, 잡곡	고구마, 감자, 옥수수, 흰쌀밥, 떡, 흰 밀가루빵
낮음	제로 콜라, 블랙커피		과자, 도넛, 케이크, 아이스크림, 사탕, 콜라, 과일주스, 설탕, 시럽, 꿀, 잼
영양소밀도 / 에너지밀도	낮음 (당질 거의 없음)	중간 (저당질~중당질)	높음 (고당질)

고식이섬유: 단위 무게 100g당 5g 이상 포함.
고당질: 단위 무게 100g당 당질 20g 이상 포함. (식약처 영양 강조 표시 기준)

- **지방이 있는 생선**: 연어, 고등어, 참치, 장어
- **견과류**: 아몬드, 호두, 잣, 땅콩 등
- 천연치즈
- 고구마

2) 영양소밀도 높음 + 에너지밀도 중간

- **목적**: 적당한 신체 활동 및 운동을 하면서 지금의 건강 상태를 유지하고 싶은 경우
- **육류**: 지방 함량 적은 소고기·돼지고기·양고기의 살코기, 껍질을 제거한 오리고기
- **견과류**: 아몬드, 호두, 잣, 땅콩 등
- 생선, 해산물
- 달걀
- 두부, 콩류(렌틸콩·병아리콩·검은콩), 낫토
- 아보카도, 플레인 요구르트, 그릭 요구르트
- 퀴노아, 귀리, 현미, 잡곡

3) 영양소밀도 높음 + 에너지밀도 낮음

- **목적**: 빠른 체지방 감량이 필요한 경우
- 유청 단백, 대두 단백 등 단백질 보충제
- 달걀흰자
- 흰 살 생선

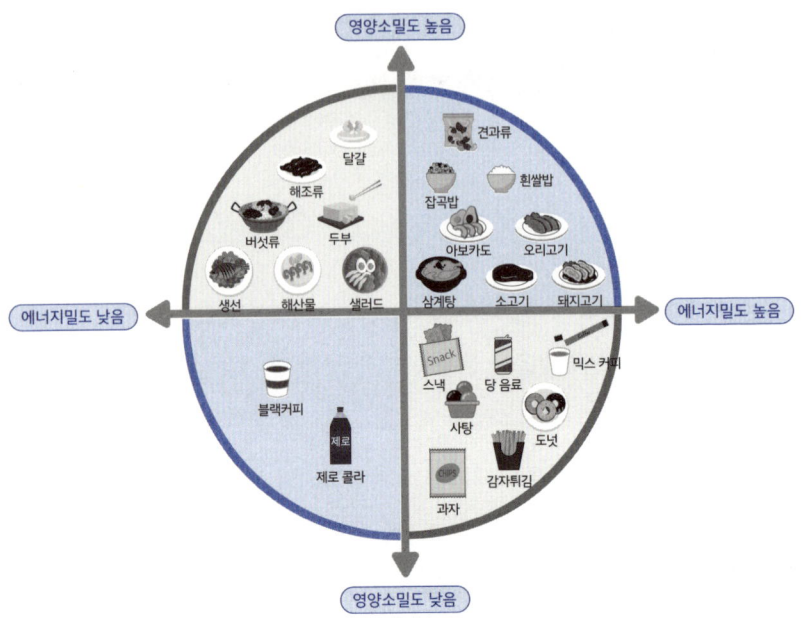

영양소밀도(단백질·식이섬유)와 에너지밀도(당질·지방)에 따른 식품 구분

- 해산물(새우·오징어·관자 등)
- 닭가슴살
- 채소류, 해조류, 버섯류

4) 영양소밀도 낮음 + 에너지밀도 높음
- 가급적 먹지 말아야 할 식품으로 에너지 과잉 섭취로 인한 체중 증가, 음식 중독, 대사이상의 위험이 높다.
- **정제 가공식품, 초가공식품**: 과자, 사탕, 스낵, 아이스크림, 초콜릿, 라면, 도넛, 케이크

- **음료**: 탄산음료, 과일 주스, 믹스 커피, 그 밖의 당 함량이 높은 음료
- **정제 탄수화물**: 흰 밀가루의 빵·면, 흰쌀밥
- **튀김류**: 감자튀김, 프라이드치킨 등

단백질을 주식으로, 식이섬유를 반찬으로

우리는 이제 에너지 영양소를 탄수화물, 단백질, 지방으로 단순하게 나누는 고전적 분류에서 벗어나야 한다. 하루 섭취량을 탄수화물 55~65%, 단백질 7~20%, 지방 15~30%에 맞추라는 지침은 신체 활동량이 부족한 데다 비만, 당뇨병, 심뇌혈관 질환 등의 질병이 크게 증가하고 있는 21세기 현대인에게 적합하지 않다. 신체 활동량이 줄어든 만큼 탄수화물의 총섭취량을 지금보다 줄여야 하고, 필수영양소인 단백질과 미량영양소는 부족하지 않게 섭취해야 한다.

탄수화물은 식이섬유·복합당질·단순당으로 구분한 다음 식이섬유는 충분히, 복합당질은 신체 활동량에 맞게, 단순당은 최대한 적게 섭취해야 한다.

매 끼니 식사에 당질 음식보다는 단백질 음식을 중심에 두어야 하며, 여기에 식이섬유가 풍부한 채소를 곁들인다. 그리고 에너지원인 당질과 지방은 신체 활동량에 맞게 통곡류, 콩류, 아보카도, 견과류 등으로 섭취한다. 아울러 단일불포화지방산이나 오메가-3 지방산이 풍

> ### 통밀가루·소금·자연 발효종만으로 만든 빵은 괜찮나요?
>
> 빵을 좋아하는 사람들이 많이 물어보는 질문이다. 물론 시중에서 판매하는 일반 빵에 비해서는 건강상 이점이 훨씬 많다. 우선 정제하지 않은 통밀을 사용하기 때문에 정제된 흰 밀가루에는 없는 식이섬유, 비타민 B군, 철분, 마그네슘, 아연 등 각종 미네랄이 들어 있다. 식이섬유를 함유하고 있으니 혈당을 급격히 올리지 않는다.
>
> 또한 자연 발효종이나 누룩을 이용한 발효 과정에서 글루텐과 당질이 일부 분해되어 소화가 더 잘되고 속이 편안하며, 미네랄 흡수를 방해하는 피트산 등의 성분이 발효 과정에서 분해되어 미네랄을 더 효과적으로 흡수할 수 있게끔 도와준다. 무엇보다 설탕, 쇼트닝, 보존제, 유화제 등 건강에 불필요하거나 과잉 섭취 시 부담을 줄 수 있는 재료가 전혀 들어가지 않는다는 게 가장 큰 장점이다.
>
> 하지만 빵은 기본적으로 탄수화물 식품이라 식이섬유와 단백질이 풍부하지 않으므로 영양 균형을 맞추기 위한 곁들임 음식이 반드시 필요하다. 글루텐 민감성이 있는 사람들은 통밀이라도 주의가 필요하다.

부한 음식을 섭취하고, 가공유와 트랜스지방은 가급적 피한다.

흰쌀밥은 정제 탄수화물이지만 채소와 단백질 반찬을 충분히 섭취하면서 반 공기 정도 곁들이면 과당 없이 포도당으로 분해되어 에너지원으로 쓰이므로 문제가 되지 않는다. 흰 밀가루의 빵과 면의 경우, 채소와 단백질을 충분히 섭취하면 단점을 보완하면서 혈당 스파이크를 막을 수 있다. 하지만 글루텐 민감성이 있는 사람은 주의가 필요하다.

들기름·올리브유·아보카도유는 100% 기름이지만 오메가-3 지방산인 ALA와 오메가-9 지방산인 올레산이 풍부하고, 폴리페놀 등 항산화 성분을 함유하므로 가공 씨앗 기름 대신 사용하는 것이 좋다.

과일은 식이섬유와 미량영양소가 풍부하지만 당분 함량이 높아 주의가 필요하다. 가능하면 생으로 껍질째 먹고, 섭취량은 신체 활동량에 따라 조절한다. 대사이상이 있는 경우라면 가급적 달콤한 과일은 자제하는 것이 좋다. 다시 강조하지만, 에너지밀도가 높고 영양소밀도가 낮은 가공식품은 최대한 멀리해야 한다.

3장
에너지원 과잉과 필수영양소 결핍, 왜 문제인가

　자동차가 계속 달리기 위해서는 연료를 충전해야 한다. 그리고 연료를 공급받으면 고갈되기 전까지 빠르게 달리면서 제 기능을 수행한다. 우리 몸은 자동차와 달리 24시간 에너지를 사용해야 한다. 자동차는 시동을 꺼놓으면 엔진이 휴식을 취하지만 우리는 잠을 자는 동안에도 호흡해야 하고, 심장이 뛰면서 전신에 혈액을 공급해야 하며, 체온도 일정하게 유지해야 한다.

　신진대사는 음식을 통해 들어온 필수영양소와 에너지원이 성장, 합성, 조직 수리, 저장 등 동화작용을 하는 것과 연소, 재활용, 분해 등 이화작용을 하는 것으로 나뉜다. 이 대사 작용은 각종 효소와 호르몬, 영양소 센서, 피드백 회로 등에 의해 통제 및 조절된다.

　우리 몸은 포도당과 지방산을 주요 에너지원으로 이용한다. 마치 가솔린과 전기를 함께 이용하는 하이브리드 자동차와 같다. 음식이 체내에 들어오면 혈액 내 포도당과 아미노산 농도가 올라가고, 췌장 β세포에서는 인슐린을 혈액으로 방출한다. 인슐린은 세포막에 있는 인슐린 수용체에 결합해 세포 안으로 포도당과 아미노산이 유입되도록 한다.

인슐린은 강력한 동화작용을 일으키는 호르몬이다. 신진대사가 합성 혹은 저장 모드로 전환된다는 의미다. 세포는 포도당을 연소해 에너지를 얻고, 단백질을 합성하며, 손상된 조직을 복구한다. 또 상처를 재생하고 손상된 근육에 새로운 근섬유를 형성한다.

세포에서는 포도당을 주요 에너지로 사용하지만, 남아도는 잉여 포도당은 간과 근육에서 글리코겐(포도당을 줄줄이 사탕처럼 엮은 구조)으로 만들어 비축한다. 글리코겐 저장 창고가 가득 찰 정도로 포도당이 넘쳐나면 인슐린은 나머지 포도당을 간과 지방조직에서 지방산으로 전환한다(이를 '지방 신생 합성De Novo Lipogenesis, DNL'이라고 한다). 간에서 만들어진 지방산은 중성지방으로 합성되고, 이렇게 형성된 지방은 간에서 VLDL이라는 운반차에 실려 혈액으로 들어간다. 그리고 이를 지방조직에서 받아들여 중성지방으로 비축한다.

이렇게 어려운 내용을 길게 설명하는 이유는 간과 근육에 글리코겐 형태로 비축할 정도로만 당질 섭취를 해야 하는데, 창고 용량이 넘칠 만큼 과량 섭취하면 신진대사에 문제가 생긴다는 점을 강조하고 싶어서다. 당질은 당질 저장 창고가 넘치지 않을 만큼 섭취하는 것이 가장 좋다.

인슐린 분비를 자극하는 가장 큰 요인은 혈당 상승이고, 특히 단순당

(설탕, 액상 과당 등)과 정제 곡물(흰 밀가루, 흰쌀밥 등)은 과도할 정도로 인슐린 분비를 요구한다. 따라서 단순당과 정제 곡물을 최대한 적게 먹는 것이 살찌지 않는 중요한 전략이다.

식후 혈당이 시간이 지나 서서히 떨어지면 혈중 인슐린 수치도 함께 낮아진다. 그러면 활성화된 세포막의 인슐린 수용체가 꺼지면서 인슐린 분비 이전 상태로 돌아간다. 동화작용에서 이화작용으로 전환되는 것이다. 이제 단백질 합성과 지방산 합성 모드는 억제되고, 지방조직에서는 심장과 골격근을 포함한 세포들이 포도당 대신 주요 에너지원으로 사용하도록 지방산을 내보낸다. 그리고 간은 비축해두었던 글리코겐을 포도당으로 분해해 혈액에 방출한다. 혈당 수치를 일정하게 유지해 포도당을 에너지원으로 사용하는 뇌에 안정적으로 공급하기 위해서다.

췌장의 α세포에서 분비되는 글루카곤이 간의 글리코겐 분해를 주도해 혈당을 유지하고, 부신에서 분비되는 에피네프린은 중성지방 분해를 촉진해 혈액으로 지방산이 방출되도록 한다. 인슐린이 주도했던 '저장 모드'에서 벗어나 '방출 모드', 다시 말해 혈당 유지와 에너지 공급을 위한 이화작용 우위 상태로 전환되는 것이다.

24시간 단식 시
몸속 대사의 놀라운 변화

저녁 식사 후 4시간이 지나 잠에 들 때 우리 몸의 신진대사는 어떨까?

혈당과 인슐린은 식사 이전 상태로 떨어진다. 이때 분비되는 글루카곤은 간에서 비축해둔 포도당을 방출하게 해 뇌와 적혈구가 필요한 에너지원을 안정적으로 공급한다. 지방조직에서는 중성지방이 유리지방산과 글리세롤로 분해되고, 지방산을 혈액으로 방출해 세포의 주요 에너지원으로 사용한다.

전날 저녁 식사 이후 아침까지 12시간의 단식이 이어지면 간 내 글리코겐은 약 50% 이하로 줄어들고(간의 당질 저장 창고가 절반 이상 비어 있다는 의미), 배고픔 신호가 나타난다. 유리지방산이 주로 간과 근육에서 에너지원으로 쓰이므로 유산소운동을 하면 지방 연소에 도움이 된다.

아침 식사를 건너뛰어 단식이 이어지면 혈당 저하를 막기 위해 코르티솔 분비가 증가한다. 인슐린은 바닥을 드러내고 혈액 내 글루카곤과 에피네프린이 증가함과 동시에 코르티솔이 가세해 '포도당 신생 합성Gluconeogenesis'이 일어난다. 그리고 근육과 적혈구에서 생성된 젖산이 간으로 이동해 포도당 생성에 활용된다. 지방 분해로 방출된 글리세롤 및 근육 단백에서 나온 알라닌·글루타민 등의 아미노산 역시 간으로 유입되어 포도당 합성에 쓰인다. 공복 시간이 길어지면 신장도 여기에 참여해 글루타민을 포도당으로 합성한다.

단식이 16시간을 넘으면 간에 저장되어 있던 글리코겐이 거의 고갈되고, 지방산 연소가 더 강화된다. 그러면 간에서 아세틸-CoA가 넘쳐나고, 케톤 합성 효소에 의해 아세토아세테이트와 β-하이드록시부티레이트BHB 등 케톤체 합성이 본격화한다.

단식 시간이 길어질수록 케톤체 농도는 계속 증가하고, 케톤체는 혈

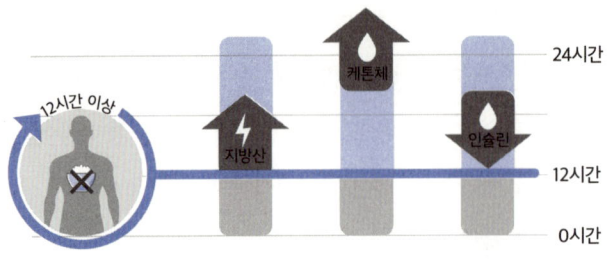

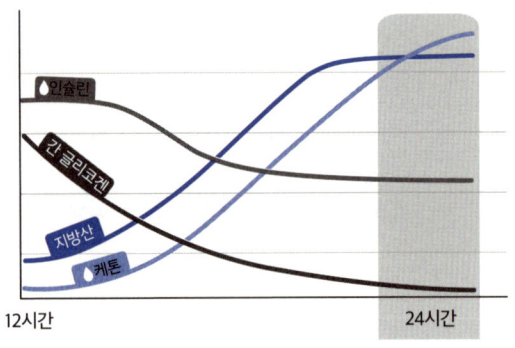

간에 비축되어 있던 글리코겐이 절반 이상 고갈되어야 지방산과 케톤이 에너지원으로 쓰인다.

액-뇌 장벽을 통과해 뇌의 주요 에너지원으로 사용된다. 뇌의 포도당 의존도를 낮춰주면 근육 단백을 끄집어내 포도당을 합성하는 포도당 신생 합성이 줄어들면서 근육 단백을 아낄 수 있다. 우리 몸이 포도당에서 케톤체 이용으로 전환하면 인슐린에 의해 억제되어 있던 대사 경로가 활성화된다. 가장 두드러지는 것은 '자가 포식'이다. 일종의 리사이클링 시스템으로 에너지원이 들어오지 않으니 늙고 손상된 세포의 구성 요소를 끄집어와 새로운 세포를 만드는 데 재활용하는 것이다.

특히 미토콘드리아의 기능이 좋아진다. 면역 체계가 강화되고 스트레스에 대한 회복력도 상승한다. 뇌에서는 뇌유래신경영양인자BDNF를 활성화해 뇌 기능과 재생을 도움으로써 뇌의 가소성을 높인다.

당질 과잉 섭취는 몸에 어떤 영향을 줄까

정제 탄수화물은 보상 중추를 자극해 생리적 요구량보다 더 먹게 만듦으로써 과식을 유도한다. 특히 식이섬유와 단백질 섭취가 충분치 않으면 당질이 필요량보다 더 많이 들어올 수 있다. 건강한 몸에서는 어쩌다 과식해도 크게 문제 되지 않지만 이미 지방간과 인슐린 저항성 및 만성 염증이 있는 몸이라면 당질 과잉 섭취는 몸을 더 망가뜨려 체중과 허리둘레를 더욱 늘리고, 결국 당뇨병과 심뇌혈관 질환으로 이어진다.

그렇다면 당질의 적정량은 얼마나 될까? 한국영양학회에서는 하루에 필요한 총에너지의 55~65%를 탄수화물로 섭취하도록 권고하고 있다. 나는 칼로리 계산을 좋아하지 않지만, 하루 약 2,000kcal가 필요하다고 가정하면 그중 1,100~1,300kcal를 탄수화물로 얻어야 한다는 얘기다. 국민영양조사 자료에 의하면 우리나라 성인은 평균 62% 섭취하는 것으로 나타나 권장 범위 안에 있다.

하지만 탄수화물은 급성 에너지원으로 사용되기 때문에 신체 활동량에 맞게 섭취해야 한다. 과거에 비해 육체노동이 줄고, 걷기보다 자동

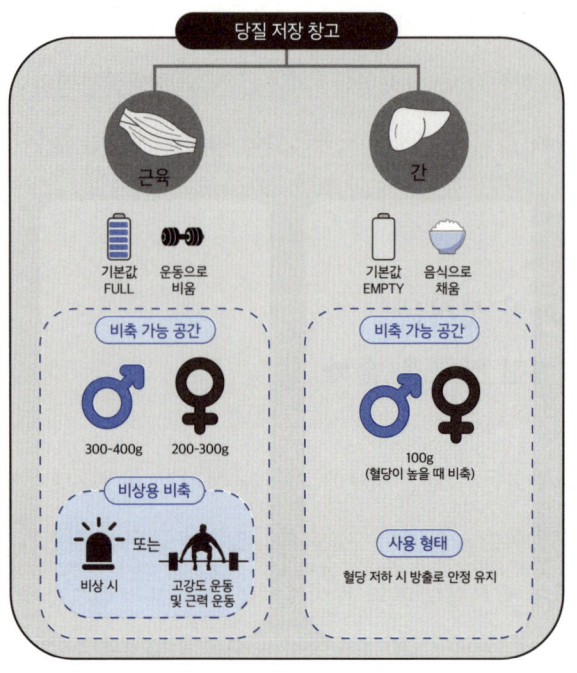

간은 100g, 골격근은 200~400g 정도의 당질을 비축한다.

차나 에스컬레이터를 이용하는 현대인에게는 다소 많은 양인 듯싶다.

그렇다면 일반 성인의 당질 요구량은 얼마나 될까?

뇌세포가 하루에 필요로 하는 포도당은 100~120g이다. 여기에 적혈구 등 포도당만을 에너지원으로 고집하는 세포의 요구량을 더하면 120~150g 정도 된다. 그런데 포도당의 약 3분의 1은 젖산, 글리세롤, 아미노산으로부터 재합성된다(포도당 신생 합성). 따라서 80~100g이 하루 포도당 최소 요구량이다. 물론 저탄고지나 케토제닉 다이어트를 오래 실천해 지방 대사에 잘 적응한 사람은 포도당 요구량이 40~50g

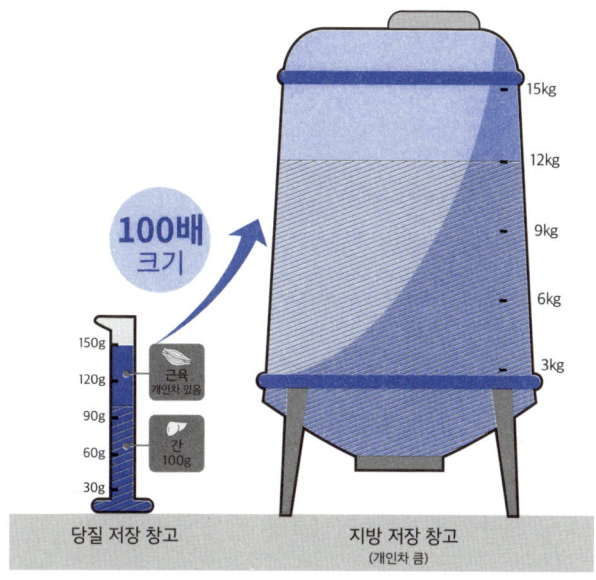

당질 저장 창고(간과 근육)는 지방 저장 창고 크기의 100분의 1 정도에 불과하다.

까지 줄어들 수 있고, 이때는 케톤체가 전체 에너지의 60~70%를 대체한다.

하지만 포도당 섭취 부족으로 인해 필수영양소인 단백질을 사용해서 포도당을 만드는 것은 값비싼 손실일 뿐 아니라, 신체 구조와 기능을 유지하는 데 필요한 단백질의 중요한 역할에도 영향을 줄 수 있다. 내 신체 활동량에 맞게 에너지원인 당질을 필요량만큼 섭취하는 것이 바람직하다.

한국영양학회의 최근 보고 자료를 보면 한국인의 탄수화물 평균 필요량은 남녀 모두 100g/일, 권장 섭취량은 130g/일이다.[1] 이 중 식이섬유로 하루 20~30g, 단순당으로 하루 25g 미만(WHO의 권고) 섭취해야 한다고 보면 복합당질로는 70~80g 정도(밥 한 공기 분량)가 하루 평균 필요량이다. 평소 많이 걷고 규칙적으로 운동하는 사람이라면 신체 활동량에 따라 섭취량을 더 늘리면 된다.

하지만 당질은 필수아미노산이나 필수지방산같이 '필수'적인 영양소가 아니다. 게다가 당질을 비축하는 저장 창고(간과 근육)는 지방 저장 창고(지방조직)에 비해 크기가 100분의 1밖에 되지 않는다. 과도하게 들어오면 지방간, 내장 지방 비만 등의 대사이상으로 이어지기 쉽다. 운동량이 적은 사람은 하루 밥 한 공기에서 한 공기 반 정도인 100~200g이 적정 섭취량이다. 즉, 매 끼니 밥을 반 공기만 먹겠다고 생각해야 한다.

간과 근육은
당질을 어떻게 저장하는가

포도당은 물에 녹는다. 그렇다면 혈액 속에 들어 있는 포도당은 얼마나 될까? 혈당의 안정적 수치를 80~140mg/dL로 잡으면 5L의 혈액은 공복 상태든 식사 이후든 4~7g 정도의 혈당을 유지해야 한다. 각설탕 1~2개가 녹아 있는 수준에 불과하다. 나머지는 글리코겐 형태로 간에 100g, 골격근에 200~400g 비축해둔다. 이게 전부다. 저장 창고를 500g(2,000kcal)으로 넉넉하게 잡아도 체중 70kg에 체지방률 20%

신체 활동 수준에 따른 골격근 내 글리코겐 소모량 추정치

활동 수준	예상 소모량 (근육 글리코겐)	설명
비활동적/거의 앉아 있음	30~60g/일	주로 지방 사용, 글리코겐 사용 적음
가벼운 활동(산책 등)	60~100g/일	소량의 글리코겐 사용
중강도 유산소운동(1시간)	100~200g/일	조깅, 스피닝 등
고강도 인터벌 운동(30~60분)	200~400g/일	고강도 인터벌 운동, 크로스핏, 웨이트 트레이닝
마라톤 또는 장시간 고강도 운동	400g 이상/일	저장된 글리코겐 거의 소진 가능

간 글리코겐과 골격근 글리코겐 비교

항목	간 글리코겐	골격근 글리코겐
목적	혈당 유지(뇌, 적혈구)	근육 자체 에너지
사용 가능성	전신 사용	해당 근육만 사용 가능
동원 속도	빠름	매우 빠름(수 초 내)
용도	공복 시	고강도 활동, 급박한 활동 시

인 성인 남성의 비축 지방이 약 14kg(12만 6,000kcal)이라고 본다면 비교할 수 없을 정도로 초라한 수치다.

 그런데 혈당을 안정적으로 유지하는 역할을 하는 장기는 간이다. 당질이 혈액으로 들어오면 대부분 급성 에너지원으로 쓰이는데, 연소되지 않고 남은 당은 간에서 저장해두었다가 시간이 지나 혈당이 떨어지

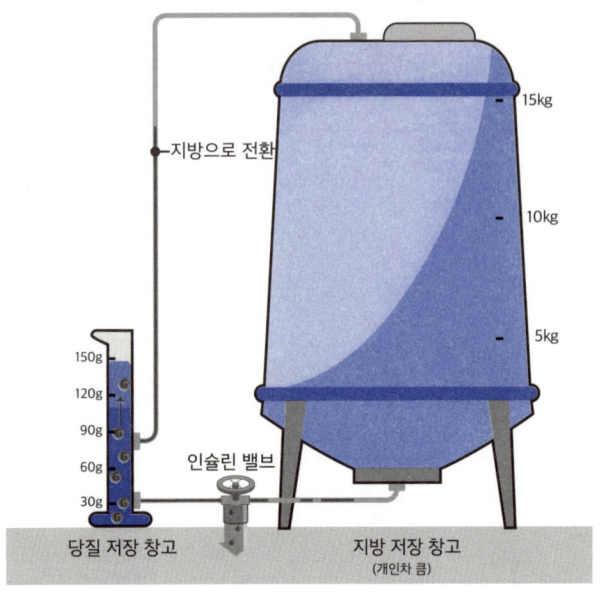

식사 후 혈당이 상승하면 인슐린이 분비되고, 인슐린은 지방 창고의 문을 닫는다. 우리 몸은 포도당을 주요 에너지원으로 사용한다. 연소되지 않은 포도당은 간과 근육에 글리코겐 형태로 비축된다.

면 혈액으로 내보낸다. 골격근에 비축된 글리코겐은 근육이 자체적으로 활동할 때만 그 부위에서 쓰이며, 혈당 조절에는 기여하지 않는다. 간 글리코겐은 혈당 유지용이지만, 근육 글리코겐은 오직 근육 자체의 에너지원인 셈이다.

골격근에 글리코겐 형태로 포도당을 저장하는 생리적 이유는 즉각적이고 폭발적인 에너지 수요에 대응하기 위해서다. 이는 진화적 관점에서 볼 때 생존 본능과 밀접하게 연결되어 있다. 동물도 마찬가지지

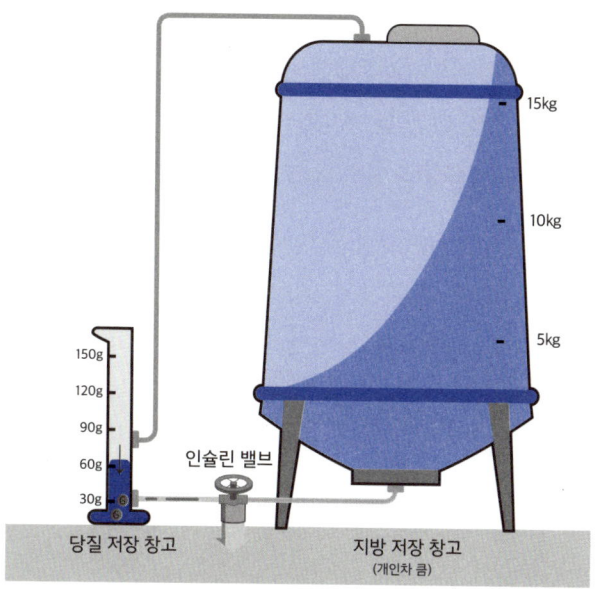

저녁 식사 이후 공복 상태가 지속되면 혈당과 인슐린 수치는 기저상태로 떨어지고, 지방 창고의 문이 열리면서 지방산이 주요 에너지원으로 쓰인다. 간에서는 비축해둔 포도당을 방출해 혈당을 안정적으로 유지한다. 뇌와 적혈구가 포도당을 안정적으로 사용할 수 있도록 하기 위함이다.

만 우리의 먼 조상들도 배가 고플 때 사냥에 나섰다. 그러다 사나운 동물을 만나면 죽기 살기로 싸우거나 필사적으로 도망쳤다. 골격근은 수초 내에 ATP를 생산해내야 한다. 이때 비축해둔 글리코겐을 빠르게 분해해 포도당을 잘게 쪼개는 과정(해당작용)을 통해 즉시 사용할 수 있는 ATP를 만들어낸다. 마치 100m를 전력 질주할 때의 상황이다. 산소 공급 없이 에너지를 쓰는 무산소운동이다. 골격근 내 글리코겐은 비상용 연료 탱크로 봐야 한다.

그렇다면 현대인은 골격근 내 글리코겐을 얼마나 사용하고 있을까? 개개인의 근육량과 평소 운동량에 따라 다르겠지만, 무산소운동에 준하는 고강도 운동을 하지 않는다면 골격근 내 당질 창고는 쉽게 비워지지 않는다. 특히 운동량 없이 하루 종일 앉아서 일하는 사람은 근육에 비축할 수 있는 글리코겐의 양이 100g 미만일 수도 있다.

현대인의 식사, 어디서부터 잘못됐나

이번에는 우리의 일상에서 포도당 대사를 살펴보자.

전날 저녁 식사 이후부터 아침까지 12시간의 단식이 이어졌다면, 간 내 글리코겐은 약 50% 이하로 줄어들고 배고픔 신호가 나타난다. 인슐린은 기저상태에 있고 유리지방산이 주요 에너지원으로 이용된다.

이때 아침 식사로 시리얼, 빵, 과일, 죽이나 밥 등 당질 음식을 먹으면 혈당이 상승한다. 인슐린이 빠르게 분비되고, 지방조직에서는 유리지방산의 방출을 멈춘다. 인슐린이 포도당을 세포 내로 유입시켜 에너지원으로 쓰도록 한다. 지방산을 연소하던 몸은 포도당을 연소하는 몸으로 전환되고, 간은 포도당 방출 모드에서 흡수 모드로 바뀐다. 잉여 포도당은 간과 근육 창고에 비축된다.

문제는 신체 활동량이다. 자동차 없이 먼 길을 걷고 농사를 짓거나 텃밭을 가꾸어야 한다면, 골격근은 포도당을 주요 에너지원으로 사용한다. 그런데 현대인은 자동차로 이동하고 엘리베이터나 에스컬레이터를 이용한다. 문명의 이기로 인해 육체노동이 예전에 비해 크게 줄었고, 대부분의 시간을 의자에 앉아서 일한다. 식후 혈당의 약 80%를 골격근이 이용해줘야 하는데, 고강도 운동으로 골격근의 글리코겐을 비우지 않으니 근육에는 비축할 공간이 충분하지 않다.

결국 간이 글리코겐으로 비축해야 하고 창고가 가득 차면 지방 신생합성, 즉 남는 당질을 지방산으로 전환시켜 중성지방으로 저장한다. 그나마 오전에 활동량이 많거나 충분한 시간이 흘러 혈당과 인슐린이 아침 식전 수준으로 떨어지면 우리 몸은 다시 지방산을 주요 에너지원으로 사용한다.

이제 점심시간이다. 점심 식사는 대개 밥, 면, 빵 등으로 해결한다. 혈당이 다시 올라가고 인슐린이 분비된다. 특히 빵이나 면 종류의 음식은 상대적으로 필수영양소인 식이섬유와 단백질 대비 탄수화물 함량이 높다. 따라서 혈당 스파이크가 생기기 쉽다.

여기서도 신체 활동량이 중요하다. 식사 후 의식적으로 걷기 등 신체 활동량을 늘려서 식후 혈당의 상당 부분을 골격근이 활용할 수 있게 해주었는가? 점심 식사 전에 회사 근처 헬스클럽에서 고강도 운동으로 골격근의 글리코겐 저장 창고를 미리 비워놓았는가? 아니면 오후에 운동 계획을 잡아놓았는가?

최악은 아침 식사로 올라간 혈당과 인슐린이 미처 기저 수준으로 떨어지기도 전에 점심 식사로 혈당을 또다시 올리는 짓이다. 지방산 대사로의 전환이 아예 일어나지 못한 상태에서 포도당 대사의 연장이 생긴 것이다. 특히 빵이나 면 종류로 혈당 스파이크가 생겼다면 식사하고 얼마 지나지 않았는데도 반응성 저혈당으로 다시 배고픔이 생겨 달콤한 간식을 찾게 된다. 지방은 아예 에너지원으로 쓰이지 못하고, 잉여 포도당을 가까스로 처리했음에도 물밀듯이 당 공급이 계속되는 것이다.

그런데 아직 끝나지 않았다. 피곤한 몸을 이끌고 운전해서 집에 돌아오면 저녁 식사로 또다시 밥을 먹는다. 게다가 식사 이후에는 TV를 시청하거나 책상 앞에 앉아 PC나 휴대폰을 들여다본다. 신체 활동량이 거의 없으니 올라간 혈당은 쉽게 내려오지 않는다.

당질 과잉이 부르는 인슐린 저항성

당질의 과잉 공급에 인슐린의 지속적 분비 그리고 지방 연소 억제라는 흐름이 거의 매일 이루어지고 있다. 간 내 글리코겐 비축량을 넘은 당질은 지방으로 전환되어 쌓이면서 지방간이 진행되고, 과잉 분비된 인슐린 호르몬은 작동 능력이 떨어지면서 인슐린 저항성이 생긴다. 체중 증가, 내장 지방 증가, 대사 유연성 저하, 만성 염증이 시작되는 것이다.

그나마 현미 잡곡밥에 채소와 단백질 반찬을 챙겨 먹는 사람, 신체 활동량이 어느 정도 있는 사람이라면 이런 변화가 서서히 나타난다.

하지만 빵이나 면 같은 흰 밀가루 음식을 즐겨 먹거나 설탕 범벅의 초가공식품을 간식으로 먹는 사람이라면 대사이상이 생각보다 일찍 나타날 수 있다. 《내 몸 혁명》에서도 과당의 위험성을 강조했는데, 과당이 들어 있는 설탕·액상 과당·꿀·청량음료·과일을 거의 매일 입에 달고 산다면 지방간과 인슐린 저항성은 고속도로를 주행하는 것만큼 빠르게 진행된다.

간의 인슐린 저항성을 개선하는 법

당질 저장 창고는 지방 저장 창고만큼 여유가 있지 않다. 여기에 운동 부족으로 골격근 저장 창고를 제대로 활용하지 못하면 100g 정도를 비축할 수 있는 간 저장 창고에 의존해야 한다.

그런데 당질 과잉 섭취로 인해 간 저장 창고가 넘쳐나고, 잉여 당질이 DNL 반응을 일으켜 간에 중성지방으로 쌓여 제대로 배출이 안 된다면? 간에 지방이 쌓이게 둬선 절대 안 된다. 간에서 중성지방으로 만들어져도 VLDL이라는 운반차에 태워 바로바로 혈액으로 내보내야 한다.

간이 지방을 방출하는 속도보다 지방을 만드는 속도가 더 빠르다면? 잉여 지방이 5% 이상 쌓이면 지방간이 되고, 간에 인슐린 저항성이 발생한다. 인슐린 호르몬의 명령이 간에 제대로 먹히지 않는 것이다. 인슐린은 간에서 혈액으로 포도당이 나오는 것을 억제하고, 간으로 들어간 포도당을 글리코겐으로 합성해 저장하게끔 해준다.

그런데 간이 인슐린의 명령을 듣지 않으면 어떻게 될까? 글리코겐 합성도 안 될뿐더러 심지어 혈액으로 포도당을 계속 방출한다. 혈당이 떨어지지 않으니 인슐린은 분비량을 더 늘려야 한다. 혈당 조절이 잘 안 되고, 인슐린 저항성은 점점 심해지면서 다른 조직에서도 인슐린 저항성을 일으키게 되는 것이다.

전신 인슐린 저항성이 생기면 피하지방 조직에서는 지방산 방출을 억제하라는 인슐린의 명령이 먹혀들지 않는다. 혈액 내 유리지방산 농도가 올라가면 간에 유입되는 지방산도 증가한다. 지방 방출도 제대로 못 하는데 유입이 훨씬 많아진다면? 지방간은 빠르게 악화하면서 지방간염, 간섬유화로 이어진다.

간에 기름이 끼면 산화 스트레스를 유발하는데, 이는 미토콘드리아에 악영향을 끼친다. ATP 생성 공장인 미토콘드리아는 우리 몸무게의 약 10%를 차지할 정도로 많다. 산화 스트레스를 받으면 미토콘드리아의 수, 크기, 기능이 모두 감소한다. 미토콘드리아는 '에너지 과잉 공급'일 때, 다시 말해 에너지를 내는 영양소가 지나치게 많이 들어왔거나 들어온 에너지를 운동이나 신체 활동 등으로 충분히 소비하지 못해 남아돌 때 손상을 입는다.

이런 악순환의 고리를 어떻게 끊어야 할까?

섭취량은 그대로 둔 채 음식에서 당질 총섭취량을 줄이고, 대신 단백질 섭취량을 더 늘리자 불과 2주 만에 지방간이 두드러지게 개선되는 효과를 보였다.[2] 가장 큰 변화로는 간에서 지방 합성 반응이 크게 줄고,

미토콘드리아에서 ATP를 생산하는 능력이 크게 개선되었다. 불과 2주 만에 말이다.

24시간의 간헐적 단식 역시 적극 권장한다. 이는 간의 글리코겐 저장 창고를 비울 수 있어 인슐린 민감성을 높여주기 때문이다. 특히 인슐린 저항성이 있는 몸이라면 치료를 위해 반드시 해야 한다.

골격근의 인슐린 저항성을 예방하는 법

그렇다면 또 하나의 당질 저장 창고인 골격근은 어떨까? 골격근은 포도당과 유리지방산 둘 다 에너지원으로 사용한다. 인슐린이 기저에 있는 공복 상태에서는 유리지방산을 주요 에너지원으로 사용한다. 물론 산에 갔다가 멧돼지를 만나 죽을힘을 다해 뛸 때는 포도당을 쓰겠지만, 현대인에게 그런 위급한 상황은 거의 일어나지 않는다.

식사 후 혈당이 올라가면 인슐린이 분비되고 인슐린은 지방세포에서 유리지방산의 방출을 바로 억제함과 동시에 골격근이 포도당을 흡수하도록 해서 주요 에너지원으로 사용하도록 하고, 남는 포도당은 글리코겐으로 비축한다. 하지만 여기서 신체 활동량이라는 변수를 함께 고려해야 한다.

① **식사 후 계속 앉아 있을 때**: 인슐린의 도움을 받아 골격근 내로 들

어온 포도당은 근육 활동이 거의 없는 상태에서 주로 글리코겐으로 저장된다.

② **식사 후 가볍게 걸을 때**: 인슐린 수치가 높은 상태에서 근육 활동을 하면 근육 내 포도당 유입이 증가한다. 포도당과 지방산을 에너지원으로 함께 쓰고, 남는 포도당은 글리코겐으로 저장된다.

③ **격한 운동이나 신체 활동을 할 때**: 운동 강도가 높으면 근육수축 자극만으로도 포도당 수송체가 세포막으로 이동해 인슐린 도움 없이도 포도당을 유입시켜 에너지원으로 사용한다. 운동 강도가 높을수록 지방산보다는 포도당을 에너지원으로 사용한다. 인슐린이 적극적으로 작동하지 않아도 혈당을 떨어뜨리는 효과가 나타난다.

문제는 평소 탄수화물 위주의 식사를 하면서 운동도 안 하고 신체 활동량도 많지 않은 경우다. 근육 내 글리코겐이 제대로 사용되지 않는 상태에서 포도당이 계속 들어오면 남는 포도당을 저장할 공간이 없다. 골격근이 포도당을 제대로 유입시키지 못하니 식후 혈당이 높은 상태로 유지된다. 게다가 인슐린도 계속 분비해야 한다. 간도 당질을 글리코겐으로 저장할 수 있으나 이미 포화 상태라면 당질을 지방으로 합성하는 DNL 반응을 통해 지방산으로 전환시켜 중성지방을 만든다. 결국 지방간, 고중성지방혈증, 내장 지방으로 이어진다.

남는 포도당 중 일부는 지방세포에서 지방산과 글리세롤로 바뀌어 저장된다. 에너지로 활용이 안 되면서 저장도 못 하면 몸에서는 독소로 작용한다. 에너지 잉여 공급 상태에서는 미토콘드리아가 손상을 입는

데, 그 수가 줄어들고 기능이 떨어진다. 고혈당 상태가 지속되고 산화 스트레스에 최종당화산물까지 생성되면 인슐린 저항성은 더 심해지고, 혈관이 손상되어 심뇌혈관 질환 발생 위험이 증가한다.

골격근에 인슐린 저항성이 생기면 글리코겐 합성이 제대로 일어나지 않는다. 골격근은 포도당을 제대로 흡수하지 못하고 식후 올라간 혈당은 계속 높은 상태를 유지한다. 인슐린 분비도 계속되면서 인슐린 저항성은 더 심해지고 내장 지방, 간과 근육 내 지방 축적, 고중성지방혈증, HDL 콜레스테롤 저하로 이어진다.

식후에 10분이라도 걷는 것이 좋다고 하는 이유는 골격근의 인슐린 저항성을 예방하기 위해서다. 물론 고강도 인터벌 운동으로 골격근 내 글리코겐을 비워주면 인슐린 민감성은 더 좋아진다. 평소 당질 섭취량이 과잉으로 공급되지 않도록 주의해야겠지만, 잘 챙겨 먹다가 간간이 굶어주는 간헐적 단식도 인슐린 저항성을 예방하는 데 꼭 필요하다.

지방은 어떻게 저장하고 이용해야 할까

지방 저장 창고는 당질 저장 창고와 비교가 되지 않을 정도로 엄청나게 크다. 그렇다면 지방은 과잉 섭취해도 문제가 없을까? 이번에는 지방 저장 창고인 피하지방 조직에 대해 알아보자.

지방세포는 잉여 유리지방산을 중성지방으로 만들어 지방 방울Fat

Droplet 형태로 세포 내에 저장한다. 체중 70kg에 체지방률 20%인 성인 남성의 경우 체지방량은 14kg이다. 500g도 채 안 되는 당질 저장 창고와 비교가 안 될 정도로 크다. 그렇다면 잉여 지방을 한없이 피하지방 창고에 비축할 수 있을까?

음식을 섭취하면 혈당과 인슐린 수치가 올라간다. 인슐린은 지방조직에서 유리지방산이 방출되는 것을 차단하고, 혈액 내 지방산을 중성지방 형태로 피하지방에 저장한다. 혈당과 인슐린 수치가 떨어지면 인슐린에 의해 억제되었던 유리지방산의 방출이 다시 시작되면서 지방 창고의 지방이 혈액으로 나와 에너지원으로 쓰인다.

앞서 비유했듯 물을 머금은 스펀지에서 다시 물을 짜내는 과정이라고 이해하면 된다. 다시 물을 머금게 하려면 물을 짜내주어야 한다. 지방 창고에 쌓인 지방을 다시 끄집어내 에너지원으로 사용해야 또다시 잉여 지방을 채울 수 있다.

저녁을 먹고 4시간 후 혈당과 인슐린이 기저상태로 떨어지면 수면 상태에서 우리 몸은 뇌와 적혈구 등 일부 세포를 제외하고는 지방산을 주요 에너지원으로 사용한다. 12시간 공복 상태에서 간에 비축된 글리코겐과 지방조직에 비축된 중성지방이 혈액으로 나와 에너지로 쓰이면서 스펀지의 물을 짜주는 효과를 낸다. 저장 창고를 비워두어야 다음 날 잉여 에너지원을 비축할 수 있기 때문이다. 깨어 있는 시간에도 식사 중간에 격한 운동을 하거나 장시간 걷기 등의 신체 활동을 하면 지방 저장 창고를 비울 수 있다.

그런데 저녁 식사 이후에 과일이나 견과류 같은 간식이 이어지고, 아침에 일어나자마자 당질을 섭취한다면? 지방 저장 창고를 제대로 비울 타이밍을 갖지 못한다. 깨어 있는 시간에도 운동은커녕 하루 종일 앉아서 일을 해야 한다면? 인슐린 수치는 계속 올라가 있고 지방조직은 잉여 지방산을 흡수해 중성지방으로 저장해야 한다. 심지어 잉여 포도당도 지방으로 바꾸어 저장해야 한다. 지방세포 내 지방 방울이 계속 커지면서 지방세포 크기도 커진다. 지방세포가 빵빵해져 더 이상 지방을 흡수하지 못하면 새로운 지방세포를 만들어 잉여 에너지를 받아들여야 한다.

여기에서 지방세포의 분화 능력, 다시 말해 새로운 지방세포를 만들어내는 능력에 따라 '건강한 뚱뚱이'와 '마른 비만'이 나뉜다. 지방세포의 크기가 커지는 것을 비대Hypertrophy라 하고, 새로운 지방세포가 만들어지는 것을 증식Hyperplasia이라 한다.

증식이 잘 일어나면 체중이 늘어나도 대사이상이 생기지 않는다. 그런데 새로운 지방세포 분화 없이 지방세포의 크기만 커지다 보면 빠르게 인슐린 저항성이 생겨 대사이상에 빠진다. 체중이 많이 나가지 않는데도 지방간, 내장 지방 비만으로 이어진다.

대부분의 사람은 이 둘의 중간쯤에 위치한다. 지방세포의 크기가 커지면서 새로운 지방세포가 만들어지는 건 유전적 소인이 크다. 선천적으로 지방세포 증식 능력이 높은 사람은 체중이 늘어도 쉽게 대사이상으로 가지 않는다. 반면, 유전적으로 증식 능력이 낮은 사람은 기존 세포의 크기가 커져 포화 상태임에도 잉여 에너지를 수용하지 못한다.

비대해진 지방세포는 산소 공급을 제대로 받지 못해 저산소 상태에

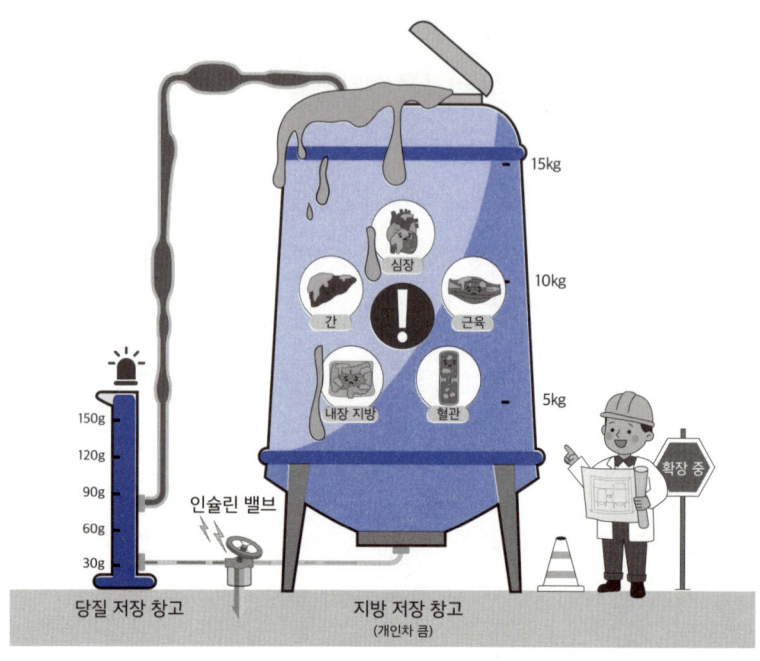

에너지원의 과잉 공급이 이어져 당질 저장 창고와 지방 저장 창고가 넘칠 정도로 차면 어떻게 될까? 이런 상황은 지방간, 인슐린 저항성, 만성 염증의 악순환이 계속되면서 생겨난 결과물이다. 혈액에는 포도당과 유리지방산이 증가해 있고, 세포는 어떤 에너지원도 제대로 이용하지 못하는 상태다. 넘쳐나는 지방산은 내장 지방·간·췌장·골격근·심장근육·혈관 등에 가서 쌓이고 산화 스트레스, 미토콘드리아 기능장애, 만성 염증은 더욱 악화해 당뇨병이나 혈관 합병증 등으로 이어진다.

빠지고, 산화 스트레스와 염증 반응을 일으키면서 지방조직의 인슐린 저항성이 발생한다. 산화 스트레스와 염증 반응은 지방세포의 증식도 억제해서 지방조직의 기능부전을 더 악화한다. 잉여 지방산이 지방조직에 들어가지 못하니 내장 지방·간·근육·췌장·심장 등으로 흘러가 간과 골격근의 인슐린 저항성을 더욱 악화한다.

지방조직에 인슐린 저항성이 생기면 인슐린의 명령을 더 이상 따르지 않게 된다. 지방조직에서 유리지방산의 방출을 억제하는 작용을 못하면 혈액 내 유리지방산의 농도가 올라간다. 간에서는 지방간이 더욱 악화되고, 근육에서도 지방이 축적되면서 인슐린 저항성이 악화된다. 췌장에도 지방이 유입되어 β세포의 기능을 떨어뜨린다.

혈액 내 포도당과 지방산 농도가 둘 다 올라가 있으면 우리 몸은 포도당도 지방산도 에너지원으로 제대로 활용을 못 한다. 혈액 내에는 에너지원이 넘쳐나는데, 정작 세포는 에너지원을 활용하지 못하고 혈관 손상은 더욱 가속화된다. 피하지방 조직이 다른 조직에 독소로 작용하는 지방산을 잘 챙기는 보호막 역할이 아니라 병의 진원지가 되어 버리는 것이다.

몸속 에너지원을 똑똑하게 채우고 비우는 법

우리 몸에서 만들어지지 않아 반드시 음식을 통해 얻어야 하는 필수 영양소를 꼬박꼬박 챙기기 위해서는 에너지원이 충분해야 한다. 따라서 우리 몸은 에너지원인 당질과 지방을 비축하는 창고를 만들어 잉여 에너지원을 저장해둔다.

에너지원이 부족하던 과거에는 넘치기보다 채우기에 급급했다. 하지만 지금 우리는 에너지원 공급 과잉으로 저장 창고가 넘쳐흘러 문제가 되는 시대에 살고 있다. 1960년대 말까지도 보릿고개란 말이 있었

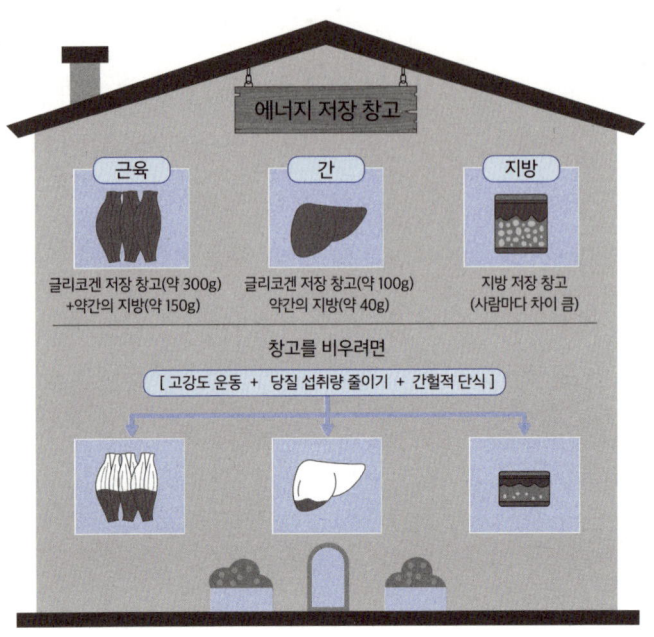

에너지원 저장 창고가 넘칠 정도로 가득 찬 것이 각종 대사 질환의 원인이다. 저장 창고를 비우는 전략에는 당질 섭취량 줄이기, 간헐적 단식 및 고강도 운동이 반드시 포함돼야 한다.

던 것을 상기하면 격세지감이다. 불과 60년도 채 안 되어 에너지원 공급 과잉으로 인해 각종 만성질환이 크게 증가하고 있으니 말이다.

당질 저장 창고는 지방 저장 창고에 비해 크기가 훨씬 작은 만큼 당질 섭취량 조절에 특히 신경 써야 한다. 당질은 신체 활동량에 맞춰 섭취해야 하므로 운동량이 없거나 신체 활동량이 적은 날에는 점심 한 끼만 먹는 전략을 세운다. 오전 중에도 운동이나 활동량이 많다면 당질 섭취가 필요할 수 있지만, 그렇지 않다면 첫 번째 당질 섭취는 점심이

저탄고지 다이어트는 괜찮을까?

탄수화물을 전체 섭취 에너지의 10%로 제한하는 저탄고지 다이어트를 에너지 저장 창고의 개념으로 접근해보자. 우선 당질 섭취가 부족하니 간 내 글리코겐이 포도당으로 방출되고, 혈당을 안정적으로 유지하기 위해 포도당 신생 합성이 일어난다. 인슐린은 계속 기저에 머물러 있고, 간에서는 케톤이 형성되어 케톤과 지방산이 주요 에너지원으로 쓰인다. 당질 저장 창고는 여유가 있고, 지방 저장 창고는 문이 활짝 열려 있어 지방이 들어오더라도 쌓이는 것이 아니라 에너지원으로 활용된다. 저탄고지 다이어트를 꾸준히 실천하면 몸이 지방 대사 적응에 최적화되어 체중이나 뱃살을 빼는 데 유리할 수 있다.

초가공식품, 즉 고당질·고지방 식단은 괜찮을까?

슈퍼마켓이나 편의점에서 판매하는 가공식품과 간편하게 먹을 수 있는 패스트푸드의 공통점은 식이섬유와 단백질 함량은 낮고, 당질과 지방 함량은 높다는 것이다. 설탕과 정제 밀가루의 고당질 음식이 우리 몸에 들어오면 포도당이 주요 에너지원으로 쓰이면서 지방은 저장 창고에 비축된다. 문제는 혈당과 인슐린이 쉽게 떨어지지 않아 함께 들어온 지방이 창고에 계속 쌓인다는 것이다. 당질 저장 창고가 넘쳐나면서 인슐린 저항성이 발생하면 이러한 상황은 더욱 악화되어 체지방량이 늘고, 대사이상으로 이어진다. 우리가 살이 찌고 대사이상에 시달리는 것은 과식을 해서가 아니라, 필수영양소 없는 고당질·고지방 에너지원을 지속적으로 섭취했기 때문이다.

더 유리하다. 아울러 오후에 근력 운동을 한다면 운동 전 당질 섭취가 도움이 된다. 당질 섭취 시간을 점심시간에서 저녁 식사 전까지, 혹은 오전 10시에서 오후 4시까지로 제한하는 것도 좋은 전략일 수 있다.

지방 저장 창고는 상대적으로 용량이 큰 편이지만 스펀지를 쥐어짜듯 비우고 채우기를 반복해야 제대로 사용 가능하다. 그렇지 못할 경우, 다시 말해 당질 저장 창고가 넘쳐나거나 인슐린 저항성이 발생하는 상황에서는 지방 저장 창고도 제 기능을 발휘하지 못한다. 매일 12~14시간의 공복을 잘 지키고, 주 1회 24시간 간헐적 단식으로 창고를 비우는 건 그래서 좋은 전략이다. 아울러 식사 때 고당질에 고지방 식단이 되지 않도록 주의한다. 당질 음식이 많은 식단에서는 저지방으로, 반대로 지방 음식이 많은 식단에서는 저당질로 먹으려 노력해보자.

4장

식욕과 식탐, 어떻게 다스릴 것인가

식욕과 배고픔은 생존을 위한 신호

　인류는 생존과 종족 번식을 추구하며 지금까지 진화를 이어왔다. 생존을 위해 가장 먼저 필요한 건 공기다. 호흡을 1분만 참아도 공기 부족으로 인한 고통을 경험한다. 두 번째는 물이다. 물이 없으면 3일 이상 버티지 못한다. 공기와 물이 충분하다면, 그다음에는 음식을 먹게끔 만드는 식욕과 배고픔이다.

　우리는 생존을 위해 먹어야 한다. 조금 더 과학적으로 표현하면 생명을 유지하기 위해서는 체내 대사가 정상적으로 작동해야 하고, 그러기 위해서는 필수영양소와 에너지원의 생물학적 요구량을 충족해야 한다.

당질과 지방은 지속적인 에너지 소모를 위해 필요하다. 단백질은 조직의 성장, 기능 유지, 재생과 회복을 돕는다. 비타민과 미네랄 그리고 필수지방산은 몸속에서 벌어지는 다양한 대사 과정에 꼭 필요한 영양소다.

생존을 위해 필수영양소와 에너지원을 섭취하는 걸 넘어 인류는 식욕 때문에 더 먹기도 한다. 음식을 먹는 행동은 우리의 감각과 감정을 건드려 쾌감과 행복감을 더해준다. 음식의 시각적 자극, 맛, 냄새, 식감뿐만 아니라 누구와 먹었는지 또 분위기는 어땠는지도 복합적으로 영향을 미친다.

식욕의 생리학

배고픔의 반대말은 포만감으로 영어로 'Satiety'라고 한다. 그런데 영어에서는 충족감, 즉 'Satiation'이란 또 다른 단어가 있다. Satiety는 배부른 상태, 즉 더 이상 음식을 섭취하고 싶지 않게끔 된 상태로, 다음 식사 때까지 지속되는 포만감이다. Satiation은 식사 중간에 멈추는 상태로, 흔히 '이제 이 음식에 물렸어. 더는 못 먹겠어' 하는 충족의 느낌이다. 즉, Satiation(충족감)은 Satiety(포만감)가 형성되는 과정의 일부라고 할 수 있다.

예를 들어 급하게 도넛 3개를 먹었더니 더 이상 음식 생각이 나지 않고 질려버렸다면 이건 '충족감'이다. 식이섬유가 풍부한 채소를 샐러드

포만감과 충족감의 차이

영양소	포만감의 장기 효과 "배가 안 고프고 든든해"	충족감의 단기 효과 "배불러서 못 먹겠어"
단백질	+++	+++
식이섬유	++	+++
당질	+	++
지방	++	+

로 배불리 먹었을 때도 충족감을 느낄 수 있다. 그런데 시간이 지나 금방 배가 고파진다. 이런 경우 충족감은 있지만, 식사와 식사 사이에 만족감을 주는 포만감이 약했다고 볼 수 있다.

충족감은 음식의 양·맛·질감, 식사 속도 등 다양한 요인에 영향을 받는다. 포만감은 음식의 영양소 조성, 에너지밀도, 그리고 생리적·정신적 요인에 영향을 받으며, 에너지 섭취와 체중 조절에 중요한 신호로 작용한다. 이는 몸속 배고픔의 신호를 차단하고, 일정 시간 동안 음식 섭취 욕구를 잠재우는 역할을 한다.

식이섬유와 단백질 그리고 건강한 지방이 풍부한 식사, 이를테면 아보카도를 곁들인 닭가슴살 샐러드를 먹는다고 하자. 채소에 들어 있는 식이섬유와 닭고기의 단백질, 아보카도의 지방이 배부르다는 신호와 만족감, 즉 포만감을 주고 이 포만감이 오래 유지되면서 다음 식사 시간까지 군것질하고 싶은 욕구가 별로 생기지 않을 것이다.

배고픔과 포만감의 신호는 뇌의 시상하부에서 내려보낸다. 식욕을 조절하는 이 신호는 다양한 호르몬의 복잡한 상호작용에 의해 조절된다. 배고픔 및 포만감과 관련된 주요 호르몬은 다음과 같다.

1. 식욕 조절 호르몬

- 그렐린Ghrelin : 주로 위에서 분비되는 배고픔 호르몬. 식사 전까지 분비량이 증가하다가 밥을 먹기 시작하면 떨어진다. 흔히 '배꼽시계'라고 부르는 게 그렐린의 역할이다.
- 렙틴Leptin : 지방세포에서 분비되는 포만감 호르몬. 뇌에 신호를 보내 식욕을 누르고 에너지 소비를 증가시킨다. 체내 지방량이 많을수록 렙틴 분비량도 늘어난다.
- 인슐린 : 췌장에서 분비되는 혈당 조절 호르몬. 일차적으로는 당 대사에 관여하지만, 뇌에 신호를 보내 식욕을 억제하는 작용도 한다.
- 펩타이드 YYPeptide YY : 위장관 세포에서 분비되어 포만감을 느끼게 하는 호르몬. 식욕을 억제하고 위에서 음식물이 내려가는 걸 늦춰 포만감이 오래 유지되게끔 한다.
- 콜레시스토키닌Cholecystokinin : 음식(특히 지방과 단백질)이 들어오는 것에 반응해 소장에서 분비되는 포만감 호르몬. 위에서 음식물이 내려가는 걸 늦추고 소화효소 분비를 촉진한다.
- GLP-1Glucagon-Like Peptide-1 : 음식 섭취에 반응해 소장과 대장에 있는 L-세포에서 분비되는 포만감 호르몬. 인슐린 분비를 자극하고 위에서 음식물이 내려가는 걸 늦춘다.
- GIPGlucose-Dependent Insulinotropic Polypeptide : 음식 섭취에 반응해 소장

에 있는 K-세포에서 분비되는 포만감 호르몬. 혈당이 올라가면 인슐린 분비를 자극해 혈당 조절에 관여한다. 위에서 음식물이 내려가는 걸 늦추고, 식욕과 에너지 밸런스를 조절하는 역할도 하는 것으로 알려졌다.

GLP-1과 GIP는 둘 다 장에서 분비되며, 음식 섭취 후 인슐린 분비를 자극해 혈당을 조절하는 데 중요한 역할을 하기 때문에 인크레틴Incretin 호르몬이라고 부른다.

몇 가지 중요한 호르몬을 소개했지만, 실제로 뇌의 시상하부에서 벌어지는 식욕 조절 기전은 아주 복잡하다. 호르몬뿐 아니라 다양한 신경전달물질이 마치 거미줄처럼 복잡하게 얽혀서 작동한다. 음식을 얼마나 많이 먹는지는 단순히 내 의지가 아니라 생리적 조절 물질에 의해 결정되는 것이다.

배가 고프면 위에서 꼬르륵 소리가 나고, 심지어 배가 아프기도 하다. 위가 비어 있을 때 수축하면서 나타나는 소리와 증상이다. 위의 기계적 연동운동은 신경 신호로 바뀌어 뇌의 시상하부로 전달되고, 또 다른 신경 신호가 뇌의 다른 부분으로 전달된다. 그 결과 무언가 먹어야 할 필요성을 의식적으로 느끼게 된다. 배고픔 호르몬인 그렐린뿐 아니라 위의 기계적 신호도 배고픔을 강화한다.

식사를 하고 나면 위가 풍선처럼 팽창한다. 위의 스트레칭이라는 기계적 자극이 신경 신호로 바뀌어 뇌 시상하부에 충족감과 함께 그만 먹으라는 메시지를 전달한다. 식욕 억제 호르몬과 함께 이러한 기계적 신호도 포만감에 관여한다.

영양소 자체도 음식 섭취에 영향을 준다. 단백질과 지방은 당질에 비해 소화 시간이 오래 걸려 다음 식사 때까지 배부름과 포만감을 길게 지속시킨다. 장에서 분비되는 각종 호르몬도 위에서 음식물이 소장으로 넘어가는 것을 지연시키는 데 한몫한다. 식이섬유도 위장관에 음식물이 그득하다는 신호를 보낸다.

배고픔은 위장이 비어 있고 에너지가 필요하다는 기계적·화학적 신호를 말초(몸)에서 중추(뇌 시상하부)로 보내는 불편한 증상(?)이다. 그런가 하면 포만감은 위장이 음식으로 찼고 만족스럽다는 신호를 말초에서 중추로 보내는 편안한 증상이라 볼 수 있다.

앞에서 설명한 배고픔과 포만감은 매일 혹은 매 끼니 벌어지고, 지방조직은 장기간(수 주에서 수 개월)에 걸쳐 음식 섭취량을 조절하는 역할을 한다. 지방조직에서는 렙틴 호르몬을 분비하는데, 이것은 뇌 시상하부 포만감 중추에 신호를 보내는 대표적 포만감 호르몬이다. 지방량이 늘어나면 렙틴 호르몬 분비가 증가하며, 뇌의 시상하부에서는 식욕을 누르고 에너지 소비량을 늘려 체지방을 예전 수준으로 돌려놓는다.

그런데 과체중이나 비만인 사람은 당연히 렙틴 수치가 높을 텐데 왜 식욕 억제가 안 되고, 체지방이 이전 수준으로 돌아가지 않는 것일까? 인슐린 저항성과 마찬가지로 렙틴도 호르몬에 내성이 생기는 렙틴 저항성이 발생하기 때문이다. 렙틴 저항성이 있으면 뇌가 호르몬에 잘 반응하지 않는다. 렙틴 저항성이 점점 심해지면 체지방은 야금야금 계속 증가할 것이다.

2. 인크레틴

인크레틴은 음식을 섭취하면 장에서 분비되어 혈당 조절에 중요한 역할을 하는 호르몬이다. 앞에서 소개한 GLP-1과 GIP가 바로 인크레틴 호르몬이다. 인크레틴은 췌장에서 인슐린 분비를 증가시켜 혈당을 낮추는 한편, 글루카곤 분비를 억제해 간에서도 포도당 생성을 줄이고 혈당을 낮춘다. 혈당 조절뿐 아니라 위에서 십이지장으로 내려가는 음식물 배출을 지연시켜 소화를 돕고, 포만감이 오래가도록 해준다. 아울러 식욕을 억제해 에너지 밸런스를 유지하는 데에도 관여한다.

GLP-1의 작용을 오랜 시간 지속시키는 'GLP-1 유사체'가 약물로 개발되어 당뇨병 치료제로 오랫동안 사용되었고, 최근에는 체중 감량 효과를 인정받아 비만 치료제로도 승인을 받았다. GLP-1은 음식의 영양소 조성에 의해서도 영향을 받는데, 단백질 함량이 많으면 GLP-1 분비량도 증가한다. 아미노산 중 특히 글루타민과 아르기닌이 GLP-1의 분비를 자극한다. 통곡류나 콩류 등 탄수화물 섭취는 혈당을 올리므로 인크레틴이 작용한다. 하지만 설탕 같은 단순당의 경우는 빠른 흡수로 인해 GLP-1이 분비되었다가 곧바로 감소한다. 지방은 당질이나 단백질만큼 인크레틴을 자극하지 않는다. 수용성 식이섬유 역시 GLP-1 분비에 긍정적 영향을 끼친다. 당질도 GLP-1 분비를 자극하지만, 전반적으로 보면 인크레틴 작동에 유리한 건 단백질과 식이섬유다.

따라서 식이섬유와 단백질이 풍부한 식단으로 식사를 하면 위장 체류 시간이 길어지고, 포만감도 오래 지속되어 중독성 강한 음식의 유혹을 이겨내기 쉽다.

인크레틴 약리학과 현대 비만 치료의 전환점

1902년 윌리엄 베일리스William Bayliss와 어니스트 스탈링Ernest Starling은 음식을 섭취하면 장에서 특정 물질Secretin을 내보내 췌장의 기능과 당질 대사에 영향을 미친다고 생각했다. 1932년에는 장 라 바르Jean La Barre와 유진 스틸E. U. Still이 혈당 상승과 함께 장에서 분비되는 물질이 췌장의 인슐린 분비를 촉진한다며 처음으로 '인크레틴'이라는 용어를 만들었다.

그리고 1990년대에 GLP-1이 인슐린 분비 촉진, 글루카곤 분비 억제, 위 배출 지연, 포만감 증가 등 다양한 효과를 통해 혈당 조절에 중요한 역할을 한다는 사실이 상세히 규명되면서 제2형 당뇨병 치료를 위한 인크레틴 기반 치료제의 개발이 시작되었다. 이후 다양한 인크레틴 기반 치료제가 등장하며 제2형 당뇨병 치료에서 중요한 위치를 차지했다.

2014년에 GLP-1 유사체인 리라글루티드Liraglutide는 당뇨병 치료에 쓰이는 것보다 더 큰 용량으로 비만 치료에 사용할 수 있도록 승인받았다. 혈당을 낮추는 효과 외에도 포만감을 증가시키고 식욕을 억제하는 효과까지 인정받은 것이다.

오늘날 인크레틴 기반 치료제는 당뇨병과 비만 등 대사 질환 치료제로 확장되어 자리매김하고 있다. 세마글루티드Semaglutide와 티르제파티드Tirzepatide는 제2형 당뇨병 치료제에 이어 최근 비만 치료제로 승인받은 대표적 약물이다. GLP-1 유사체인 세마글루티드는 제2형 당뇨병 치료제로 2017년 주사 제제(오젬픽), 2021년 경구용 제제(리벨서스)로 미국 FDA 승인을 받았고, 2021년에는 용량을 높인 주사 제제(위고비)로 비만 치료 승인을 받았다.

티르제파티드는 GLP-1과 GIP 수용체 2개를 표적 삼아 작용하는 약물로, GLP-1 수용체에만 작용하는 약물에 비해 효과가 더 크다. 제2형 당뇨병 치료제(마운자로)와 비만 치료제(젭바운드)로 FDA 승인을 받았다. 현재 비알코올 지방간염 치료 임상 연구를 진행 중이며, 다른 적응증에 대해서도 FDA 승인을 받기 위해 노력 중이다. 최근에는 GLP-1, GIP에 글루카곤 수용체까지 활성화시켜 여러 대사 경로를 동시에 표적으로 삼는 삼중 수용체 작용제도 개발하고 있다.

이러한 약물이 체중 감량에 드라마틱한 효과가 있어 기존의 전통적 비만 치료에 반응을 보이지 않던 사람들에게 도움이 되는 것은 분명하다. 특정 식품이나 식이 구성, 혹은 다이어트 제품보다 훨씬 상위에서 식욕과 포만감을 조절한다.

그럼에도 우리는 이 책에서 언급한 식욕 조절, 그리고 식이섬유와 단백질의 중요성을 간과해서는 안 된다. 오히려 필요하다면 약물과 시너지를 내는 전략을 세우더라도 정제 탄수화물 및 정제 가공 지방과의 싸움에서 유리한 고지를 차지해야 한다.

진화론으로 본 식욕의 역할

우리는 매 끼니 살아 있는 생명체인 동식물을 먹으면서 생명을 이어 간다. 생명체를 통해 단백질, 미량영양소(비타민·미네랄), 식이섬유, 소량의 필수지방산 등을 얻고, 동시에 에너지원인 당질과 지방도 얻는다.

포만감을 주는 식이섬유(비타민·미네랄 공급원)와 단백질은 저장 창고가 없다. 그런데 에너지원인 당질과 지방은 저장 창고가 있다. 저장 창고가 없다는 건 필수영양소가 필요량만큼만 몸속으로 들어와야 한다는 의미다. 단백질이나 나트륨은 엄청나게 많이 섭취해도 그걸 저장할 창고가 없다. 필요량만큼 들어오면 포만감 신호가 작동해 더 이상 섭취하지 못하게 만든다. 그런데 에너지원은 필요량 이상 먹을 수 있게끔 해서 잉여분을 비축한다. 왜일까? 필수영양소를 얻기 위해선 에너지가 필요하기 때문이다.

과거에는 요즘처럼 가성비 좋은 에너지원이 거의 없었다. 음식의 맛

·질감·풍미 등을 느끼는 건 사치였다. 배고픔 신호가 나와야 동굴을 벗어나 채집과 사냥을 했다. 맛있어서 먹는 것이 아니라 배고픔을 달래기 위해서 먹었다. 과일은 아무 때나 먹을 수 있는 음식이 아니었다. 꿀도 운 좋게 벌집을 발견해야 먹을 수 있었다. 벌집에서 나오는 꿀이나 과일은 에너지밀도가 높다. 사냥이나 채집을 위해 필요한 에너지원을 비축해두는 건 아주 중요한 일이었다. 당연히 뇌는 도파민을 분비해서 칭찬을 해주고, 또다시 이런 음식을 섭취하는 게 유리하다는 걸 학습시킨다.

그런데 현대인은 고당질·고지방에 에너지밀도까지 높은 식품에 둘러싸여 있다. 특히 고당질과 고지방이 동시에 있으면 금상첨화다. 뇌는 생리적 조절 기능을 뛰어넘어 과식해서라도 에너지를 비축해두라고 보상 중추를 통해 학습시킨다. 우리 몸의 DNA는 우리가 여전히 수렵 채집으로 필수영양소를 얻는다고 착각하고 있기 때문이다. 도넛이나 아이스크림에 우리의 뇌가 열광하는 데는 다 이유가 있다.

샐러드와 스테이크로 푸짐하고 배부른 식사를 했다고 가정해보자. 필수영양소가 충분히 들어왔으니 몸은 영양학적으로 만족스러울 수 있다. 그런데 디저트로 아이스크림이 나온다. 고당질과 고지방의 고에너지원 식품이다. 그럼에도 뇌는 보상 중추를 통해 비축해두는 게 유리하다는 판단을 내려 먹게끔 만든다.

칼로리 계산이
쓸모없는 이유

나는 오래전부터 칼로리를 계산하지 말자고 주장해왔다. '얼마나 많이' 먹느냐보다 '무엇을' 먹느냐가 훨씬 중요하기 때문이다. 하지만 주류 학회에서는 여전히 칼로리를 중요하게 여긴다. 무엇보다 객관적이라고 판단하기 때문이다. 하지만 여기에는 필수영양소와 에너지원에 대한 구분이 없다. 과거 원시인류 시대라면 몰라도 초가공식품이 범람하는 오늘날 칼로리를 계산한다는 건 득보다 실이 더 많다.

식이섬유와 단백질이 풍부한 닭가슴살 샐러드 한 끼, 그리고 도넛과 청량음료로 이루어진 한 끼는 칼로리가 동일하더라도 음식의 질이 다르다. 필수영양소는 부족하면서 당질과 지방이 넘쳐나는 식단은 과식과 에너지 과잉으로 체중이 증가하고, 대사이상으로 이어질 위험이 크다.

체중을 줄이기 위해 칼로리를 계산해서 저칼로리 식단을 만들면 단백질을 포함한 필수영양소가 부족해질 가능성이 높고 포만감을 주지도 못한다. 운 좋게 칼로리 조절이 당질과 지방 함량을 줄이고, 필수영양소를 챙기는 식단이라면 그나마 다행이다. 하지만 단순히 총에너지 섭취량을 줄이라고 하는데, 여기에 당질과 지방 함량이 많다면 필수영양소가 부족하면서 포만감도 느끼지 못하는 식사를 하게 될 가능성이 높다.

지금도 그렇지만 인류는 칼로리를 계산하면서 음식을 먹지 않았다. 가공식품 없이 천연 재료의 음식을 먹을 때에는 생리적 포만감에 의존해 식사량을 조절했다. 당시에는 지금보다 단백질과 식이섬유의 섭취량이 훨씬 많았을 것이다. 그저 배부르면 식사를 멈췄지 칼로리 과잉을 염두에 두지 않았다. 천연 재료로 이루어진 음식을 먹는 데에는 칼로리 계산이 필요하지 않았다.

하지만 정제 탄수화물과 정제 지방이 넘쳐나는 시대에 칼로리 과잉으로 인한 과식·비만·대사이상이 문제라면 칼로리를 계산해서 총섭취량을 줄이는 게 맞을까, 아니면 정제 탄수화물과 정제 지방을 줄여 칼로리 계산보다는 필수영양소 섭취에 더 신경을 쓰는 게 맞을까?

자연 방목한 소는 지방 함량도 적지만, 근육 내 지방에 오메가-3 지방산이 풍부하다. 그런데 옥수수 사료를 먹인 소는 지방 함량이 많고, 근육 내 지방에 오메가-6 지방산과 포화지방산도 훨씬 더 많다. 반려 고양이는 야생 고양이에 비해 뚱뚱한데, 사료에 값싼 정제 탄수화물과 정제 지방이 많기 때문이다.

단순히 칼로리를 줄이는 것보다는 당질 저장 창고와 지방 저장 창고를 주기적으로 비워서 새롭게 들어오는 에너지를 채워 넣는 것이 더 중요하다. 식사 후 당을 주요 에너지원으로 사용하다가 시간이 지나면 다시 지방을 주요 에너지원으로 사용하는 연료 스위치가 원활하게 작동해야 한다. 이것을 '대사 유연성'이라고 한다.

대사 유연성은 칼로리로 설명할 수 없다. 당질 저장 창고와 지방 저장 창고에 공간을 확보해두어야 한다. 그러기 위해서는 당질 저장 창고인 근육량을 늘리기 위한 근력 운동, 근육 내 글리코겐을 고갈시키기 위한 고강도 운동, 근육 내 지방을 없애기 위한 유산소운동, 그리고 지방간과 지방 근육을 없애기 위한 간헐적 단식이 반드시 필요하다.

영양소와
식욕

1. 단백질 지렛대 가설

인간을 포함한 동물은 어떻게 단백질과 에너지원을 끊임없이 찾아 먹어 굶어 죽지 않고 생명을 유지할 수 있었을까? 앞서 지방세포에서 분비되는 식욕 조절 호르몬인 렙틴이 식욕과 포만감을 조절하는 핵심 역할을 한다고 언급했다. 지방세포에서 분비되는 렙틴 농도가 낮으면 사람을 포함한 모든 동물은 음식을 찾아 먹는다. 하지만 렙틴은 장기적 관점에서 에너지 밸런스를 조절한다.

식사와 식사 사이의 음식 섭취에는 다양한 호르몬이 관여한다. 일단 식사를 끝내면 먹은 음식이 소화·흡수 과정을 거쳐 혈액으로 들어간다. 위장관의 각종 호르몬은 음식의 양과 영양소 종류에 따라 뇌에 신호를 전달한다. 인슐린 같은 에너지원 감지 호르몬은 혈액 내 포도당 농도에 주로 반응하면서 포만감 신호를 보낸다. 우리 몸은 음식이 내는 칼로리가 아니라, 영양소 조성과 음식 부피에 따라 반응한다. 특히 단백질은 포만감을 가장 강하게 주는 영양소다. 동물실험 결과를 보면 동물은 자기 몸에 필요한 단백질을 충분히 얻을 때까지 먹는 경향이 있다. 사람도 그렇지 않을까?

2005년 호주의 데이비드 로벤하이머David Raubenheimer 박사와 스티븐 심슨Stephen Simpson 박사는 〈비만: 단백질 지렛대 가설〉이라는 논문을 학술지에 게재했다.[3] 단백질은 당질과 지방에 비해 섭취량이 상대적으

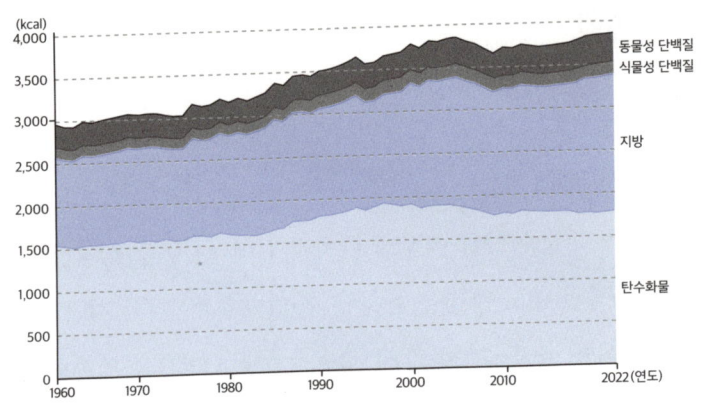

미국인의 연도별 하루 총섭취 에너지 추이 및 탄수화물·단백질·지방의 구성 비율 변화
(출처: 2024 FAO, Our World in Data 재가공).

로 적지만, 동물은 정밀하게 그 섭취량을 조절한다는 것이다. 다시 말해 동물은 몸에서 필요로 하는 단백질량을 얻을 때까지 음식을 섭취한다. 이 가설은 사람도 단백질 섭취량을 일정 수준으로 유지하려는 강한 생리적 메커니즘을 가지고 있으며, 식단 내 단백질 비율이 낮을 경우 이를 보상하기 위해 더 많은 음식을 먹어 총에너지 섭취량이 증가하고, 이것이 결과적으로 비만을 초래한다는 내용을 담고 있다.

현대인의 정제 탄수화물과 정제 지방 섭취 증가가 음식 내 단백질의 희석Dilution 효과, 다시 말해 총섭취 에너지에서 단백질이 차지하는 비율의 감소를 가져왔고, 이것이 결과적으로 에너지 섭취량 과다로 이어져 비만 인구가 늘어났다는 것이다. 건강한 성인의 하루 단백질 섭취량은 총섭취 에너지의 10~35% 수준이다. 수렵-채취로 먹거리를 해결했던 우리의 먼 조상들은 단백질을 대략 33% 정도 섭취했고, 당연

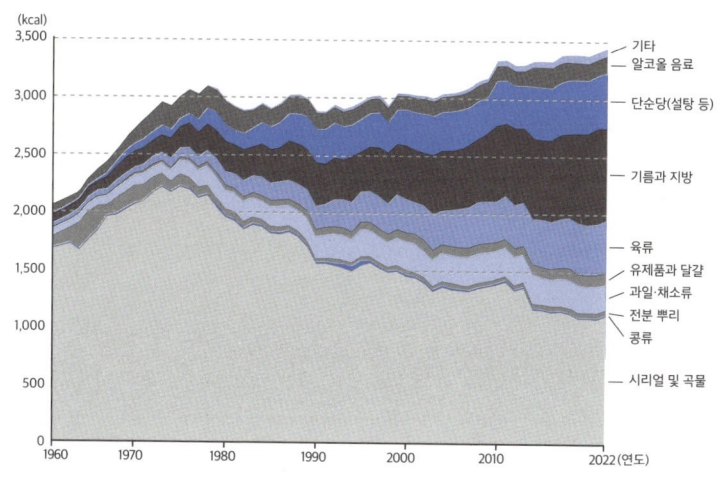

한국인의 하루 총섭취 에너지에서 식품군의 구성 비율 추이. 육류 섭취가 과거에 비해 크게 늘었지만, 단순당과 지방 섭취의 증가도 두드러진다(출처: 2024 FAO, Our World in Data 재가공).

한 얘기겠지만 당뇨병이나 혈관 합병증 없이 살았다.

단백질 지렛대 가설은 비만의 주요 원인이 단순히 지방이나 당질의 과잉 섭취가 아니라, 식단 내 단백질 비율의 감소로 인해 발생하는 에너지 과잉 섭취일 수 있음을 시사한다. 무조건 단백질 섭취를 늘려야 한다는 얘기가 아니다. 섭취 비율을 적절히 유지하는 것이 비만 예방 및 관리에 중요한 식사 전략일 수 있다는 뜻이다.

2022년 미국 성인의 평균 단백질 섭취량은 총섭취 에너지의 12.5%를 차지했다. 과거 14%에서 줄어든 수치인데, 이는 설탕과 흰 밀가루 음식 등 정제 탄수화물 및 정제 가공 씨앗 기름의 증가로 단백질의 희석 효과가 나타났고, 그 결과 총섭취 에너지가 증가한 까닭이다.

일반적으로 식사에서 단백질 비율이 증가할수록 탄수화물과 지방

단백질 지렛대 가설, 에너지 밸런스 모델, 당질-인슐린 모델 비교

단백질 지렛대 가설과 그 밖의 다른 이론들을 비교해보자. 에너지 밸런스 모델 Energy Balance Model은 칼로리 개념으로 접근하는 방법이다. 칼로리 섭취가 소비보다 많으면 체중이 증가하고, 적으면 감소한다는 매우 직관적인 모델로 칼로리 계산을 중요하게 생각한다. 당질-인슐린 모델 Carbohydrate-Insulin Model은 당질(특히 설탕, 흰 밀가루 같은 정제당) 섭취가 혈당과 인슐린 분비를 급격히 증가시켜 지방 축적을 촉진하고, 에너지 가용성을 낮춰 비만을 유발한다는 관점이다. 당질의 종류와 양이 비만 예방의 핵심이라고 주장한다.

측면	단백질 지렛대 가설	에너지 밸런스 모델	당질-인슐린 모델
초점	단백질 비율과 섭취 조절	에너지 섭취 vs. 소비	혈당, 인슐린, 탄수화물
중점	식품 구성, 단백질 비율	칼로리 계산, 운동량	호르몬 작용, 탄수화물 제한
비만 주요 원인	낮은 단백질 비율 → 과잉 섭취	에너지 초과 섭취 (칼로리 과잉)	탄수화물로 인한 인슐린 과다 분비
권장 접근법	단백질 함량 증가	칼로리 관리와 운동량 증대	탄수화물 제한, 혈당 관리

섭취가 줄면서 총섭취량이 감소한다. 앞서 그래프를 보면 단백질 섭취량은 큰 변화를 보이지 않지만, 당질과 지방 섭취가 늘어 총섭취 에너지가 증가했다는 것을 알 수 있다.

우리나라의 경우에는 미국과 달리 과거에 비해 동물성 단백질 섭취가 크게 증가했기 때문에 단백질의 희석 효과는 뚜렷하지 않다. 하지만 설탕 같은 단순당과 정제 기름을 포함한 지방 섭취가 과거에 비해 크게 늘어나면서 총섭취 에너지 증가를 주도하고 있다는 것을 그래프에서 확실하게 알 수 있다.

2. 식욕과 단백질

단백질의 영어 Protein은 '우선순위가 높은(첫 번째 품질)' 혹은 '가장 중요한'이란 의미의 그리스어 Proteio에서 파생된 단어다. 생물학적 대사 과정에서 가장 중요하다는 개념을 내포하고 있다.

단백질은 체내에 저장 창고가 없기 때문에 매일 섭취해야 하는 중요한 필수영양소다. 단백질 섭취가 부족하면 생존에 필요한 곳에 우선적으로 사용해야 하므로 값비싼 근육 단백을 분해해서 끄집어 쓴다.

동물실험에서 확인된 단백질 지렛대 가설, 즉 동물은 몸에서 필요로 하는 단백질을 얻을 때까지 음식을 먹는다는 가설은 매우 현실적인 것으로, 사람도 이 원칙에서 예외일 수 없다. 탄수화물과 지방에 비해 충족감과 포만감이 더 크게 오는 이유이며, 단백질을 대부분의 식사나 간식에서 중요하게 고려해야 하는 이유이기도 하다.

생존을 위해 필요한 단백질의 최소 요구량은 얼마나 될까? 활동량이 거의 없고, 신체 조직을 유지하며, 기본적 생리 기능을 지탱하는 최소 수준은 단위 몸무게 kg당 0.9g이다.

몸무게 60kg인 성인이라면 매일 약 54g의 단백질을 섭취해야 한다. 하지만 이 수치는 생존을 위한 최소량이다. 근육을 유지하거나 키우고, 면역력이나 상처 회복에 필요한 요구량 등은 포함되어 있지 않다. 특히 근육을 유지하기 어려운 노인이나 단백질이 추가로 더 필요한 상황, 예를 들면 수술 후 혹은 질병을 앓은 후 회복기, 지속적으로 스트레스를 받는 환경에서는 단위 몸무게 kg당 1.2~1.5g까지 필요할 수 있다.

식욕, 다시 말해 몸의 배고픔과 포만감 신호를 건강한 수준으로 돌려놓기 위해선 단백질 섭취량을 우선순위로 고려해야 한다. 당질과 지방 섭취량은 그다음 고려 사항이다. 마치 업무를 수행할 때 자원, 노력, 활동의 우선순위를 미리 정하거나 어디에 집중할지를 염두에 두어야 하는 것과 마찬가지다.

단백질 섭취를 우선적으로 고려한다면 첫 식사인 조식부터 단백질을 얼마나 먹을지 정해야 한다. 이 전략엔 몇 가지 잠재적 이점이 있다. 첫째, 포만감이다. 단백질은 당질이나 지방보다 충족감·포만감을 더 많이 주기 때문에 단백질이 풍부한 식단을 일찌감치 섭취하면 하루 동안 배고픔 신호를 조절하는 데 유리하다.

둘째, 혈당을 안정적으로 유지한다. 함께 섭취하는 당질의 흡수 속도를 조절해 혈당이 급격히 올라가는 것을 막고, 안정적으로 혈당을 유지하면서 에너지를 제공할 수 있게끔 한다.

셋째, 신진대사를 높인다. 단백질을 소화·흡수·대사하는 과정에서 열 발생 효과가 높아(단백질 25%, 탄수화물 10%, 지방 3%) 신진대사를 유지하거나 증진하는 데 유리하다.

마지막으로, 근육 회복 및 유지에 좋다. 침대에서 일어나 다시 침대에 누울 때까지는 하루 종일 신체 활동량을 유지해야 한다. 이때 필요한 아미노산을 아침에 제공받으면 근육 회복과 유지에 도움을 줄 수 있다.

이처럼 아침부터 적절한 양의 단백질을 섭취하면 적당한 포만감을 유지하면서 신진대사를 유지하며 활력 있는 하루를 보낼 수 있다.

3. 식욕과 지방

단백질의 최소 요구량이 정해져 있다면 지방은 어떨까?

지방의 최소 요구량은 따로 정해져 있지 않다. 다만 생리적 기능을 유지하고, 필수지방산 결핍을 막기 위한 최소 기준으로 총섭취 에너지의 15~20%를 지방으로 섭취해야 한다고 권고하는 것이 일반적이다. 몸에서 만들어지지 않는 필수지방산, 특히 오메가-3 지방산인 ALA·DHA·EPA는 반드시 음식을 통해 섭취해야 한다.

우리 몸은 지방에 대해서도 특정한 식욕을 가지고 있는데, 아마도 필수지방산을 섭취해야 하기 때문으로 보인다. 지방은 단백질만큼 포만감을 주지는 않으나, 위장관 체류 시간이 길어 포만감을 오래 유지하는 데 유리하다.

지방은 섭취량보다 질이 더 중요하다. 유해한 지방은 피하고 좋은 지방을 먹어야 한다. 가급적 포화지방은 섭취량을 조절해야 하고, 불포화지방으로 챙겨야 한다. 백해무익한 트랜스지방은 철저히 배제해야 하는 것은 물론이다.

따라서 단백질을 우선 고려하는 것과 마찬가지로 지방의 경우도 필수지방산 비율이 더 높은 식품을 먼저 선택하는 것이 좋다. 연어는 지방의 30%가 오메가-3 지방산이면서 단백질 공급원이므로 필수영양소 밀도가 아주 높다.

불포화지방산인 오메가-3 지방산과 오메가-6 지방산의 비율(1:1에

> **양보다 질이 중요한 지방의 섭취 요령**
>
> ① **피해야 할 지방**: 오메가-6 고함유 씨앗 기름(해바라기유, 옥수수유, 콩기름, 포도씨유)
> ② **챙겨 먹어야 할 지방**: 오메가-3 공급원(들기름, 고등어, 정어리, 연어, 김, 다시마, 미역), 단일불포화지방산 공급원(엑스트라버진 올리브유, 아보카도, 견과류), 적당량의 포화지방(코코넛 오일, 천연치즈)
> ③ **식사 전략**
> - 튀김·가공식품 줄이기: 대부분 가공 씨앗 기름 사용
> - 요리용 기름 대체: 가공 씨앗 기름 대신 올리브유, 아보카도유로 전환
> - 기름보다 통식품 우선: 견과류, 씨앗류, 생선 등 천연 재료에서 지방 섭취

서 1:4)도 중요하다. 오메가-3 지방산은 염증을 억제하고, 인슐린 저항성을 개선해 호르몬 기능과 수용체 민감도를 향상시킨다. 오메가-6 지방산은 우리 몸에 반드시 필요한 필수지방산이지만, 과잉 섭취 시 염증 반응을 촉진하며 여러 호르몬 시스템에 부정적 영향을 미칠 수 있다.

핵심은 균형의 파괴다. 현대인은 오메가-3 지방산 섭취는 부족한 반면, 오메가-6 지방산 섭취는 지나치게 높다. 오메가-3 대비 오메가-6 지방산 섭취가 지나치게 높으면 만성 염증과 인슐린 저항성 등 대사이상을 유발한다. 따라서 현대인의 오메가-6 과잉을 유발하는 정제 가공 씨앗 기름 섭취를 최대한 줄여야 한다.

4. 식욕과 당질

당질은 필수영양소가 아니지만, 우리 몸은 당질에 대해서도 특정한 욕구를 보인다. 우리 몸에는 미토콘드리아가 없어 지방을 에너지원으

로 사용하지 못하고 포도당만을 요구하는 세포가 있다. 적혈구가 대표적이다. 적혈구는 세포질 내에서 해당작용을 거쳐 ATP를 생성한다. 미토콘드리아가 없는 덕분에 적혈구는 자신이 운반하는 산소를 소비하지 않으므로 모든 산소를 조직에 전달하는 데 집중할 수 있어 효율적이다. 적혈구뿐 아니라 일부 망막세포와 신장 내 특정 세포 역시 포도당만을 에너지원으로 사용한다.

그렇다면 미토콘드리아가 있는 뇌세포는 왜 포도당만을 에너지원으로 고집하는 것일까?

바로 혈액-뇌장벽Blood-Brain Barrier, BBB의 선택적 투과성 때문이다. 뇌는 철저하게 보호받는 기관으로서 BBB를 통해 뇌세포에 유해한 독성 물질을 차단한다. 중성지방이나 장쇄지방산 등은 특정 수송체가 없으면 치밀 결합Tight Junction을 유지하는 촘촘한 BBB를 직접 통과하지 못한다. 하지만 포도당은 수송체를 통해 능동적으로 운반되므로 뇌는 공급 가능한 연료인 포도당에 의존한다. 또한 지방산 산화는 느리고 복잡한 과정이며 산소를 많이 소비하는 반면, 포도당은 빠르게 ATP를 생성할 수 있어 뇌는 속도와 안정성을 위해서도 포도당에 의존한다.

하지만 단식이 길어지거나 기아 등의 상황 혹은 의도적으로 탄수화물 섭취를 줄이거나 제한하는 식이요법을 하게 되면, 간에서 아미노산이나 글리세롤 등 다른 원료를 전환해 새롭게 만드는 포도당만으로는 적혈구 등을 에너지원으로 고집하는 세포에 충분한 에너지를 공급하지 못한다. 이때 뇌는 포도당 대신 간에서 지방산을 잘게 쪼개 만든 대사산물인 케톤체를 에너지원으로 이용한다. 케톤체는 수송체를 통해

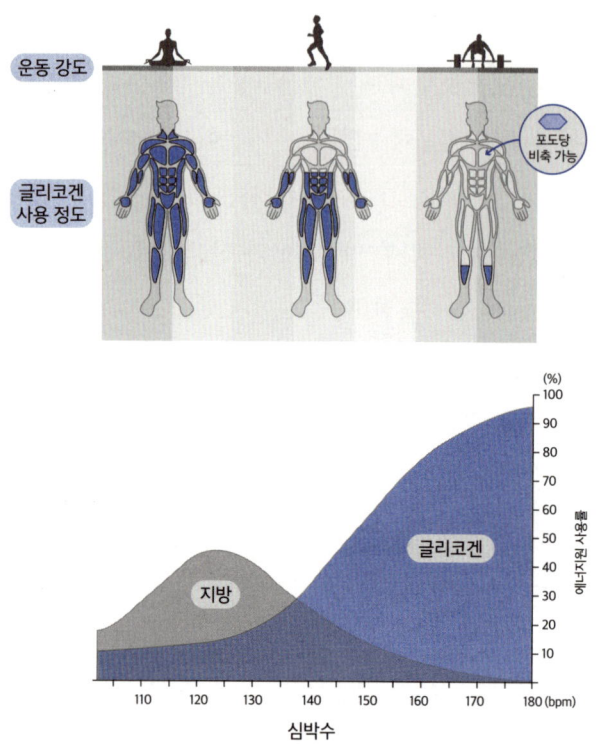

운동 강도가 높을수록 포도당 이용이 증가한다.

유일하게 BBB를 통과할 수 있는 지방 대사산물이다. 하지만 케톤체는 예외적 상황에서 쓰이는 보조 연료일 뿐 뇌세포의 주요 에너지원은 포도당이다.

이누이트족처럼 탄수화물 섭취를 거의 하지 않고도 살 수 있는 사람들은 '지방 대사에 최적화된' 경우다. 이들은 하루 필요량만큼만 포도당을 체내에서 만들어 공급하고, 케톤을 주요 에너지원으로 이용한다.

앞서 일반 성인의 포도당 최소 요구량은 대략 100g이라고 했다. 포도당 섭취가 충분하지 않으면 필수영양소인 단백질 손실이 생길 수 있기 때문에 자신의 신체 활동량에 맞게 에너지원인 당질을 필요량만큼 섭취하는 것이 바람직하다.

신체 활동량이 증가할수록 포도당 요구량도 늘어난다. 특히 고강도 운동은 하루 포도당 요구량을 크게 높인다. 최대 심박수 50% 이내의 운동 강도에서는 대부분 지방을 에너지원으로 사용하므로 포도당 요구량이 크게 늘지 않지만, 중강도 운동에서는 지방과 포도당을 함께 에너지원으로 사용한다. 그리고 운동 강도가 높을수록 포도당 이용이 증가한다. 최대 심박수의 75% 이상인 고강도 운동의 경우는 포도당이 주요 에너지원으로 바뀌고, 산소 공급의 제한과 함께 지방 연소가 억제된다.

골격근이 비상시를 대비해 당질 저장 형태인 글리코겐을 비축하는 걸 감안하면 적절한 당질 섭취는 꼭 필요하다. 엄격한 케토제닉 다이어트를 오래 유지하는 것은 이미 지방 연소에 익숙한 몸이 아니라면 쉽지 않다. 당질 섭취를 무조건 줄이거나 제한하겠다는 생각보다는 복합당질 형태로 최소 요구량에 신체 활동량만큼 더해 섭취하길 권장한다. 물론 간헐적인 고강도 운동으로 골격근 내 당질 저장 창고를 비워주는 것도 우리 몸이 당질 섭취량을 유연성 있게 조절하는 데 도움을 준다.

5. 식욕과 미네랄

나트륨에 대한 미각은 진화론적 적응의 흥미로운 예다. 나트륨은 체내 수분량 조절 및 전해질 균형, 신경 신호 전달, 근육수축 등 수많은 생리학적 반응에서 중요한 역할을 하는 필수 미네랄이다. 혈중 나트륨 농도가 조금만 변해도 생명이 위험할 수 있다. 인류가 우리 몸에 반드시 필요한 나트륨을 갈망하도록 진화했다는 사실은 놀라운 일이 아니다. '짠맛'은 우리 뇌에 강력한 긍정적 신호로 각인되어 있다.

인류 역사에서 나트륨은 오늘날처럼 쉽게 구할 수 없었다. 원시인류는 야생식물이나 동물을 통해, 그리고 해안 지역의 바닷물에서 나트륨을 얻었다. 미각으로 나트륨을 감지하는 능력은 생존하는 데 유리했다. 나트륨의 중요성을 일부러 의식한 것이 아님에도 특정한 식욕으로 생리적 요구를 충족시킬 수 있었다.

흥미롭게도 나트륨은 인류가 특정한 미각으로 개발해온 유일한 미네랄인 것으로 보인다. 인류의 진화 과정에서 나트륨은 음식을 통해 다른 미네랄도 함께 얻는 대용물 역할을 했을 것이다. 나트륨 함량이 높은 음식은 다른 미네랄을 풍부하게 함유한 공급원에서 나온 경우가 많았기 때문에 충분한 나트륨 섭취는 여러 필수 미네랄의 적절한 섭취를 동반했을 것이다. 특정한 맛이 없는 미네랄을 하나하나 구하는 대신 맛으로 찾아낼 수 있는 단일 미네랄에 초점을 맞춘 것이다. 천일염이나 암염 등에서 얻는 자연 소금은 나트륨 외에 칼륨, 마그네슘, 칼슘 등 미량원소를 함께 공급했다.

나트륨과 마찬가지로 또 하나 중요한 전해질로는 칼륨이 있다. 칼륨은 과일, 채소, 육류, 견과류, 씨앗류 등 과거 원시인류의 식단에도 널리 함유되어 있다. 자연에서 얻는 음식에는 칼륨 대 나트륨 비율이 고혈압 위험을 줄이고, 세포의 생리적 기능을 유지하는 데 필요한 최적의 수준을 제공했다.

하지만 오늘날 가공식품이 급격히 증가하면서 이런 균형이 깨지고 있다. 가공식품에는 자연 소금이 아니라 순도 높은 정제 소금이 사용된다. 순수 나트륨이 가공식품에 추가되면서 나트륨 함량은 더 높아지고, 칼륨 함량은 더 낮아졌다. 가공식품은 나트륨을 방부제 및 풍미 증진제로 첨가해 맛을 더했고, 소비자는 나트륨을 과도하게 섭취하기에 이르렀다.

나트륨을 찾도록 진화한 인류의 미각은 가공식품으로 쉽게 얻는 것에 만족하지만, 나트륨을 제외한 미량영양소의 상대적 결핍이 식욕과 포만감을 조절하는 생리적 메커니즘에 혼란을 초래하고 있다. 가공식품을 줄이고 천연 재료로 만든 음식을 먹음으로써 나트륨 섭취량을 줄이고, 칼륨·마그네슘 등 기타 미네랄 섭취량은 더 늘려야 한다. 나트륨에 대한 우리의 진화론적 적응은 한때 중요한 생존 도구였지만, 오늘날에는 과포화된 나트륨 환경에서 벗어나기 위한 식사 전략이 필요하다.

필수 미네랄 결핍

필수 미네랄이 부족한 상태에서는 특정 음식을 갈망하거나 식욕이 강해지는 현상이 실제로 나타날 수 있다. 이를 부족한 영양소를 본능적으로 보충하려는 우리 몸의 반응이라고 설명하기도 한다. 그러나 이러한 욕구가 항상 부족한 영양소와 직접적 관련이 있다는 과학적 근거는 아직까지 제한적이다.

- **철분 결핍성 빈혈**: 이런 경우는 더러 얼음을 강박적으로 섭취하는 빙식증Pagophagia을 보일 수 있다. 미네소타주립대학교의 랠프 레이놀즈Ralph Reynolds 연구팀에 따르면, 철분 결핍성 빈혈 환자가 철분제를 꾸준히 복용할 경우 빙식증이 사라지기도 한다.[4] 또는 철분을 많이 함유한 육류나 녹색 잎채소를 더 많이 찾기도 한다.
- **칼슘 부족**: 이런 사람 중 일부는 우유, 치즈, 요구르트 등 칼슘 함유 식품에 대한 욕구가 증가한다는 보고가 있다. 그러나 이 역시 개인차가 크며 명확한 연구 결과는 부족하다.
- **마그네슘 부족**: 초콜릿이나 단 음식에 대한 강한 갈망이 마그네슘 결핍과 관련 있다는 가설이 있다. 초콜릿은 마그네슘이 풍부하지만, 이 또한 직접적 연관성은 아직 근거가 제한적이다.

비타민은 필수영양소임에도 미각세포에서 나트륨 같은 미네랄만큼 진화해온 것 같지는 않다. 오랜 항해로 인한 비타민 C 결핍으로 괴혈병에 걸렸던 영국 선원들의 경우 신선한 과일이나 채소에 대한 갈망이 더 커지는 경향을 보였다고 한다.

특정 음식에 대한 갈망은 영양소 결핍 외에 스트레스, 호르몬 변화, 심리적 요인 등 다양한 원인으로 나타날 수 있다. 따라서 특정 영양소 결핍이 있을 때 특정 음식에 대한 식욕이나 갈망이 실제로 나타날 수

나트륨 과잉과 미네랄 부족의 악순환

◆ **나트륨 과잉 섭취: 만성질환의 방아쇠를 당기다**

나트륨은 우리 몸의 수분 균형을 조절하고 신경 신호를 전달하는 등 필수적인 역할을 하지만, 과도하게 섭취할 경우 다양한 건강 문제를 야기한다. 과도한 나트륨은 혈액 내 수분을 끌어들여 혈액량을 증가시키고, 혈관을 압박해 혈압을 높인다. 이는 고혈압의 주된 원인이며, 장기적으로는 심장병과 뇌혈관 질환 발생 위험을 크게 증가시킨다. 높은 혈압은 신장의 사구체와 혈관에 지속적으로 부담을 주어 손상을 유발한다. 이로 인한 기능 저하는 만성 신장 질환으로 이어질 수 있다.

또한 짠 음식은 위 점막을 자극해 위축성위염을 유발하며, 이는 위암 발생의 위험을 높이는 요인으로 작용한다. 과도한 나트륨은 소변으로 칼슘 배출을 촉진한다. 이는 뼈의 주요 구성 성분인 칼슘을 부족하게 만들어 골밀도를 감소시키고, 골다공증의 위험을 높인다.

◆ **칼륨·마그네슘·칼슘 부족: 신체 기능의 조용한 붕괴**

나트륨 과잉 섭취만큼이나 심각한 문제는 바로 칼륨·마그네슘·칼슘 같은 필수 미네랄의 부족이다. 이들 미네랄은 나트륨과 상호작용하며 우리 몸의 항상성을 유지하는 데 중요한 역할을 한다.

칼륨은 나트륨을 체외로 배출시켜 혈압을 낮춘다. 따라서 칼륨이 부족하면 나트륨 배출이 원활하지 않아 고혈압 위험이 높아진다. 또한 근육의 정상적 수축과 이완에 필수적이어서 부족할 경우 근육 경련, 무력감, 심할 경우 부정맥 같은 심장 이상을 초래할 수 있다.

마그네슘은 '천연 진정제'로 불릴 만큼 신경과 근육 기능 조절에 중요하다. 부족할 경우 눈꺼풀 떨림, 근육 경련, 만성피로, 불면증, 불안감 등이 나타날 수 있다. 또한 혈관을 이완시켜 혈압을 조절하는 데 기여하므로 부족 시 고혈압 및 부정맥의 위험을 높일 수 있다.

칼슘은 뼈와 치아 건강의 핵심이다. 부족하면 골밀도가 감소해 골감소증 및 골다공증으로 이어져 작은 충격에도 쉽게 골절된다. 또한 칼슘은 신경전달물질의 분비에도 관여해 부족 시 감정 조절이나 인지 기능 저하에도 영향을 미칠 수 있다.

◆ **불균형의 상승작용: 건강 문제의 악순환 고리**
현대인의 건강 문제는 나트륨 과잉이나 특정 미네랄 부족이라는 단편적인 문제에 그치지 않는다. 이 둘의 불균형이 상승작용을 일으키며 건강을 더욱 위협한다는 것이 핵심이다.
나트륨 과잉과 칼륨 부족이 결합하면 혈압 조절 시스템은 최악의 상황에 놓인다. 나트륨은 혈압을 높이는 반면, 이를 견제할 칼륨은 부족해 고혈압 및 관련 심뇌혈관 질환의 위험이 기하급수적으로 증가한다. 실제로 여러 연구에서 나트륨과 칼륨의 '섭취 비율'이 각각의 섭취량보다 만성 콩팥병이나 대사증후군 발생에 더 큰 영향을 미친다는 사실이 밝혀졌다. 또한 나트륨 과잉 섭취가 칼슘 배출을 촉진하는 상황에서 칼슘마저 부족하면 뼈 건강은 이중고를 겪는다. 이는 특히 골밀도가 약해지는 중장년층에 매우 치명적일 수 있다.
따라서 현대인은 단순히 싱겁게 먹는 것을 넘어 칼륨·마그네슘·칼슘이 풍부한 채소, 해조류, 유제품, 견과류 등의 섭취를 늘려 전반적인 식단에서 미네랄의 균형을 맞추려는 노력이 필요하다. 가공식품과 외식을 줄이고, 자연 식재료 중심으로 균형 잡힌 식단을 위해 관심과 노력을 기울여야 할 때다.

는 있지만, 이것을 평가하기란 쉽지 않다.

정도의 차이는 있어도 어쨌든 필요한 영양소가 결핍되었을 때 특정 음식에 대한 우리 몸의 갈망이 커지는 건 분명하다. 따라서 필수영양소가 부족해지지 않게 영양소밀도가 높은 음식을 잘 챙겨 먹는 것도 식욕 관리의 중요한 전략이다.

진짜 배고픔과 가짜 배고픔

1. 수확체감의 법칙

한계 수익률 감소라고도 하는 '수확체감의 법칙'은 특정 지점을 넘어서면 더 많은 요인(자원 혹은 노력)을 추가할 때 생산량이나 이익이 점진적으로 더 작아지고, 심지어 손실을 초래할 수 있다는 경제학 원리다. 예를 들어 운동과 건강의 관계를 살펴보자. 규칙적 운동은 건강을 유지하고 만성질환 발생 위험을 줄여준다. 하지만 일정 수준을 넘어선 과도한 운동은 부상, 면역 기능 저하 및 다른 건강 문제로 이어질 수 있다. 아무리 좋은 것도 일정 수준을 넘어서면 그 효용은 감소한다.

그렇다면 음식 섭취는 어떨까? 건강에 좋은 음식이라고 해서 내 몸이 요구하는 필요량보다 많이 먹으면 더 유익한 걸까?

1) 단백질의 과다 섭취

음식을 통해서는 단백질을 몸에 무리가 갈 정도로 많이 먹는 게 쉽지 않다. 일반적으로 단백질을 단위 몸무게 kg당 1~1.5g 먹는 건 문제가 되지 않는다. 몸무게 70kg의 성인이면 최대 105g 정도다. 이는 소고기 안심 부위로 약 500g, 3인분이 넘는 양으로 두부 약 1.3kg, 달걀 15개에 해당한다. 하루 세끼로 나누어 먹는다고 해도 결코 적지 않은 양이다.

근육을 만들기 위해 혹은 체중 감량을 위해 단백질 보충제로 과다하게 섭취한다면 어떨까? 음식은 포만감 신호로 섭취량을 조절할 수 있지만, 액상이나 분말로 된 단백질 보충제는 한꺼번에 많은 양을 섭취해 생리적 필요량을 넘어설 수 있다. 따라서 가급적 음식으로 포만감 있게 먹는 것이 섭취량 과다를 막을 수 있어 바람직하다. 하지만 경우에 따라서는 음식으로 충분히 섭취하기 어려워 보충제가 필요하다. 단백질의 적정 섭취량에 대해서는 4부에서 자세히 다룰 예정이다.

2) 당질과 지방의 과다 섭취

식이섬유와 단백질에 비해 당질과 지방은 상대적으로 포만감이 적어 과식 우려가 있다. 앞에서도 언급했듯 우리 몸은 기근이나 불시에 생기는 급성 스트레스 상황에 대비해 여분으로 에너지원을 비축해두는 게 유리하다고 판단한다. 단백질은 여분을 비축할 창고가 없지만, 당질과 지방은 각각 저장 창고가 있는 이유다.

물론 당질은 인슐린 분비를 자극해 포만감을 준다. 하지만 당 지수가 높은 음식을 먹으면 혈당 스파이크가 일어나 다시 식욕을 자극할 수 있다. 식이섬유와 단백질이 풍부한 음식을 먼저 섭취해 배를 조금 채우고 나서 당 지수가 낮은 당질을 섭취하는 등 식사할 때 혈당을 안정적으로 유지하는 전략을 세워 실천해야 한다. 물론 식이섬유 함량이 풍부한 당질 음식을 선택하는 것이 과식을 피하는 데 유리하다.

들기름이나 올리브유를 아침마다 한두 숟가락 먹는 사람도 있는데, 일부러 그러지 않는 한 순수 지방만 섭취하는 경우는 드물다. 동물성 단백질이나 견과류를 먹을 때 지방이 함께 들어오는 것이 일반적이다. 지방은 위장관 체류 시간이 길어 포만감을 유지하는 데 유리하다. 육류를 섭취하면 다음 끼니까지 포만감이 잘 유지된다.

하지만 현대인의 음식 섭취는 원시인류 시대는 물론, 증조할아버지 때까지 이어온 농경 사회의 패턴과 완전히 달라져 있다. 있는 그대로의 천연 재료로 만든 집밥이 아니라, 정제·가공해 원재료의 형태를 갖추지 않은 식품을 주로 먹는다. 설탕, 소금, 조미료가 듬뿍 들어간 외식도 자주 한다. 특히 1인 가구가 늘면서 편의점의 간편식을 찾아 먹는 사람이 많아졌다. 이런 음식의 특징은 식이섬유와 단백질 함량이 부족하고, 상대적으로 당질과 지방 함량이 높다는 것이다. 필수영양소 섭취는 차치하고 에너지원인 당질과 지방이 저항감 없이 쉽게 몸으로 들어와 저장 창고에 쌓일 수밖에 없는 환경이다.

과거에는 여분의 에너지원을 비축하는 것이 생존에 유리했지만, 지금은 당질과 지방의 과다 섭취는 수확체감의 법칙에 따르면 득보다 실이 훨씬 크다. 분명 배불리 먹지 않았음에도 에너지원 섭취 과잉으로 저장 창고가 넘쳐나 대사이상을 초래한다.

2. 생리적·감정적·쾌락적 식욕과 섭식

이번에는 배고픔을 느끼는 식욕을 구분해서 살펴보자.

첫 번째는 생리적 식욕Physiologic Appetite으로 에너지원과 필수영양소를 얻기 위한 본능적 욕구를 말한다. 두 번째는 감정적 식욕Emotional Appetite으로 우울, 스트레스 등 심리적 요인에 기인한다. 즉, 심리적 위로 혹은 스트레스 해소를 위해 음식을 찾는다. 세 번째는 쾌락적 식욕Hedonic Appetite으로 고당질·고지방 같은 자극적 음식이 뇌의 보상 중추를 자극해서 생기는 중독 유사 반응이다.

1) 생리적 식욕

우리 몸은 깨어 있는 동안 소모해야 하는 에너지(안정 시 대사율+활동대사량)를 음식 섭취를 통해 얻어야 한다. 에너지가 부족해지면 뇌의 시상하부가 배고픔 신호를 보내 음식을 먹게 한다. 아울러 신진대사 및 생리적 기능을 유지하기 위한 필수영양소도 음식으로 얻어야 한다.

생리적 식욕은 렙틴·그렐린·인슐린 등 호르몬 신호로 배고픔과 포만감을 조절한다. 혈당 변화도 식욕에 영향을 준다. 혈당이 떨어지면 뇌는 에너지 부족을 인지하고 배고픔 신호를 보낸다. 위장의 물리적 신호도 영향을 준다. 위가 비어 있으면 위벽 스트레치 수용체가 뇌에 배고픔 신호를 보내고, 음식이 들어와 위벽이 늘어나면 포만감 신호를 보낸다.

2) 감정적 식욕

우울·불안·스트레스 등 부정적 감정을 해소하거나 회피하기 위해 음식을 섭취하는 것을 말한다. 사회적 고립감이나 낮은 자존감 등 충족되지 않은 욕구를 음식으로 채우려 하며, 주로 초콜릿·과자·아이스크림 같은 '위로 음식Comfort Food'을 찾는다.

스트레스를 받았을 때 분비되는 호르몬인 코르티솔이 탄수화물 욕구를 자극하고, 위장관으로 음식이 들어와 혈당이 올라가면 뇌가 짧

생리적·감정적·쾌락적 식욕 비교

구분	생리적 식욕	감정적 식욕	쾌락적 식욕
원인	에너지·영양소 부족	스트레스, 우울, 불안 등 심리적 요인	뇌 보상회로의 과도한 자극
주요 호르몬/신경	그렐린, 렙틴, 인슐린	코르티솔, 도파민	도파민, 엔도르핀, 오피오이드
음식 유형	균형 잡힌 식사(단백질, 식이섬유, 복합당질, 건강한 지방)	단 음식, 기름진 간식 등의 위로 음식	고당질·고지방·고염분 가공식품
특징	규칙적 식사 패턴 유지 가능	감정 상태에 따라 급격한 섭취 변화	식사와 상관없이 강렬한 갈망과 과식 유발

은 안정감을 느끼면서 보상회로를 활성화해 도파민을 분비한다.

3) 쾌락적 식욕

고당질·고지방 음식이 블리스 포인트Bliss Point를 자극하면 보상회로가 활성화되어 도파민을 분비하고, 자극이 반복될수록 내성이 생겨 그 빈도와 양이 증가한다. 블리스 포인트는 소금, 설탕, 지방의 비율이 뇌에 중독성 강한 쾌감을 주는 완벽한 조화라고 인식하는 범위를 뜻한다.

식품 가공업계에서는 소비자가 많이 구입해 먹을 수 있도록 블리스 포인트를 자극하는 식품 개발에 혈안이 되어 있다. 블리스 포인트를 자극하면 보상회로가 활성화해 술·담배·마약 중독과 유사하게 음식에 대한 집착, 금단 증상, 통제력 상실 등을 보인다. 맛과 질감이 주는 쾌락을 증폭시켜 과식을 부추기는 것이다.

음식 섭취 측면의 식욕 유형 비교

구분	생리적 섭식(진짜 배고픔)	쾌락적 섭식(가짜 배고픔)
정의	생리적 필요성(배고픔, 기력 저하)에 의해 음식을 먹는 것	배고픔과 무관하게 음식의 맛, 즐거움, 위안 등을 얻기 위해 음식을 먹는 것
목적	• 필수영양소 공급으로 적절한 기능을 유지할 수 있게 해주면서 에너지 밸런스를 회복하는 것 • 배고픔을 해결하고 부족한 에너지원을 채우며, 필수영양소를 얻음 • 배고픔과 포만감 신호에 의해 조절되며, 최적의 에너지 밸런스 유지	• 갈망 충족과 위안을 얻으려는 것. 음식의 맛, 질감, 냄새 등으로 감각적 즐거움을 경험 • 갈망 충족, 스트레스나 부정적 정서 완화 목적. 즐거움이나 쾌감을 얻음 • 외부 자극의 영향(음식 접근성, 사회문화적 배경, 식품 마케팅, 음식 취향이나 선호도 등)을 많이 받음
원인	위장이 비었을 때, 호르몬 신호(그렐린)나 낮은 혈당 등의 자극을 받아 촉발	맛있는 음식의 시각적·후각적 자극, 특정 음식에 대한 갈망, 감정(스트레스, 지루함, 행복) 등에 의해 촉발
특징	• 점진적으로 발생 • 배에서 꼬르륵 소리가 남 • 어떤 음식이든 먹으면 해소됨	• 갑작스럽게 발생 • '입이 심심하다'고 느낌 • 아이스크림, 초콜릿 등 특정 음식이 당김
작동 원리	시상하부 중심의 항상성 시스템 Homeostatic System에서 조절	• 대뇌변연계 중심의 보상회로에서 도파민을 분비하면서 자극을 줌 • 블리스 포인트를 자극한 음식을 먹었을 때의 즐거움과 행복함을 경험 및 학습하면서 점차 중독으로 이어짐

식욕은 이처럼 크게 세 가지로 나눌 수 있지만 음식 섭취 측면에서 보면 '진짜 배고픔(생리적 섭식)이냐, 가짜 배고픔(쾌락적 섭식)이냐'로 구분할 수도 있다. 다음으로는 음식 섭취 측면에서 생리적 섭식Physiologic Eating과 쾌락적 섭식Hedonic Eating으로 나누어 살펴보자.

4) 생리적 섭식

생리적 필요성에 의한 음식 섭취다. 생존을 위해 매일 체내에서 소모되고 밖으로 빠져나가는 단백질과 미량영양소를 섭취해야 하고, 24시간 내내 에너지를 내기 위해 당질과 지방을 섭취한다. 이런 형태의 음식 섭취는 내부에서 작동하는 배고픔과 포만감 신호에 의해 조절된다.

5) 쾌락적 섭식

즐거움과 오감 만족을 위해 먹는 행위다. 에너지밀도가 높고 입에 착 달라붙어 블리스 포인트를 자극하는 음식을 주로 먹는다. 우리 몸 내부에서 일어나는 생리적 배고픔과 포만감의 신호를 넘어 작동한다. 즉, 배가 고프지 않아도 먹는다.

위의 두 가지 섭식은 결국 생존에 필요해서Need 먹느냐, 아니면 쾌감이나 즐거움을 원해서Want 먹느냐의 차이다.

우리의 먼 조상들은 생존을 위해 먹었다. 먼 길을 다니면서 음식을 찾았고, 때로는 목숨을 담보로 사냥에 나섰다. 그러다 운 좋게 발견한 꿀이나 겨울이 오기 전 수확한 과일같이 가성비 높은(적은 노력으로 에너지를 많이 얻는) 음식을 보이는 대로 폭식에 가깝게 입에 넣었다. 추위와 굶주림에 대비해 유리한 몸을 만들 수 있기 때문에 뇌에서는 도파민 분비라는 당근으로 이런 행동을 부추겼다.

그렇다면 현대인의 음식 섭취는 어떤가? 정제 가공식품이 넘쳐나는 시대에 살면서 필수영양소를 얻기 위해 당질과 지방이라는 에너지원을 과거보다 더 많이 섭취해야만 한다. 여기에 쾌락적 섭식이 더해져 에너지원은 지나칠 정도로 많이 들어오는데, 정작 생존에 필요한 필수영양소는 오히려 부족하다.

정제·가공 탄수화물과 정제·가공 씨앗 기름의 섭취가 증가하면서 상대적으로 생존에 필요한 영양소 섭취는 줄어들었다. 결국 생존에 필요해서 먹어야 하는 영양소를 얻기 위해 에너지만 내는, 즉 필수아미노산·필수지방산·미량영양소가 없는 엠프티Empty 영양소를 더 먹어야 하는 상황이 되어버린 것이다.

예를 들어보자. 예전에는 닭고기가 먹고 싶으면 시장에 가서 닭을 사거나 키우던 닭을 잡아서 요리했다. 양질의 단백질을 영양소밀도 높게 먹을 수 있었다. 지금은 어떤가? 프라이드치킨이나 양념치킨을 주문해서 먹는다. 치킨 너깃이나 닭강정을 먹기도 한다. 튀김옷을 입혀 씨앗 기름에 튀기고 달콤한 양념을 입혀 먹는다. 예전에 먹던 양만큼의 단백질을 얻기 위해 추가로 당질과 지방을 엄청나게 추가한다. 필수영양소를 얻기 위해 불필요한 에너지원을 너무 많이 섭취하는 것이다.

3. 초가공식품의 등장

현대인의 음식 환경에서 가장 큰 변화는 무엇일까? 바로 에너지를 내는 영양소인 당질과 지방을 정제한 초가공식품의 등장이다. 설탕보다 가격이 훨씬 저렴하면서 단맛은 더 강한 액상 과당과 저렴한 정제·가공 씨앗 기름의 등장으로 식품업계는 단가를 낮추고, 유통기간을 늘린 초가공식품을 대량생산할 수 있게 되었다.

고당질·고지방에 식이섬유·단백질·미량영양소는 부족한 초가공식품은 영양소밀도가 가장 낮고, 에너지밀도는 가장 높다. 게다가 우리 몸의 생리적 요구량을 넘어선 에너지원 과잉 공급에, 심지어 보상중추를 자극하는 중독성까지 있어 비만은 물론 각종 대사 질환의 주요 원인으로 부각되고 있다. 장기적인 에너지 밸런스를 깨뜨릴 뿐만 아니라 매 끼니 사이의 음식 섭취 조절도 교란한다.

고당질·고지방의 초가공식품은 자연계에서는 존재하지 않는다. 벌집이나 과일로 고당질을 얻더라도 지방 함량은 미미하다. 사냥이나 낚시로 지방이 많은 생선이나 살코기를 얻더라도 당질은 거의 없다. 수십만 년 동안 이런 천연 재료에서 에너지를 얻던 몸이 자연계에는 존재하지 않는 고당질·고지방이라는 아주 가성비 좋고 효율적인 식품을 만났으니 보상 시스템을 극대화해 계속 섭취하려 하지 않을까?

우리 몸은 체내로 들어오는 음식의 칼로리를 일일이 계산해가면서 섭취량을 조절할까? 그렇지 않다. 칼로리보다는 음식의 무게나 부피에 따라 먹는 양이 결정된다. 그렇다면 에너지밀도는 내 의지와 관계없이 에너지 과잉을 초래하거나, 에너지 결핍을 일으킬 수 있다. 예를 들어 동물실험에서 비만한 쥐를 만들려면 평소 먹이던 음식에 설탕이나 정제 지방을 추가하면 된다. 포만감은 비슷하게 느끼겠지만 섭취 에너지는 크게 늘어나므로 살이 찐다. 반대로 일반식 대신 식이섬유와 단백질이 풍부한 두부 샐러드로 한 끼를 먹으면 어떨까? 포만감이 비슷한 정도로 먹어도 칼로리를 계산해보면 그다지 높지 않을 것이다.

요즘 식당 음식들이 점점 '단짠단짠'해지고 있다는 불만의 소리를 많이 든다. 젊은 사람들이 단맛을 워낙 찾다 보니 반찬에 설탕을 많이 넣는다는 것이다. 내 몸에 꼭 필요한 필수영양소(단백질·필수지방산·미량영양소)를 얻기 위해 당질과 정제 기름을 많이 먹어 희석 효과를 내니 과식과 에너지 과잉을 초래할 수밖에 없다.

1) 생존에 필요해서 먹는가, 즐거움을 원해서 먹는가

당신은 오늘 점심 식사로 도넛과 커피 한 잔을 마셨다. 도넛과 커피는 당신이 선택했다. 우리에 갇힌 실험 쥐처럼 주어진 음식만 먹어야 하는 상황은 아니므로 당신의 뇌가 도넛을 선택한 건 필요해서일까, 원해서일까?

우리 뇌는 진화 과정을 겪으면서 생존에 유리한 가성비 좋은 에너지원을 선호하는 쪽으로 이미 코딩되어 있다. 며칠을 굶었거나 비축된 에너지가 부족한 상황에서는 좋은 선택일 수 있다. 하지만 이미 저장 에너지가 넘쳐나는 상황임에도 도넛을 선택했다면? 그건 생리적 요구에 의한 섭식이 아니라, 뇌에서 도파민 분비를 자극하는 쾌락적 섭식일 가능성이 높다.

정제당과 정제 기름이 듬뿍 들어 있는 도넛은 쾌락적 섭식 측면에서 최고의 선택이다. 식이섬유와 단백질이 부족하므로 포만감을 얻기 위해 에너지 과잉 섭취는 필연적이다. 당신은 필요해서 먹었다고 생각하지만, 칼로리 과잉을 초래했다. 그뿐 아니라 정제당과 정제 기름은 도파민 분비를 자극해 쾌락적 섭식을 유도한다. 사실은 생존하는 데 필요해서가 아니라, 내 몸이 즐거움을 원해서 과식을 초래한 것이다.

음식 중독에 빠지는 과정

① 뷔페에서 배가 터질 정도로 충분히 먹은 상태(위장 팽창, 인슐린과 포만감 호르몬 상승)인데, 눈앞에 티라미수 케이크가 보인다.
② 시각적 자극이 이전에 맛보고 즐긴 기억을 끄집어내 도파민 분비를 촉진한다.
③ 도파민(원함)이 티라미수 케이크 쪽으로 발걸음을 이끌어 접시에 담게 만든다.
④ 음식을 입에 넣는 순간, 오피오이드(좋아함)가 분비된다. 즐거움을 느끼면서 배가 부른데도 계속 입에 넣는다. 도파민 분비가 늘어나면서 좋은 기분이 배가된다.
⑤ 일시적으로 스트레스 호르몬이 감소하고, 세로토닌이 상승한다.
⑥ 일시적으로 우울감이 해소된다.
⑦ 이러한 일련의 과정이 뇌에 인코딩(조건화)된다.
⑧ 이후 같은 음식을 보면 시각적 자극과 학습된 기억에 의해 도파민이 분비된다.
⑨ 자극이 반복되면 무의식적으로 '특정' 음식을 찾는다.

미국 캔자스대학교의 심리학과 교수 테라 파지노Tera Fazzino는 블리스 포인트를 자극하는 맛으로 보상 중추에서 도파민을 분비하고, 과식을 유발하는 하이퍼팰러터블 푸드Hyperpalatable Foods를 체계적으로 정의하고 분류했다. 파지노 박사의 연구에 의하면 하이퍼팰러터블 푸드는 세 가지 카테고리로 나뉘는데, 여기에는 공통적으로 당질·지방·소금이 들어간다.

첫 번째는 '지방+소금'이다. 튀김 음식이 대표적이며 칩 같은 짭짤한 스낵, 베이컨이나 소시지 같은 가공육류, 가공 치즈가 여기에 해당한다. 두 번째는 '지방+단순당'이다. 지방과 설탕이 고함량 들어 있는 음식으로 달콤하면서 입에서 녹는 맛을 낸다. 아이스크림, 초콜릿, 쿠

키, 페이스트리, 케이크 등이 여기에 해당한다. 세 번째는 '당질+소금'
이다. 짭조름하면서 많이 먹게 되는 음식으로 소금빵, 프레츨, 크래커,
피자, 라면 등이 여기에 해당한다.

2) 고당질·고지방 식품의 유혹

당질과 지방이 고농도로 함께 존재하는 음식은 초가공식품을 제외
하면 자연에는 거의 존재하지 않는다. 천연 식품은 탄수화물이 고함량
이거나 지방이 고함량이다. 포유류의 모유나 견과류가 중간 정도 수준
의 탄수화물과 지방을 함유한다. 생각해보면 모유는 포유류 아기에게
과식을 유발해 가급적 빨리 성장하도록 이끈다.

우리가 먹고 있는 가공식품은 고도로 정제된 탄수화물(설탕, 흰 밀가
루)과 지방(씨앗 기름)으로 만든다. 단백질과 미량영양소 등 필수영양
소는 희석되었거나 거의 들어 있지 않다. 식물에서 추출한 정제당에는
수분, 식이섬유, 단백질, 미네랄, 필수지방산이 완전히 제거되어 있다.
오로지 에너지원으로만 작용할 뿐이다. 지방은 어떤가? 버터에는 단백
질과 미량영양소가 거의 들어 있지 않다. 이런 식품을 다른 음식에 첨
가한다면 영양소 희석 효과로 과식을 유발할 뿐 아니라, 보상 중추를
자극해 생리적 필요량을 훨씬 넘기게 된다. 심지어 가격도 저렴하고,
유통기간도 길다.

식음료업체들은 제품의 블리스 포인트를 찾기 위한 연구에 막대한
투자를 하고 있다. 블리스 포인트를 극대화함으로써 쾌락적 섭식을 유
도해 거의 중독에 가까운 소비를 하도록 만들기 위함이다. 정제·가공

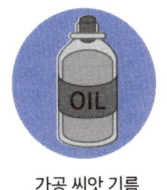 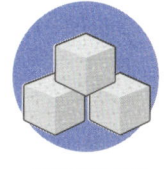 

가공 씨앗 기름　　　액상 과당, 설탕　　　정제 흰 밀가루

만들어진 질병(지방간, 인슐린 저항성, 만성 염증)을 일으키는 주역들

기술의 발달로 정제 및 가공한 당류와 기름을 첨가하기만 하면 에너지밀도를 높이면서 유통기간도 충분히 확보한 상태에서 식품을 저렴하게 만들 수 있다. 하지만 전문가들은 에너지밀도만 높고, 필수영양소는 거의 없는 이런 식품을 과소비하도록 조장한다고 우려한다.

4. 쾌락적 섭식, 단백질 지렛대 가설을 누르다

동물실험으로 입증한 단백질 지렛대 가설을 사람에게 적용할 때 가장 큰 쟁점 중 하나가 바로 현대 섭식 환경의 왜곡, 특히 '초가공식품으로 인한 쾌락적 섭식'의 개입이다.

단백질 지렛대 가설은 생리적 섭식을 설명하는 모델이기 때문에 현실에 적용하는 데에는 구조적 한계가 있다. 즉, 단백질 섭취 목표가 설정되어 있으며, 단백질 비율이 낮은 식품일수록 총섭취량이 증가(단백질 목표 달성까지 계속 먹음)한다는 것인데, 21세기를 사는 현대인은 생리적 섭식보다는 쾌락적 섭식을 더 자주 한다.

쾌락적 섭식은 생리적 공복과 무관하게 맛, 기분, 습관, 광고 등의 요인으로 유도된다. 특히 초가공식품은 설탕, 지방, 소금의 최적 혼합으

단백질 지렛대 가설과 현대 식습관의 차이

항목	단백질 지렛대 가설	현대 섭식 환경
조절 기준	단백질 충족	도파민, 쾌락, 습관
식이 조절	항상성 유지	쾌락적
식품 구성	단백질 비율 중심	초가공식품 중심 (낮은 단백질+에너지원 과잉)
섭취 유도	생리적 필요	감각 자극

로 블리스 포인트에 도달해 뇌 보상계(특히 도파민 회로)를 강하게 자극한다. 이로 인해 단백질 필요량의 충족 여부와 관계없이 과잉 섭취가 발생한다.

쾌락적 섭식이 주도적인 환경에서는 단백질 섭취 목표보다 감각적 보상이 우선되며, 이는 단백질 지렛대 가설의 설명력을 제한한다. 단백질 지렛대 가설을 제창한 심슨과 로벤하이머는 "현대에는 단백질에 대한 생리적 목표보다 먼저 도파민 보상을 제공하는 고도로 가공된 식품이 음식 섭취를 강력히 유도하고, 이는 단백질이 목표치에 도달하기 전에 이미 에너지 과잉 상태를 초래한다"고 주장한다.[5]

단백질 섭취는 뇌의 식욕 조절 회로(특히 POMC 뉴런, NPY/AgRP 뉴런)에 영향을 주지만, 초가공식품은 이 회로를 거치지 않고 우회해 음식 탐색 및 섭취 충동을 증폭한다. 이를 '쾌락적 우위 Hedonic Override'라고 한다.

쾌락적 우위는 에너지 균형을 유지하려는 생리적 신호(식사 후 포만

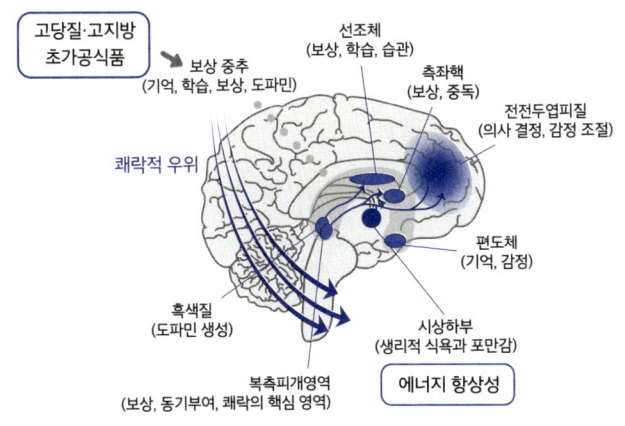

쾌락적 우위의 기전: 초가공식품은 생리적 식욕을 넘어 보상 시스템을 자극한다.

감, 혈당·지방 저장 상태 등)보다 '쾌락' '즐거움'을 추구하는 보상 시스템이 우선해 식욕을 촉진하는 현상을 가리킨다. 즉, 배가 부른 상태에서도 맛있고 달콤한 음식 앞에서 '한 입만 더 먹고 싶다'는 욕구가 생기는 것을 뜻한다.

초가공식품은 설탕·지방·나트륨의 조합으로 미뢰를 강하게 자극해 보상 중추에서 도파민을 분비하게 만든다. 초가공식품은 일반 음식보다 높은 보상을 예측하게끔 하고, 실제 보상보다 그 예측이 커서 반복 행동을 강화한다. 결국 습관화, 강박적 섭식으로 중독과 비슷한 반응을 보인다. 렙틴과 인슐린 등 호르몬 신호에는 점차 둔감해지고, 보상 중추를 자극하는 쾌락적 섭식 회로가 주도권을 잡는다.

미국 국립보건원NIH의 케빈 홀 박사 연구팀은 평균연령 31세의 건강한 남녀 20명을 대사병동에 입원시켜 2주간 초가공식품으로만 구성된 식단과 2주간 미가공식품으로만 구성된 식단을 제공하고, 원하는 만큼 먹게 했다.[6] 그 결과 초가공식품 식단을 섭취하는 동안 참가자들은 미가공식품 식단을 섭취할 때보다 하루 평균 510kcal를 더 섭취했다. 이 초과된 칼로리는 탄수화물(+280kcal/일)과 지방(+230kcal/일) 섭취 증가에서 비롯되었고, 단백질의 절대 섭취량은 두 식단 간 차이가 없었다. 초가공식품 식단의 참가자들은 무의식적으로 단백질 목표에 도달하기 위해 더 많은 양의 음식을 먹은 것이다.

단백질 지렛대 가설을 회복할 수 있는 실천적 방향이 필요하다. 매 끼니 단백질 음식을 포함해야 한다. 특히 식사 초반에 단백질을 충분히 먹어야 포만감을 유도할 수 있다. '단백질 우선' 식사 전략이다. 하루 단백질 목표량을 먼저 채우고, 나머지 당질과 지방은 필요에 따라 조절한다. 단백질 섭취 주기를 고르게 분산해서 하루 3~4회에 걸쳐 단백질을 고르게 섭취해야 지속적인 포만감을 유지할 수 있다.

우리를 둘러싼
최악의 음식 환경

인류는 수백만 년에 걸쳐 진화하며 특정 환경에 적응해왔다. 우리의 유전자는 사냥과 채집을 통해 얻은 자연 그대로의 '음식'을 기억하고, 그것을 가장 효율적으로 소화·흡수·활용하도록 설계되었다. 식이섬유가 풍부한 채소와 과일, 통곡물, 자연 상태의 단백질과 지방은 우리 몸이 오랜 기간 익숙하게 적응해온 '음식'이었다. 우리 몸은 배고픔과 포만감이라는 정교한 신호 체계를 통해 에너지 균형을 맞추고, 필수영양소를 확보하며 건강을 유지했다.

그러나 산업혁명 이후, 특히 최근 반세기 동안 인류의 식탁은 급격하게 변했다. 우리는 더 이상 조상들이 먹던 '음식'을 먹지 않는다. 대신 공장에서 먹을 수 있게 가공해 대량생산한 '음식 유사 물질'을 섭취한다. 이 물질들은 인류 역사상 유례없이 풍부한 칼로리를 제공하지만, 정작 우리 몸이 요구하는 필수영양소는 들어 있지 않다. 문제는 여기서 그치지 않는다. 이 가짜 음식들은 우리 몸의 정교한 조절 시스템을 교란해 과식을 유발하고, 심지어 뇌의 보상회로를 장악해 중독의 굴레에 빠뜨리기까지 한다.

과거 에너지원이 부족할 때는 절약 유전자가 작동해 추위와 굶주림을 견뎌내고 생존할 수 있게 해주었다. 그러나 지금은 에너지밀도가 높은 음식을 너무나도 값싸고 손쉽게 먹을 수 있다. 유전자와 환경의 불일치 시대를 살고 있는 것이다.

우리 조상들이 먹었던 '진짜 음식'은 영양소밀도가 높고 단백질과 복합당질 그리고 건강한 지방이 균형을 이루고 있었다. 우리 몸은 이러한 '진짜 음식'에 최적화되어 있다.

우리는 유전자를 바꿀 수 없다. 하지만 우리를 둘러싼 음식 환경과 우리의 선택은 바꿀 수 있지 않을까? 가공식품의 화려한 포장과 자극적인 맛의 유혹에서 벗어나 우리 몸의 유전적 기억을 되살리는 길은 생각보다 멀리 있지 않다. 여기서 벗어나지 못하면 살찌지 않는 건강한 몸을 만들기란 불가능하다.

현대사회를 살아가는 우리가 가공식품을 100% 피하기란 현실적으로 어렵다. 하지만 무엇이 진짜이고 가짜인지 명확히 인지하고, 의식적으로 선택의 비중을 '진짜 음식'으로 옮겨가는 노력이 필요하다. 이는 단순히 건강한 식단을 넘어 거대 식품 산업에 빼앗긴 나의 건강 주권을 되찾아오는 능동적 행위다.

우리 몸은 여전히 '진짜 음식'을 기억하고 갈망한다. 그 목소리에 귀 기울이는 것이야말로 이 혼란의 시대에 자기 몸을 지키는 가장 현명한 방법일 것이다.

식욕과 식탐에 현명하게 대응하는 최적의 전략

배가 고프면 음식을 섭취하고, 포만감을 느끼면 수저를 내려놓는다. 생리적 포만감을 느껴 식사를 끝내면 과식할 이유도 없고, 체중도 늘지 않는다. 그런데 우리는 생리적 포만감을 주는 필수영양소(식이섬유, 단백질)를 내 몸에 필요한 양만큼 먹기 위해 당질과 지방이라는 에너지를 함께 섭취한다.

삼복더위에 보양식을 챙기기 위해 닭 한 마리를 잡아 백숙으로 먹는 것과 양념 프라이드치킨을 주문해 먹는 것을 비교해보자. 포만감을 느낄 정도의 단백질을 얻기 위해 백숙을 약 200g(단백질 약 40g) 먹었

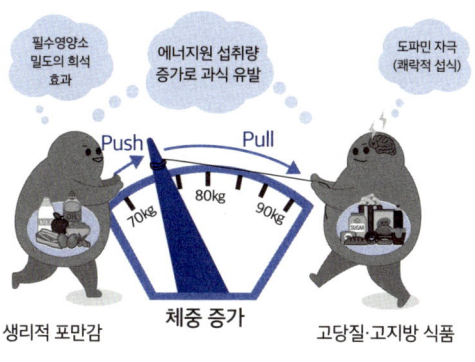

체중 증가의 두 축: 필수영양소의 희석과 쾌락적 섭식

다면, 섭취 에너지는 약 250kcal 정도 된다. 한편, 양념 프라이드치킨 200g(단백질 20~30g)의 경우 튀김옷과 기름, 양념이 더해지면서 섭취 에너지가 550~600kcal로 확 올라간다. 백숙은 수분을 많이 함유하고 있어 에너지밀도가 낮은 반면, 프라이드치킨은 튀기는 과정에서 수분이 날아가고 기름을 흡수해 에너지밀도가 아주 높다. 백숙의 경우 포만감이 빨리 오고 오래 지속되는 반면, 양념 프라이드치킨은 포만감이 상대적으로 덜한 데다 양념에 들어간 당으로 인해 혈당이 급격히 올라갔다가 떨어지면서 몇 시간도 안 되어 또다시 배고픔을 느낄 수 있다.

생리적 포만감을 느끼기 위한 필수영양소가 에너지원에 의해 희석되어 결국 과식으로 이어질 수밖에 없다. 과식을 피하는 방법은 필수영양소의 희석을 최대한 줄이는 것이다. 양념갈비보다는 생갈비를 선택하고, 점심 식사 때도 양념불고기나 제육볶음보다는 생선구이나 해산물 요리를 선택한다.

과식을 유발하는 또 다른 축은 도파민을 자극하는 쾌락적 섭식이다. 고당질·고지방 식품은 생리적 포만감을 능가해 과식을 유발한다. 초가공식품에서 멀어지는 것이 살찌지 않는 몸을 유지하는 최선의 방법이다. 이미 음식 중독 수준까지 진행되어 도넛이나 초콜릿을 도저히 끊을 수 없다면, 나중에 소개할 4주 리셋 프로그램을 포함한 식사 전략에 좀 더 집중하기 바란다. 물론 필요하다면 전문가의 도움을 받아야 한다.

필수영양소의 희석 효과를 수치로 나타낼 수 있을까?

필수영양소의 함량이 높을수록 영양소밀도가 높고, 생리적 포만감이 잘 나타난다. 반대로 에너지원의 함량이 많을수록 영양소밀도의 희석 효과가 나타나면서 과식할 위험이 높아진다. 이것을 구체적인 수치로 나타낼 수 있을까?

대표적으로 '단백질-에너지 비율 Protein-to-Energy Ratio, P:E Ratio'이 있다. 음식이 제공하는 총에너지(kcal) 중에서 단백질이 차지하는 비율(%)을 말한다. 우리 몸이 단백질 목표량을 채울 때까지 먹는다는 '단백질 지렛대 가설'을 뒷받침하는 지표다.

$$P:E\ Ratio = \frac{단백질에서\ 얻는\ 에너지(kcal)}{총에너지(kcal)} \times 100$$

'영양소밀도 점수 Nutrient Density Score'도 있다. 내가 먹는 음식에 칼로리당 얼마나 많은 종류의 유익한 영양소(비타민, 미네랄, 식이섬유 등)가 농축되어 있는지를 보여주는 지표다. 학계에서 많이 사용하는 지표 중 하나는 NRF Nutrient-Rich Foods 지수다. 이는 높여야 할 영양소 아홉 가지(단백질, 식이섬유, 칼슘, 철, 칼륨, 비타민 A·C·D·E)와 줄여야 할 영양소 세 가지(포화지방, 나트륨, 첨가당)로 계산한다.

$$영양소밀도\ 점수 = (좋은\ 영양소의\ 합계) - (제한해야\ 할\ 영양소의\ 합계)$$

이는 100kcal당 기준으로 산출한다. 즉, 칼로리 대비 좋은 영양소가 많고 해로운 영양소가 적을수록 점수가 높다. 하지만 점수를 계산하려면 일반인은 알기 어려운 비타민·미네랄 함량 등 상세 데이터가 필요할뿐더러 포만감이나 식욕 조절이라는 다이어트 목적보다는 '전반적인 건강'에 초점을 맞춘다.

포만감에 더 주안점을 두고 싶다면 필수영양소에서 포만감을 주는 단백질과 식이섬유를 분자에 두면 어떨까?

음식 혹은 식품 100g당 포만감 점수 Satiety Score, SS

$$SS = \frac{\{(4 \times 단백질 g) + (2 \times 식이섬유 g) - (4 \times 단순당 g)\}}{총에너지(kcal)}$$

단백질과 단순당(당류)은 g당 4kcal, 식이섬유는 g당 2kcal 에너지로 보고 보정 계수를 결정했다. 단순당은 생리적 욕구를 넘어서는 자극을 주어 과식을 유발할 수 있으므로 마이너스로 넣었다. 미량영양소가 함유되어 있지 않고, 좋은 지방과 유해한 지방의 구분이 없다는 약점이 있긴 하다. 하지만 마이 옵티멀 다이어트에서 강조하는 포만감을 주는 영양소(단백질, 식이섬유)와 제한해야 할 에너지원을 명확히 구분해 점수화하므로 실전에 적용하기 쉽다는 장점이 있다.

물론 이 공식은 '식욕 조절'과 '포만감'에 좀 더 무게를 실었을 뿐 '최적의 건강'을 고려한 필수영양소 밀도를 의미하는 것은 아니라는 점을 분명히 이해해야 한다. 예를 들어 앞에서 소개한 닭백숙과 프라이드치킨을 SS로 비교해보자. 정확한 수치는 조리법과 부위에 따라 크게 달라지겠지만, 일반 데이터를 기반으로 계산해보면 닭백숙은 100g당 단백질 21g이고 총에너지 93kcal인 반면, 프라이드치킨은 100g당 단백질 25g이고 총에너지 270kcal이다(출처: 필라이즈 Pillyze).

$$닭백숙의\ SS = \frac{(4 \times 21)}{93} = 0.90$$

$$프라이드치킨의\ SS = \frac{\{(4 \times 25) - (4 \times 7)\}}{270} = 0.29$$

닭백숙 100g은 프라이드치킨 100g에 비해 SS가 약 3.3배 높다. 프라이드치킨은 닭백숙에 비해 필수영양소 희석 효과가 3배 이상 높다는 얘기다.

앞서 영양소밀도와 에너지밀도를 설명하면서 소개했던 식품들의 SS를 계산해보자.

식품명	단백질(g)	식이섬유(g)	당류(g)	총에너지(kcal)	SS
삶은 달걀흰자	11.6	0	0	50	~0.93
구운 닭가슴살	30	0	0	134	~0.89
흰 살 생선(대구)	24	0	0	114	~0.84
갑오징어	16.5	0	0	80	~0.83
새우(찌거나 삶은 것)	26.5	0	0	137	~0.77
관자	20.1	0	0	106	~0.75
닭 안심	23.1	0	0	110	~0.84
오리고기 살코기	21	0	0	117	~0.71

(출처: 필라이즈)

이 식품들은 에너지밀도는 낮추면서 영양소밀도를 높여야 하는, 체중 감량이나 대사이상 개선 시기에 식단의 핵심으로 활용하기에 매우 적합하다. 모두 양질의 단백질을 효율적으로 공급해 근육 유지와 포만감 증진에 큰 도움을 줄 수 있다.

식품명	단백질(g)	식이섬유(g)	당류(g)	총에너지(kcal)	SS
참치	25.6	0	0	154	~0.66
연어	21.6	0	0	146	~0.59
고등어구이	23.8	0	0	275	~0.35
참치 캔	19	0	0	210	~0.36
삶은 달걀	13	0	0	155	~0.34
소고기 살코기	26	0	0	257	~0.40
돼지고기 살코기	19.4	0	0	203	~0.38

(출처: 필라이즈)

연어·고등어·달걀 등은 필수지방산 같은 중요한 영양소를 공급하지만, SS 점수만으로는 다른 저지방·고단백 식품보다 낮게 평가받는다. 육류 살코기는 상대적으로 포화지방 함량이 적어 영양소밀도는 높고, 에너지밀도는 중간 정도인 식품군에 속한다.

식품명	단백질(g)	식이섬유(g)	당류(g)	총에너지(kcal)	SS
소고기 안심	19.6	0	0	247	~0.32
소고기 등심	15.6	0	0	313	~0.20
소고기 생갈비(1등급)	16.9	0	0	312	~0.21
소고기 생갈비(1++)	13.6	0	0	406	~0.13
돼지고기 목살	17.2	0	0	227	~0.30
돼지고기 삼겹살	13.6	0	0	382	~0.14
장어(민물장어)	25	0	0	262	~0.38
땅콩	25.8	8.5	4.0	567	~0.18
아몬드	21.3	11.8	4.8	578	~0.16
호두	15.2	6.7	2.6	654	~0.10
잣	13.7	3.7	3.6	673	~0.07

(출처: 필라이즈, 팻시크릿FatSecret)

육류의 경우 같은 종류의 고기라도 부위에 따라 SS 점수가 크게 차이 나는 것을 알 수 있다. 소고기 안심(~0.32)에 비해 돼지고기 삼겹살(~0.14)은 지방 함량이 많아 에너지밀도가 높고, SS 점수는 2배 이상 차이가 난다. 에너지밀도를 낮추면서 포만감 있게 먹으려면 소고기 안심이나 돼지고기 목살 부위를 선택하는 것이 유리하다.

견과류는 단백질과 식이섬유가 풍부하지만, 건강에 유익한 불포화지방 함량이 많아 에너지밀도가 높기 때문에 SS 점수가 낮게 나온다. 영양소밀도와 에너지밀도가 높은 식품군이라 SS 관점에서 본다면 육류 살코기가 더 좋고, 견과류는 건강한 지방 섭취를 위해 양을 조절하는 것이 좋다.

식품명	단백질(g)	식이섬유(g)	당류(g)	총에너지(kcal)	SS
두부	8.1	0.2	1.0	79	~0.36
순두부	6.0	0.1	0.7	47	~0.45
연두부	3.7	0	0.4	37	~0.36
두부구이	9.0	0.3	1.0	107	~0.30
떠먹는 두부	5.0	0	0.7	57	~0.30
렌틸콩	22.6	14.9	1.6	353	~0.32
검은콩	21.6	15.2	2.2	341	~0.32
병아리콩	17.8	14.5	2.5	377	~0.24
낫토	11.1	6.1	2.0	158	~0.31
저지방 코티지치즈	12.4	0	2.7	72	~0.54
코티지치즈	12.5	0	0.3	103	~0.47
모차렐라 치즈	7.4	0	0.2	86	~0.33
리코타 치즈	11.3	0	0.3	156	~0.28
플레인 그릭 요구르트	7	0	1.8	90	~0.23

(출처: 팻시크릿, 식품의약품안전처 식품영양성분 데이터베이스)

두부와 콩은 식물성 단백질의 급원이며, 식이섬유와 불포화지방산이 많은 건강식이다. SS 점수도 0.3 이상으로 비교적 높은 편이다. 코티지치즈는 낮은 칼로리에 비해 단백질 함량이 높아 포만감을 주어 다이어트에 도움이 된다. 카세인 단백질을 풍부하게 함유하고 있어 배고픔을 조절하는 데 효과적이다. 영양소밀도를 높이고 포만감을 주는 식단에서 코티지치즈, 두부, 렌틸콩 등은 좋은 선택일 수 있다.

식품명	단백질(g)	식이섬유(g)	당류(g)	총에너지(kcal)	SS
체더 슬라이스 치즈 (가공 치즈)	19.4	0	5.6	322	~0.17
불고기	16	0	2.4	162	~0.34
언양식 불고기	12	0	4	148	~0.22
남도 떡갈비	12	0	6	320	~0.08
돼지불고기	12	0	2.4	185	~0.21
고추장양념돼지불고기	13	0	7	134	~0.18
제육볶음	13	0	7	191	~0.13
소 곱창	9	0	0	140	~0.26
돼지 곱창	12	0	0	231	~0.21
스팸	13	0	2	340	~0.13
소시지	13	0	1.1	262	~0.18

(출처: 팻시크릿)

이 식품들은 영양소를 얻기 위해 지불해야 하는 에너지밀도가 너무 높은 식품이다. 단백질을 얻기 위해 함께 들어오는 당류와 포화지방 함량이 많다. 총에너지 섭취량에 비해 SS가 0.3 미만으로 포만감이 적어 과식하기 쉽다.

이 음식들은 주의 깊게 양을 조절해야 한다. 맛과 만족감을 줄 수는 있지만, 필수 영양소를 얻기 위해 지불해야 하는 에너지밀도가 너무 높기 때문이다.

◆ SS 점수별 식사 전략

SS 0.5 이상인 음식은 적은 에너지원으로 필수영양소를 공급하므로 빠른 다이어트 효과를 원할 때 효과적이다. SS 0.30~0.49인 음식은 건강한 식단을 구성할 때 우선적으로 챙긴다. 다만, 점수가 낮을수록 지방 함량이 높으므로 에너지 과잉에 주의해야 한다. SS 0.20~0.29인 음식은 가끔씩 소량 곁들이는 것은 괜찮지만 주된 메뉴로 삼기에는 부담스럽다.

SS 0.2 미만인 음식은 가급적 피해야 한다. 영양소에 비해 과도한 에너지를 제공하므로 대사 건강과 체중 감량의 적이기 때문이다.

SS는 직관적으로 '포만감'을 주는 필수영양소의 희석 효과를 확인해볼 수 있다는 장점이 있지만, 이 기준을 고려할 때는 다음 세 가지를 염두에 두어야 한다.

첫째, 지방의 종류를 반드시 고려한다. 호두, 아몬드 같은 견과류는 지방 함량이 많아 SS 0.07~0.18로 삼겹살(SS ~0.14)과 비슷하다. 하지만 견과류는 불포화지방산이 많고, 삼겹살은 포화지방산이 많아 SS 점수가 비슷하더라도 건강 측면에서는 다르게 판단해야 한다.

둘째, 조리법이 운명을 결정한다. 닭가슴살을 튀기거나 소고기에 양념을 많이 하면 SS가 뚝 떨어진다. 원재료의 선택과 함께 조리법을 생각하는 습관이 중요하다.

셋째, 지방과 단백질 함량이 상대적으로 적은 탄수화물 식품은 SS 점수의 변별력이 낮다. 탄수화물 식품에 대한 평가는 FQI 지표로 살펴보는 것이 더 좋다.

◆ **식이섬유 품질 지수** Fiber Quality Index, FQI

탄수화물 식품은 FQI를 계산해보는 것이 유용하다. 이는 탄수화물 내에서 '건강한 부분(식이섬유)'과 '혈당에 영향을 주는 부분(당질)'의 비율에만 집중해서 탄수화물의 질을 평가하는 데 특화된 지표다.

$$FQI = \frac{식이섬유(g)}{탄수화물(g) - 식이섬유(g)}$$

식품명(100g당)	탄수화물(g)	식이섬유(g)	당류(g)	FQI
(삶은) 렌틸콩	60	30.5	29.5	~1.03
(삶은) 병아리콩	27	8.6	18.4	~0.46
감자	18.5	2.1	16.4	~0.13
고구마	30.3	3.3	27	~0.12

귀리	66	11	55	0.2
보리밥	31.7	3.3	28.4	~0.12
현미밥(햇반)	33	2.3	30.7	~0.07
흰쌀밥	33	0.9	32.1	~0.03
크루아상	49.5	2	47.5	~0.04
식빵	50	1	49	~0.02

콩류는 식이섬유가 아주 풍부한 탄수화물이며, 귀리와 현미밥도 건강한 탄수화물 공급원이다. FQI가 0.1 미만인 현미밥이나 흰쌀밥은 양을 조절해서 과식하지 않도록 한다. FQI 0.05 미만인 식품은 에너지밀도가 높아 가급적 섭취를 줄이거나 피해야 한다.

3부

살찌지 않는 몸을 위한 최적의 식사 전략

1장
밥상을 뒤집어라

지금까지 지방간, 인슐린 저항성, 만성 염증이 생길 수밖에 없는 생활 습관과 살이 찔 수밖에 없는 환경, 즉 초가공식품의 등장으로 인한 유전자와 환경의 불일치에 대해 설명했다. 이제부터는 살찌지 않는 몸을 유지하는 구체적 실천 방법을 세워야 한다.

첫 번째 단계는 이 불일치를 '인식'하는 것이다. 아무 생각 없이 습관적으로 에너지밀도가 높은 음식을 먹다 보면 어느 순간부터 에너지원 과잉으로 당질 저장 창고와 지방 저장 창고가 넘쳐나고 그로 인해 지방간, 인슐린 저항성, 만성 염증 등 대사이상을 초래한다. 더 큰 문제는 도파민 자극에 익숙해져 뇌가 중독에 빠져버린 것이다. 지금 벗어나지 않으면 대사이상, 음식 중독이 더 악화될 뿐이라는 걸 깨달아야 한다. 이를 바꾸려면 아무 생각 없이 행동한 잘못된 습관을 무의식에서 의식의 세계로 끄집어내야 한다.

두 번째 단계는 이 불일치를 최대한 줄여보려고 노력하는 것이다. 앞서 언급한 식욕의 생리를 잘 이해해서 포만감 신호를 최대한 활용하고, 뇌를 리세팅해 음식 중독에서 벗어나야 한다.

구석기시대 유전자를 거의 그대로 간직한 채 21세기를 살아가는 우리는 어떻게 해야 할까? 우선, 의도적으로 단백질과 식이섬유를 챙겨 먹어야 한다. 일단 필수영양소를 섭취하자는 것이다. 그리고 에너지원인 당질과 지방을 섭취하는 데는 요령이 필요하다. 고지방이라면 저당질로, 고당질이라면 저지방으로 섭취하는 전략이 그것이다.

밥을 곁들여 먹는 식단에서는 기름기 많은 육류 섭취를 피하고, 두부·달걀·생선 혹은 해산물을 곁들인다. 고당질·저지방 식단이다. 저녁에 고깃집에서 삼겹살이나 차돌박이로 회식할 경우에는 가급적 후식으로 먹는 냉면이나 공깃밥은 피한다.

아울러 당질 저장 창고와 지방 저장 창고를 간간이 비워두는 전략도 필요하다. 간헐적 단식과 운동을 반드시 포함해야 하는 이유다.

영양소와 식욕의 개념을 충분히 이해했다면, 식품의 칼로리를 일일이 계산해서 저칼로리 식단으로 식사하는 게 살찌지 않는 몸을 만드는 데 별 도움이 안 된다는 사실을 충분히 알았을 것이라 믿는다. 이제는 실전이다. 살찌지 않는 몸을 만드는 식사 전략을 하나하나 살펴보자.

먼저 챙겨라, 단백질

필수영양소 중 가장 먼저 챙겨야 하는 게 단백질이다. 남녀노소 누구나 매일 먹어야 하는 가장 중요한 영양소다. 원시인류는 식량을 얻기 위해 하루 종일 걷거나 사냥을 하려고 죽기 살기로 뛰었다. 필수영양소인 단백질을 얻기 위해서는 에너지원인 당질과 지방이 필요했다. 농경시대에도 아침부터 논과 밭에서 육체노동을 해야 했고, 이때에도 당질과 지방이 필요했다. 따라서 농경시대에는 밥이나 빵이 주식인 게 맞다.

하지만 걷는 대신 자동차로 이동하고, 종일 책상에 앉아 일하는 현대인에게도 여전히 밥이나 빵이 주식이어야 할까? 손쉽게 음식을 구할 수 있는 지금은 필수영양소를 잘 챙겨 먹고, 에너지원인 당질과 지방은 줄여야 하는 게 맞다.

동물의 세계에서 음식 섭취량을 결정하는 단백질 지렛대 이론은 생리적 포만감을 설명하는 강력한 힘 중 하나다. 매 끼니와 간식에도 단백질 음식이 중심에 있어야 하고, 당질과 지방은 주식에 곁들이는 반찬 역할을 해야 한다.

단식을 깬다는 의미의 'Break-Fast', 즉 첫 번째 식사인 아침부터 단백질을 챙겨 먹는다. 혈당의 빠른 상승을 막고, 무엇보다 포만감이 증가하고 오래 유지되어 하루 총섭취 에너지를 줄여주는 장점이 있다.

나는 아침 식사로 단백질 분말을 우유나 두유에 타 먹는 걸 추천하고 싶다. 물론 단순당은 거의 없고 복합당질이 소량 들어 있는 제품을 고른다. 인공감미료를 포함한 인공 첨가물은 가급적 최소한 포함되어야 한다. 인공감미료는 과당이 없고 칼로리도 거의 없지만 단맛이 강하다. 자칫 단맛에 익숙한 뇌를 자극할 수 있으니 주의가 필요하다.

개인의 운동량이나 신체 활동량에 따라 조금씩 차이가 날 수는 있지만 아침 식사 때 남성은 20~30g, 여성은 15~25g 정도 섭취하길 권장한다. 여기에 블루베리를 넣은 플레인 요구르트를 곁들이면 맛도 좋고 포만감도 오래 유지된다.

직장인은 점심을 구내식당이나 회사 근처에서 해결해야 하니 건강식을 찾아 먹기가 쉽지 않다. 내가 좋아하는 메뉴는 생선구이, 순두부, 대구탕, 수육 등 양질의 단백질이 주식인 음식이다. 그리고 채소 등 짜지 않은 밑반찬으로 먼저 배를 채운 후 밥은 반 공기만 먹는다.

직장인이 즐겨 먹는 제육볶음은 양질의 단백질 음식일까? 식당마다 다르겠지만 보통은 설탕이 8~16g 들어간다. 게다가 대부분 정제 씨앗 기름을 사용한다. 매운맛을 내기 위해 들어가는 고추장은 45% 이상이 당질이고, 그중 설탕·물엿 등 단순당이 절반을 차지한다. 쉽게 말해 전체의 25%가 설탕이라고 이해하면 된다. 약 30g의 돼지고기 단백질을 얻기 위해 함께 섭취하는 당질과 지방이 만만찮다. 여기에 밥 한 공기를 다 먹으면 고당질·고지방 식사가 된다. 설탕, 지방, 소금의 조합으로 생리적 필요량보다 많이 먹는 쾌락적 섭식을 하게 되는 것이다.

점심 식사는 보통 밥이나 면을 먹으므로 함께 섭취하는 단백질 음식은 가급적 지방 함량이 적은 것을 선택해야 그나마 고당질·저지방

우리 몸은 갈증을 배고픔으로 착각한다

수분 부족으로 생기는 갈증을 때로는 배고픔으로 오인할 수 있다.

① **중복되는 뇌 신호**: 뇌의 시상하부는 배고픔과 갈증을 조절하는 역할을 한다. 이 두 가지 감각은 동일한 영역에서 제어되기 때문에 신호가 겹치거나 혼선을 빚어 갈증을 배고픔으로 잘못 해석할 수 있다.

② **갈증 신호의 둔감함**: 많은 사람이 우리 몸의 갈증 신호를 예민하게 인식하지 못한다. 특히 나이가 들수록 갈증 신호에 무뎌진다. 물을 자주 마시는 습관을 들이지 못한 사람은 만성 탈수 위험이 크다. 갈증 신호가 배고픔 신호만큼 명확하지 않다 보니 갈증을 배고픔으로 착각한다.

③ **학습된 습관**: 사람들은 음식과 음료를 함께 섭취한다. 그러다 보면 둘 사이에 연관성을 만든다. 그 결과 갈증을 느낄 때 조건반사처럼 먹는 것과 연관 짓고 그 신호를 배고픔으로 해석한다.

④ **탈수로 유발되는 피로**: 체내 수분이 부족하면 피로감과 활력 저하가 생길 수 있다. 피로의 원인이 실제로는 수분 부족임에도 에너지를 높이기 위해 무언가를 먹어야겠다는 생각이 든다.

갈증과 배고픔을 혼동하지 않으려면 우리 몸의 신호에 좀 더 귀 기울이고 수분을 충분히 섭취하는 것이 중요하다. 평소 물 마시는 습관을 들이면 갈증을 배고픔으로 잘못 해석할 가능성이 줄어든다. 배고픔인지 갈증인지 확신이 서지 않는다면 일단 물 한 잔을 마시고 몇 분간 기다려본다. 허기가 가라앉는다면 배고픔이 아니라 갈증이었을 가능성이 높다.

식단이 된다. 반대로 저녁 식사로 삼겹살이나 곱창을 먹는다면, 후식으로 밥이나 면은 가급적 피해 고지방·저당질 식사를 유지하는 것이 바람직하다.

더 먹어라,
식이섬유와 수분

식사할 때 식이섬유가 풍부한 샐러드나 나물 반찬을 먼저 먹으면 일찍 배가 부르고 포만감이 오래 지속된다.

이탤리언 레스토랑에 가면 웨이터가 빈 물잔에 수시로 물을 채워준다. 식사 전과 식사 중에 물을 마시면 밥 먹는 속도를 조절할 수 있고, 포만감도 일찍 느껴 전반적인 음식 섭취량을 줄이는 데 도움이 된다. 짜지 않은 국이나 채소 수프를 곁들이는 것도 포만감을 높여 과식을 막아주는 효과가 있다. 수분 섭취는 여러 가지 이점이 있다.

첫째, 식욕 조절을 해준다. 물을 충분히 마시면 포만감을 빨리 느끼게 한다. 한 연구 결과에 의하면 12주 동안 매끼 식사 30분 전 500ml의 물을 마신 사람들은 그렇지 않은 사람들에 비해 체중이 더 많이 줄었다.[1]

둘째, 신진대사를 향상시킨다. 충분한 수분 공급은 최적의 신진대사 기능을 유지하는 데 필요하다. 물을 마시면 일시적으로 '안정 시 대사율'이 증가해 체중 감량에 도움이 된다. 한 연구 결과 500ml의 물을 마시고 안정 시 대사율을 측정했더니 남녀 모두 마시기 전보다 수치가 30%나 증가했다. 이러한 신진대사 증가는 물을 마시고 10분 이내에 발생했으며, 30~40분 후 최대에 도달했다.[2]

셋째, 운동 능력을 향상시킨다. 수분 섭취는 운동 효과를 극대화하는 데 필수적이다. 운동 중 수분 섭취가 충분하지 않으면 피로, 지구력 감소, 근력 약화로 이어질 수 있다.

나중에 먹어라, 당질

 같은 메뉴의 음식이라도 먹는 순서를 바꾸면 식후 혈당 관리는 물론, 당뇨병 예방에도 도움이 된다는 연구 결과가 쏟아져 나오고 있다. 채소와 단백질 음식을 먼저 먹고, 밥이나 빵 같은 당질은 식사의 맨 마지막에 먹는 간단한 실천법이 식후 혈당 상승을 뚜렷하게 억제할 뿐 아니라 당뇨병 예방 효과도 있다는 것이다. 당뇨병 전 단계인 사람은 물론 제2형 당뇨병 환자에게도 식후 혈당 상승과 인슐린 분비량에 두드러진 억제 효과를 보였다.[3]

 이 방법은 밥을 주식으로 섭취하는 우리나라 식문화에서 쉽게 실천해볼 수 있다. 원리는 단순하다. 우선 위 배출 속도를 늦춘다. 먼저 먹은 채소와 단백질이 위에 오래 머물러 다음에 먹는 당질의 소화·흡수를 늦춰준다. 탄수화물 흡수가 천천히 이루어지니 혈당이 빠르게 올라가지 않고, 인슐린도 급하게 상승하지 않는다. 마찬가지로 연구 결과에서도 당질을 먼저 섭취했을 때보다 훨씬 적은 양의 인슐린으로도 혈당을 효과적으로 조절하는 것으로 나타났다.

 단백질이나 지방, 식이섬유를 먼저 먹으면 위장관에서 GLP-1 등 인크레틴 호르몬이 빠르게 분비된다. GLP-1은 췌장에서 인슐린 분비를 촉진하는 동시에 식욕 억제 및 위 배출을 늦추는 효과까지 있다. 연구 결과에 따르면 닭가슴살과 채소를 먼저 먹고 10분 후 당질을 섭취한 그룹은 당질을 먼저 먹은 그룹에 비해 식후 최고 혈당치가 40% 이상 현저히 감소했을 뿐만 아니라, GLP-1 분비량 역시 의미 있게 높았다.[4] GLP-1은 식후 혈당의 급격한 증가를 막을 뿐 아니라 식욕 억제 효과도 보인다.

이처럼 식사할 때 나물이나 샐러드 같은 채소 반찬과 짜지 않은 단백질 반찬(두부, 고기, 생선, 달걀 등)을 먼저 먹어 어느 정도 배를 채운 다음 밥을 먹는 작은 식습관의 변화로 단기적 혈당 조절을 넘어 식욕 억제를 통한 체중 감량 및 당뇨병 예방이라는 장기적 효과까지 기대할 수 있다면, 충분히 실천해볼 가치가 있지 않을까.

천연 재료로 챙겨라, 필수영양소

다량영양소(탄수화물·단백질·지방)에 대한 논쟁이 뜨겁다 보니 미량영양소(비타민·미네랄)에 대한 관심은 소홀해진 감이 있지만, 이 또한 중요한 필수영양소다. 특히 칼륨은 세포 내 삼투압 유지, 신경 자극 전달, 근육수축, 효소 활동, 산-염기 평형 유지 등 다양한 세포 기능에 필수적 역할을 한다. 천연 그대로의 식품, 즉 과일·채소·통곡류 및 가공하지 않은 육류 등에는 미량영양소가 풍부하다.

반면, 세포 구조가 파괴될 정도로 가공한 식품에서는 미량영양소가 빠져나간다. 정제 설탕, 흰 밀가루를 포함한 초가공식품에는 미량영양소가 거의 들어 있지 않다. 필수영양소는 사라지고 에너지원만 남아 있는 식품으로 변질되는 것이다. 특히 칼륨은 가공 도중 세포가 파괴되면서 쉽게 방출된다.

지난 100여 년 동안 식품 내 칼륨 함량은 꾸준히 감소해왔다. 특히 화학비료의 사용으로 토양 내 미네랄 함량이 크게 줄었다. 농산물의 칼륨 수치가 과거에 비해 3분의 1 이상 감소했기 때문에 같은 양의 칼륨을 얻기 위해서는 천연 재료의 음식을 더 많이 섭취해야 한다.

심지어 식품 가공 기술의 발전은 이 문제를 더욱 악화하고 있다. 예를 들어 곡물을 제분하면서 칼륨이 풍부한 외층을 벗겨내면 영양가가 현저히 떨어지는 정제 식품만 남는다. 칼륨이 고혈압, 심혈관 질환, 신장 결석 등을 예방하는 데 중요한 역할을 한다는 점을 감안할 때 칼륨 섭취 부족은 충분히 우려스러운 상황이다.

식단을 개선해 영양소 결핍을 해결하기 위해서는 칼륨을 포함한 필수 미량영양소를 공급해주는 음식을 챙겨 먹어야 한다. 가공식품이 아닌 천연 재료의 음식을 섭취해 미량영양소 결핍이 생기지 않도록 해야 한다.

천천히, 꼭꼭 씹어 먹어라

음식을 먹기 시작해서 포만감을 느끼기까지는, 우리 몸이 식욕 조절과 관련한 다양한 생리적 신호를 처리하고 반응하는 데 걸리는 시간 때문에 약간의 지연이 있다. 그 시간은 일반적으로 약 15~20분이지만 다음과 같은 몇 가지 요인에 의해 조금씩 다를 수 있다.

첫째, 호르몬 신호다. PYY, CCK, GLP-1 같은 식욕 조절 및 위장관 호르몬은 포만감을 촉진하는 데 중요한 역할을 한다. 이 호르몬들은 위장관에 영양소가 들어와 있을 때 반응해 분비되지만, 뇌에 포만감을 효과적으로 전달하는 데에는 다소 시간이 걸린다.

둘째, 위장 팽창이다. 음식이 차면서 위가 확장되면 위벽에 있는 스트레치 수용체가 활성화하고, 뇌로 신호를 보내 식욕을 억제하며 포만감을 느끼게 한다. 하지만 위가 팽창하고 이러한 신호를 처리하는 데에는 다소 시간이 걸린다.

마지막으로, 영양소 흡수와 혈당 조절이다. 혈액 내 포도당이 상승하면 충족감과 포만감에 영향을 준다. 하지만 탄수화물이 소화·흡수되어 혈당이 올라가기까지는 시간이 걸리므로 포만감 신호가 지연된다.

식사 속도가 빠르면 포만감 신호가 뇌에 도달하기 전에 음식 섭취가 필요량보다 많아져 과식으로 이어질 수 있다. 음식을 충분히 씹고, 입안에 음식이 있는 동안에는 수저를 내려놓는다. 한 입 한 입 음미하면서 평소보다 천천히 먹으려 노력하고, 포만감 신호에 좀 더 귀 기울이다 보면 내 몸에 필요한 양만큼의 음식을 섭취하게 되어 과식을 피할 수 있다.

2장
간헐적으로 단식하라

때로는 건강상 굶주릴 필요가 있다

우리 인류의 직계 조상인 호모사피엔스는 20만~30만 년 전에 출현했다. 현대인은 인류 역사상 문명의 이기를 그 어느 때보다 최대한 누리고 있다. 한 끼만 건너뛰어도 기운이 없어 일을 못 하겠다는 젊은이들은 1970년대 초반까지 존재했던 '보릿고개'를 알지 못한다.

원시인류는 어땠을까? 아침에 일어나자마자 푸짐한 아침 식사를 챙겨 먹었을까? 먹을거리를 얻기 위해 하루 종일 사냥과 채집을 해야 했고, 오후 늦게야 식사를 든든하게 했을 것이다. 농사를 지었던 조상들도 흉년으로 기근이 생기면 초근목피草根木皮로 하루하루 연명해야 했다.

지금처럼 하루 세끼를 거르지 않고 꼬박꼬박 챙겨 먹은 건 불과 50년도 채 되지 않았다. 심지어 늦은 저녁이나 야식을 먹은 후에도 "아침을 먹어야 건강해진다"는 속설에 따라 일어나자마자 식사를 하는 사람이 적지 않다.

수렵-채집을 하지 않아도, 농사를 짓지 않아도 냉장고에는 늘 음식이 가득하다. 신체 활동량이 크게 줄었음에도 꼬박꼬박 식사를 챙기는 게 과연 건강에 도움이 될까? 수십만 년 동안 진화를 거듭해왔지만 지금의 21세기를 살아가기에 인류의 유전자 코드와 환경의 괴리는 너무나 크다.

건강을 위해 잘 먹어야 한다지만, 때론 간간이 굶는 게 우리 몸에는 좀 더 익숙한 상황이 아닐까? 실제로 최근의 임상 연구에 따르면 식사 간격을 8~12시간으로 제한할 경우 인슐린 저항성을 포함한 대사이상은 물론 뇌 기능, 장내세균 균형, 면역력까지 향상된다. 따라서 간헐적 단식은 21세기를 살아가는 현대인의 건강을 유지하기 위해 반드시 필요한 건강관리법이다.

곧 넘쳐흐를 만큼 가득 차 있는 당질 저장 창고와 지방 저장 창고를 비워내는 것이 관건이다. 이를 비우는 가장 확실한 방법은 무엇일까? 12시간 공복 후 검사한 혈당이 100mg/dL 이상이거나 인슐린 수치가 10μU/mL를 넘었다면, 저녁 식사 후 아침 식사까지 12시간의 공복만으로는 부족하다. 공복 시간을 더 늘려야 한다.

공복 시간이 길어질수록 인슐린 수치는 빠르게 떨어지고 글루카곤, 노르에피네프린, 성장호르몬 수치가 증가한다. 이러한 호르몬의 변화는 지방 연소를 강화하고 신진대사의 효율을 높인다. 안정 시 대사율이 떨어지지 않고 근육량이 유지되는 건 이러한 호르몬의 변화 덕분이다. 인슐린 저항성을 개선하는 가장 빠르고 확실한 방법이다.

최근 24시간 간헐적 단식이 우리 몸의 대사 시스템을 근본적으로 변화시켜 지방간, 인슐린 저항성 등의 대사이상을 개선하는 데 효과적이라는 연구 결과가 속속 나오고 있다.[5,6,7]

간헐적 단식은 내 몸에서 보내는 배고픔 신호가 진짜 배고픔(생리적 식욕)인지, 아니면 가짜 배고픔(감정적 식욕 혹은 쾌락적 식욕)인지를 구별하는 데 도움을 줄 수 있다. 주기적으로 간헐적 단식을 하다 보면 가짜 배고픔을 보다 확실히 인식할 수 있다. 생리적 배고픔과 포만감 신호에 좀 더 민감해진다는 의미다. 또한 그렐린이나 렙틴 같은 식욕 조절 호르몬의 민감도도 좋아진다.

간헐적 단식은 의도적으로 식사 시간을 조절해야 한다. 단식하는 시간에는 먹고 싶은 음식이 있어도 참는다. 단식하는 시간에 정신적·신체적 반응을 관찰하면서 내 몸의 신호에 귀를 기울이다 보면 감정적 식욕이나 쾌락적 식욕을 조절하는 데에도 도움이 된다. 일정한 시간에만 먹어야 하기 때문에 음식의 양과 질에 대해서도 보다 신중한 선택을 할 수 있다.

일부러 한 끼 식사량을 줄이는 것이 아님에도 간헐적 단식은 결과적으로 총섭취 에너지량을 줄이는 효과가 나타난다. 설령 간헐적 단식이 끝난 직후 과식하더라도 일주일간 섭취한 식사량을 7로 나눠보면 칼로리 과잉은 나타나지 않는다. 칼로리를 계산하거나 저칼로리 다이어트

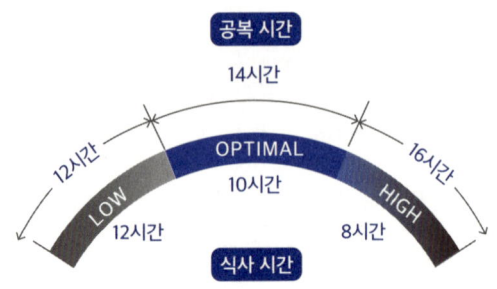

간헐적 단식 또는 시간제한 다이어트에서는 '더 할수록 더 좋다More is Better'는 원칙이 적용되지 않는다. 다른 모든 것과 마찬가지로 이익을 극대화하는 스위트 스폿Sweet Spot이 있다. 박용우가 제안하는 14시간 공복과 10시간 식사는 '충분하지 않음'과 '너무 많음' 사이의 절충안이다. 매일 14시간의 짧은 단식을 유지하고, 일주일에 한두 번 24시간 단식하는 것이 박용우가 제안하는 간헐적 단식법이다.

를 하지 않아도 체중 감량에 도움이 되는 방법이다. 단백질 섭취량이 많은 건 아닌지 걱정할 필요도 없다.

  4부 3장에서 마음 챙김 식사에 대해 설명하겠지만, 간헐적 단식은 개인이 원칙을 정하고 식습관을 조절하는 것이므로 식욕에 대한 자제력을 키우고, 배고픔과 포만감 신호에 유연성 있게 대처할 수 있도록 안내한다. 건강한 체중을 유지할 수 있다는 자신감도 훨씬 배가될 것이다.

3장
장내 미생물 균형을 회복하라

보이지 않는 장기, 장내 미생물

인간의 장속에는 약 38조 마리의 미생물이 서식하고 있으며, 이들은 인간 유전자 수보다 약 150배나 많은 유전 정보를 지닌 거대한 생태계를 이루고 있다. 과거에는 이들이 단순히 음식물 소화를 돕거나 병원균과 경쟁하는 수동적 존재로 여겨졌지만, 최근에는 '제2의 게놈' '보이지 않는 장기'로 불릴 만큼 건강과 질병에 큰 영향을 미치는 핵심 요소로 주목받고 있다.

장내 미생물은 우리가 섭취한 음식을 분해해 단쇄지방산, 비타민, 신경전달물질 등 다양한 대사산물을 생성한다. 이들은 면역, 대사, 신경

계와 끊임없이 상호작용하며 인체의 항상성을 유지하는 데 결정적 역할을 한다.

현대인에게 급증하고 있는 비만, 비알코올 지방간, 제2형 당뇨병 등의 대사 질환은 단순히 에너지 과잉 섭취와 운동 부족 같은 생활 습관만으로는 설명하기 부족하다. 동일한 환경에서도 질병 발생 여부나 진행 속도가 사람마다 다르게 나타나기 때문이다.

학자들은 이러한 차이를 설명하는 새로운 요인으로 장내 미생물에 주목하고 있다. 최근 다수의 연구에 따르면 장내 미생물 생태계의 균형이 무너지는 '장내 미생물 불균형Dysbiosis' 상태가 만성 염증을 유발하며, 이는 지방간과 인슐린 저항성 같은 다양한 대사 질환의 공통된 뿌리로 작용한다.

불균형이 만드는 대사 질환의 핵심 기전

1. 장누수증후군

건강한 장은 단일층의 상피세포로 구성되어 있으며, 이 세포들은 '치밀 결합'이라는 단백질 구조물로 단단히 얽혀 있다. 이러한 장벽은 필요한 영양소와 수분만을 선택적으로 흡수하고, 유해균이나 소화되지 않은 음식물 또는 독소 등이 혈류로 유입되는 것을 차단하는 물리적 방어막 역할을 한다.

장내 미생물 불균형으로 유해균이 증식하고 유익균이 감소하면, 유해균이 분비하는 독소나 대사산물에 의해 치밀 결합 단백질이 손상된다. 이로 인해 장벽의 견고함이 무너져 투과성이 비정상적으로 증가하면 '새는 장' 상태, 즉 장누수증후군이 발생한다.

2. 만성 염증의 방아쇠, LPS

장내 그람 음성균 Gram-Negative Bacteria의 세포벽에는 지질다당류라는 강력한 내독소가 포함되어 있다. 정상 상태의 장벽은 혈중 지질다당류 Lipopolysaccharide, LPS가 혈류로 침투하는 것을 막지만, '새는 장' 상태에서는 LPS가 손쉽게 혈관으로 유입된다. 혈액 내로 들어간 LPS는 전신을 순환하며 간·지방조직·근육 등 다양한 조직의 면역세포(대식세포 등)를 활성화해 TNF-α, IL-6, IL-1β 등 강력한 염증성 사이토카인의 분비를 촉진한다.

이렇게 정상 상태에서는 나타나지 않아야 할 낮은 농도의 LPS가 혈중에 지속적으로 존재하면서 만성 저등급 염증을 일으키는 걸 '대사성내독소혈증 Metabolic Endotoxemia'이라고 한다. 이는 비만, 지방간, 제2형 당뇨병 등 다양한 대사 질환을 일으키는 전신 만성 염증의 핵심 원인이다.

3. 단쇄지방산의 감소

장내에는 우리가 소화하지 못하는 식이섬유(프리바이오틱스)를 발효해 아세트산, 프로피온산, 낙산 같은 단쇄지방산을 생산하는 유익균이 있다. 단쇄지방산은 장 건강과 전신 대사에 매우 중요한 역할을 한다.

특히 낙산은 대장 상피세포의 주요 에너지원으로 사용되어 장벽을 튼튼하게 하고, 항염증 작용 및 면역 조절 기능을 수행한다.

장내 미생물 불균형이 발생하면 유익한 단쇄지방산, 특히 낙산의 생산이 급격히 감소한다. 이는 장벽 약화와 염증 악화로 이어져 전신의 대사 건강을 해치는 요인이다.

장내 미생물과 대사 질환

1. 비알코올 지방간

장과 간은 간문맥이라는 큰 혈관을 통해 직접 연결되어 있어, 장에서 흡수된 모든 물질은 간문맥을 통해 가장 먼저 간으로 이동한다. 따라서 장벽이 손상되면 간문맥을 통해 다량의 LPS가 간으로 유입되고, 간의 주요 면역세포인 쿠퍼세포Kupffer's Cell가 활성화된다. 그러면 염증성 사이토카인이 대량 분비되고, 이것이 간세포에 염증 반응과 산화 스트레스 및 인슐린 저항성을 유발한다. 그리고 미토콘드리아의 기능이 떨어지며 지방산이 에너지원으로 사용되지 못한 채 쌓여 결국 지방산 산화 억제, 중성지방 축적 등으로 인해 지방간으로 발전한다.

2. 인슐린 저항성

장내 미생물 불균형으로 유발된 대사성내독소혈증은 인슐린 저항성을 일으키는 가장 중요한 원인이다. 혈액 내로 유입된 LPS는 염증 반응을 유도해 근육, 지방조직, 간 등 주요 인슐린 표적 조직에서 인슐린 신호 전달을 방해한다. 결과적으로 혈액 속의 포도당은 세포 속으로 들어가지 못하고 혈중에 남아 고혈당을 유발하며, 췌장은 이를 해결하기 위해 더 많은 인슐린을 분비하는 악순환에 빠진다.

단쇄지방산, 특히 낙산과 프로피온산은 장내 L-세포를 자극해 GLP-1 호르몬의 분비를 촉진한다. GLP-1은 인슐린 분비 촉진, 식욕 억제, 위 배출 지연 등 혈당 조절에 긍정적 역할을 한다. 하지만 장내 미생물 불균형에 의해 단쇄지방산 생성이 줄면 이러한 효과가 상실되어 인슐린 저항성이 악화된다.

장내 환경을 악화시키는 요인들

1. 정신적 스트레스

스트레스는 뇌-장 축Brain-Gut Axis을 통해 장운동성, 장벽 투과성에 직접적 영향을 미친다. 지속적인 스트레스는 장벽을 약화하고, 장내 미생물 구성을 변화시켜 만성 염증 유발 위험을 높인다.

2. 항생제 남용

항생제는 유해균뿐 아니라 장내 유익균까지 무차별적으로 사멸시켜 장내 생태계를 초토화한다. 이는 장기적으로 장내 미생물 불균형을 초래하고, 항생제 내성균의 증식을 유발해 만성 염증의 위험을 높인다.

3. 수면 부족, 불규칙한 생활 리듬

장내 미생물도 24시간 주기로 서케이디언 리듬에 따라 활동한다. 수면 부족, 야식, 불규칙한 식사 등은 이 리듬을 교란해 장내 미생물의 다양성을 감소시키고 만성 염증을 유발할 수 있다.

프로바이오틱스로 대사이상 개선하기

지방간, 인슐린 저항성, 만성 염증 등 대사이상을 단순히 생활 습관 문제로만 설명하기엔 부족함이 있다. 이들 질환의 중심에는 장내 미생물 불균형이라는 공통된 병리 기전이 존재한다. 장내 미생물 불균형이 초래하는 장벽 붕괴와 내독소 LPS의 유입은 만성 염증을 유발하며, 다양한 대사이상으로 이어진다. 따라서 식단 조절, 규칙적 운동, 충분한 수면, 스트레스 관리 등 기본 생활 습관 개선에 더해서 치료 효과를 높이기 위해 '프로바이오틱스 처방'이 반드시 필요하다는 게 내 생각이다.

과거에는 프로바이오틱스를 단순히 장 건강이나 변비 개선에 도움을 주는 유익균 보충제 정도로 여겼다. 그러나 최근에는 특정 질환에 대해 임상적 효능이 입증된 균주를 사용하는 '의학적 프로바이오틱스'

혹은 '치료용 프로바이오틱스' 개념으로 진화하고 있다.

특히 대사 질환 분야에서 프로바이오틱스는 다음과 같은 네 가지 핵심 경로를 통해 치료 역할을 수행한다.

1. 장벽 기능 강화

일부 프로바이오틱스는 장세포의 치밀 결합 단백질(조눌린 등)의 발현을 증가시켜 장누수증후군을 회복하고, 장벽의 물리적 방어력을 강화한다. 이는 LPS 같은 유해 물질의 혈류 유입을 원천적으로 차단하는 가장 중요한 기능이다.

2. 면역 조절

프로바이오틱스는 장내 면역세포와 상호작용해 면역반응의 균형을 조절한다. 항염증성 사이토카인(IL-10 등)의 분비를 촉진하고, 염증성 사이토카인(TNF-α 등)의 분비를 억제한다. 또한 조절 T세포Treg Cell의 분화를 유도해 과도한 염증 반응을 진정시킨다.

3. 유해균 억제 및 유익균 성장 촉진

프로바이오틱스는 박테리오신 같은 항균 물질을 생성하거나 장의 상피세포에 경쟁적으로 달라붙어 유해균 자리를 차단하는 등 유해균의 증식을 억제해 장내 생태계의 균형을 유익한 방향으로 회복시킨다.

4. 유익한 대사산물 생성

특정 프로바이오틱스는 낙산 같은 유익한 단쇄지방산을 직접 생성하거나 다른 유익균이 단쇄지방산을 잘 생성할 수 있는 환경을 조성한다. 이렇게 생성된 단쇄지방산은 장벽 강화, 항염증, 인슐린 민감성 개선 등 대사 건강에 필수 역할을 한다.

이러한 기전을 고려할 때 대사 질환으로 악화된 장내 환경을 정상화하고, 염증의 악순환 고리를 끊기 위해서는 과학적으로 기능이 검증된 특정 프로바이오틱스의 적극적 처방이 필요하다.

5. 클로스트리디움 부티리쿰

차세대 프로바이오틱스로 최근 주목받는 클로스트리디움 부티리쿰 *Clostridium butyricum*은 낙산 생성균으로 대사 질환 치료에 매우 유망한 프로바이오틱스다. 이 균은 스스로 아포(일종의 자연 캡슐)를 형성해 위산과 담즙에도 견디고 장까지 안정적으로 도달한다. 도달 후에는 발아해 활발히 증식하며 낙산을 생산한다. 대부분의 프로바이오틱스가 간접적으로 단쇄지방산 생성을 돕는 반면, 이 균주는 직접 낙산을 만들어 분비한다. 장내 환경이 이미 심하게 손상되어 다른 유익균이 잘 자라기 어려운 상황에서도 직접 낙산을 생산해 긍정적 효과를 유도할 수 있다는 점에서 치료적 가치가 높다.

6. 사카로미세스 보울라르디

클로스트리디움 부티리쿰이 공격수로서 유익한 물질을 적극적으로 생

> ### 낙산의 4가지 주요 효과
>
> ① **대장 상피세포의 주요 에너지원**: 낙산은 대장 상피세포가 가장 선호하는 에너지원이다. 세포가 사용하는 에너지의 약 70%를 공급하며, 세포의 증식과 분화를 촉진하고, 장 점막의 건강한 구조를 유지하는 데 필수적이다. 건강한 상피세포는 튼튼한 장벽의 기본이다.
>
> ② **강력한 항염증 효과**: 낙산은 '히스톤 탈아세틸화효소 Histone Deacetylase, HDAC'의 강력한 억제제다. HDAC는 유전자 발현을 조절하는 효소로, 염증 반응에 관여하는 유전자를 활성화한다. 낙산이 HDAC의 활성을 억제하면 NF-κB 같은 염증 신호 전달 경로가 차단되어 TNF-α, IL-6 등 염증성 사이토카인의 생성이 감소한다. 또한 면역계의 사령관 역할을 하는 조절 T세포의 분화를 촉진해 전신적인 면역 관용을 유도하고, 염증을 근본적으로 억제한다.
>
> ③ **장벽 보호 및 투과성 조절**: 낙산은 치밀 결합을 구성하는 단백질의 유전자 발현을 촉진해 세포 간 결합을 견고하게 만든다. 이는 장누수증후군을 방지하고 회복시켜 LPS 같은 염증 유발 물질의 체내 유입을 막는 핵심 기전이다.
>
> ④ **인슐린 민감성 개선**: 낙산은 장내 L-세포를 자극해 혈당 조절 호르몬인 GLP-1의 분비를 촉진한다. GLP-1은 인슐린 분비를 돕고 식욕을 조절해 인슐린 저항성을 개선하고, 체중 감량에 긍정적 영향을 미친다. 또한 미토콘드리아 기능을 활성화해 에너지 소비를 촉진하는 효과도 있다.

산한다면, 사카로미세스 보울라르디 Saccharomyces boulardii는 수비수로서 장내 환경을 안정시키고 방어막을 구축하는 데 특화된 효모형 프로바이오틱스다. 세균형 프로바이오틱스보다 상대적으로 크고 구조적으로 안정적이어서 소화 환경에서도 잘 살아남아 장까지 도달한다. 세균이 아니라 효모이기 때문에 항생제 복용 시에도 사멸하지 않아 항생제 유발 장내 불균형(예: 설사)에 효과적이다. 병원균과 독소를 흡착 및 배출해 장벽 손상을 예방하고, 장내 상피세포의 재생을 촉진한다. LPS에 의해 활성화하는 염증 신호 전달 경로를 억제해 염증성 사이토카인의 생성을 줄인다. 이를 통해 LPS로 인해 유발되는 과도한 염증 반응을 진정시키는 효과도 있다.

프로바이오틱스의 시너지 효과

락토바실루스균과 비피두스균으로 대표되는 유산균이 그동안 장 건강을 지키는 프로바이오틱스로 자리 잡아왔다면 이제는 대사이상에서 벗어나기 위한 전략으로 지방간, 인슐린 저항성, 만성 염증을 개선하는 프로바이오틱스 치료를 업그레이드할 때가 되었다. 앞서 언급한 클로스트리디움 부티리쿰과 사카로미세스 보울라르디를 병용해서 처방하는 것이다.

사카로미세스 보울라르디는 유해균과 독소를 정리하고 장벽을 보호하며 염증을 억제한다. 이렇게 안정된 환경에서는 클로스트리디움 부티리쿰이 정착해 낙산을 지속적으로 생산해 대사 기능을 회복한다. 이러한 상호 보완적 작용은 장내 환경을 수동적으로 방어하는 것을 넘어 능동적으로 건강하게 재건하고, 대사 기능을 회복하는 강력한 시너지 효과를 낼 수 있다.

장내 미생물 불균형이 있고, 식사 조절과 운동만으로 대사이상이 쉽

생활 속에서 장내 미생물 균형 회복하기

① **유익균 증진: 식단을 바꿔라!** 프리바이오틱스를 식단에 포함해야 한다. 프리바이오틱스는 장내 유익균의 먹이가 되는 식이섬유 및 올리고당류(이눌린, 콩류, 치커리 등)로, 유익균의 성장을 촉진하고 단쇄지방산(특히 낙산) 생성 환경을 조성한다. 그리고 다양한 종류의 식물성 식품을 섭취한다. 천연 발효식품(김치, 된장, 플레인 요구르트, 낫토, 콤부차 등)을 꾸준히 섭취하는 것도 좋다. 단순당이 많은 고당질·고지방 음식은 그람 음성균(LPS 보유)의 증식을 촉진하고, 장내 염증을 유발할 수 있으므로 가급적 피한다.

② **수면과 생체리듬: 장내 미생물의 '시간표'를 맞춰라!** 장내 미생물 역시 서케이디언 리듬에 따라 활동량과 대사 기능이 달라진다. 수면 부족이나 야간 활동은 장내 미생물의 다양성을 떨어뜨리고, 염증성 환경을 유발할 수 있다.

③ **스트레스 관리: 뇌-장 축의 균형을 유지하라!** 스트레스 호르몬인 코르티솔은 면역 억제, 유해균 증가를 초래한다. 따라서 스트레스를 지속적으로 받으면 장 운동 저하, 장벽 손상, 내독소 유입 증가로 인해 장내 미생물 불균형이 발생한다. 명상, 복식호흡, 요가, 햇빛 쬐면서 산책하기 등은 장내 환경을 개선하는 데 도움이 된다.

④ **항생제 남용을 피하고 초가공식품에서 멀어져라!** 항생제는 유익균까지 광범위하게 사멸시켜 장내 생태계를 초토화하므로 꼭 필요할 때만 복용한다. 복용 후에는 반드시 프로바이오틱스와 프리바이오틱스를 보충한다. 초가공식품에 들어 있는 보존료, 트랜스지방, 합성 감미료, 인공색소 등은 장 점막과 유익균의 손상을 유발하므로 가능한 한 천연 재료 상태에 가까운 식단을 유지한다.

게 해결되지 않는다면 이런 프로바이오틱스를 적극 병용하는 것도 탁월한 선택이다.

4장
초가공식품을 멀리하라

    비만해지기 쉬운 몸이 되지 않기 위해 식습관을 바꾸는 여정에서 반드시 짚고 넘어가야 할 것이 초가공식품이다. 천연의 모습은 간데없이 식재료가 변형·분해·정제되어 식탁에 오르는 초가공식품은 음식이 우리 몸과 상호작용하는 방식에서도 중요한 역할을 한다. 간단히 말해 식탁에 가공식품의 종류가 많을수록 포만감이 늦게 나타나 과식하기 쉽다.

    천연 식품을 분해 및 소화하는 데는 기계적·화학적 작업이 필요하다. 치아로 씹어야 하고, 위장관에서 위산 및 소화효소와 섞이면서 필수영양소와 에너지원을 뽑아내야 한다. 이런 과정을 통해 자연스럽게 포도당이 혈류로 들어가는 속도를 늦추고, 충족감과 포만감 신호를 통해 식욕을 조절한다.

    반면, 가공식품은 이미 분해되었거나 일부 소화 과정을 거친 상태

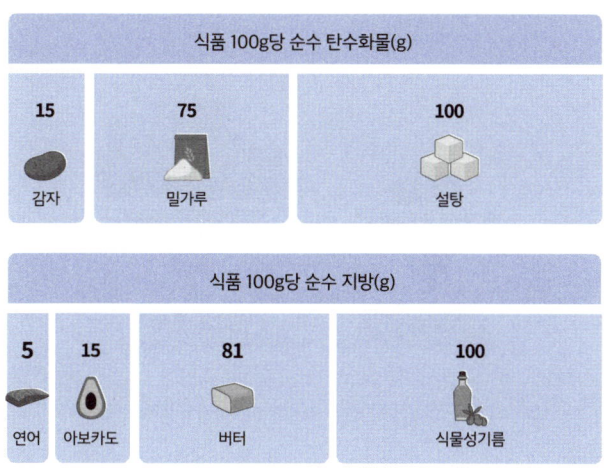

정제 탄수화물과 가공 기름이 문제다. 100g의 감자에는 소화되어 체내에 흡수되는 탄수화물이 15g 들어 있지만 흰 밀가루에는 75g, 설탕에는 100g 들어 있다. 마찬가지로 100g의 연어에는 지방조직에 쌓이는 지방이 5g 들어 있지만 아보카도에는 15g, 버터에는 81g, 가공 씨앗 기름에는 100g 들어 있다.

다. 큰 노력 없이도 위장관에서 빠르게 흡수된다는 얘기다. 따라서 혈당을 빠르게 높이면서 자연적인 포만감 신호를 지연시켜 과식과 체중 증가로 이어진다.

가공은 식품의 질감에만 영향을 미치는 것이 아니라, 에너지밀도와 영양소 이용 효율에도 변화를 준다. 정제 및 가공 과정에서 소화를 늦추고 포만감을 높이는 식이섬유가 제거된다. 사과 1개를 먹으면 수분과 식이섬유, 그리고 깨물 때의 아삭함이 포만감과 만족감을 준다. 반면, 사과 주스는 식이섬유 없이 농축된 당류가 빠르게 흡수된다. 주스 한 잔이 사과를 통째로 먹은 것만큼의 포만감을 주지 못하는 이유다.

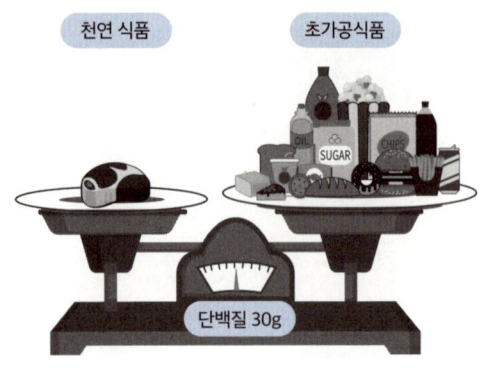

30g의 단백질 섭취 시, 천연 식품과 초가공식품의 필요량 비교

 과일만 그럴까? 곡물을 생각해보자. 곱게 제분한 흰 밀가루로 만든 빵은 통밀빵에 비해 빠르게 소화된다. 곡물에서 영양소와 식이섬유가 가장 풍부하게 들어 있는 밀기울과 배아를 제거했기에 설탕만큼이나 빠르게 체내에 흡수된다. 영양소밀도는 낮고 에너지밀도는 높은 식품이 되어버리는 것이다. 지방은 어떤가? 견과류나 아보카도 같은 천연 식품을 섭취하면 유익한 지방이 식이섬유의 세포 구조와 결합해 서서히 흡수된다. 하지만 정제된 씨앗 기름은 에너지밀도가 엄청 높은 상태로 우리 몸에 빠르게 침투한다.
 현대의 식품 환경은 정제된 흰 밀가루, 설탕, 정제 기름 같은 초가공식품으로 우리 몸의 생리적 조절 기능을 깨뜨릴 뿐 아니라 도파민을 자극하는 중독으로 이어지게끔 만든다. 도넛 1개, 감자튀김 1~2개만 먹고 식탁에서 일어설 수 있을까? 정제된 탄수화물, 정제된 지방 범벅인 음식은 계속해서 식욕을 당기게 한다.

정제 탄수화물의 중독성

정제 탄수화물은 곡물·콩류·과일·채소 등 천연 재료에서 만들어진다. 하지만 정제 탄수화물 하면 가장 먼저 떠오르는 것이 설탕과 흰 밀가루다. 필수영양소 없이 에너지원만 들어 있어 과식을 초래하고, 도파민을 자극해 중독성이 강하다.

유명 브랜드에서 판매하는 시리얼 바의 원재료명을 살펴보자. 가장 많이 함유된 재료의 순서대로 표기되어 있다. 첫 번째 재료인 콘푸레이크에 설탕이 있고, 두 번째 재료가 포도당이다. 세 번째 재료인 화이트컴파운드에도 설탕이 있고, 이어서 설탕이 또 등장한다. 말토덱스트린과 당밀 역시 정제 탄수화물이다.

정제 탄수화물은 혈당을 빠르게 높일 뿐 아니라 혈액을 끈적하게 만들어 단백질·지방 등과 엉겨 붙어 최종당화산물을 만든다. 산화 스트레스를 유발하고, 염증을 유도하는 염증성 사이토카인의 분비를 촉진한다. 가속 노화의 대표적 주범 중 하나이기도 하다. 당뇨병을 진단하기 위해서는 혈액검사에서 당화혈색소를 확인하는데, 이는 적혈구의 혈색소에 당이 얼마나 엉겨 붙었는지를 보는 수치다. 산화 스트레스는 당뇨병, 심혈관 질환으로 이어질 뿐 아니라 뇌에도 영향을 준다. 우울증과 불안증, 나아가 알츠하이머병 같은 신경 퇴행성 질환을 유발하거나 악화시킨다.

소비 기한	별도표시일까지(연, 월, 일 순)
원재료명	콘푸레이크(옥수수 그릿츠, 설탕, 가공 소금, 검정 맥아, 영양 강화제), 포도당, 화이트컴파운드[설탕, 식물성유지1(경화유), 탈지분유, 유청, 전지분유], 말토덱스트린, 프락토올리고당, 소비톨액, 탈지분유, 식물성유지2, 설탕, 글리세린, 당밀, 탄산칼슘, 향료, 레시틴, 비타민 C, 혼합제제(dl-α-토코페릴아세테이트, 변성 전분, 이산화규소), 비타민 D₃
원산지	태국 **대두, 우유 함유**

시리얼 바의 원재료 및 성분. 일반적으로 가장 많이 함유된 재료의 순서대로 표기된다.

염증을 키우는 정제 씨앗 기름

정제되지 않은 지방은 천연 식품에 그대로 들어 있는 지방을 말한다. 삼겹살, 돼지비계, 연어, 올리브, 아보카도에 포함된 지방은 천연 지방이다. 여기에 약간의 가공이 들어간 엑스트라버진 올리브유, 돼지비계로 만든 라드도 정제되지 않은 지방에 속한다.

콩이나 씨앗에서 기름을 추출하려면 유기용매인 헥산Hexane을 넣어 지용 성분을 추출한 후 헥산을 증발시키는 등 다단계 공정을 거친다. 동물성 지방은 오랫동안 포화지방과 콜레스테롤 함량이 많아 심혈관질환 발생 위험을 높인다고 알려져왔다. 그렇다 보니 식물성기름은 상대적으로 건강한 지방이라는 인식이 널리 퍼졌다. 그러나 콩이나 씨앗 기름을 식품 가공업계에서 널리 쓰는 가장 큰 이유는 가격이 저렴하기 때문이다.

정제 씨앗 기름은 오메가-6 지방산 함량이 상대적으로 높다. 앞서

오메가-6 지방산 함량이 높은 순서대로 열거한 식물성기름 비교

	기름 종류	LA(%) (오메가-6 지방산)	ALA(%) (오메가-3 지방산)	올레산(%) (오메가-9 지방산)	포화 지방산(%)
1	포도씨유	70	0.1	17	12
2	해바라기씨유	56	0	20	11
3	옥수수유	53	1.1	25	13
4	호두유	53	10	23	9
5	대두유	50	6.7	24	15
6	참기름	41	0.3	43	14
7	땅콩기름	31	0	49	18
8	카놀라유	18	9.1	62	6
9	냉압착 들기름	14	61	17	7
10	아마씨유	13	53	21	11
11	아보카도유	12	1	74	12
12	올리브유	10	0.7	73	14
	동물성 지방 참고 비교				
13	라드	10	1	47	41
14	버터	2.7	0.3	30	66

(출처: 위키백과-식용유)

현대인의 오메가-3와 오메가-6 비율이 이상적인 수준인 1:1~4를 훨씬 넘어 1:10~20 가까이 된다고 언급한 바 있다. 오메가-6 지방산이 지나치게 많으면 염증 반응과 대사이상을 일으킨다. 만성 염증을 유발

제품명	감자칩(감자 62.04% 함유)
식품 유형	과자/유탕 처리 제품
유통기한	2025년 10월 31일까지
내용량	184.2g(1,042Kcal)
원재료명 및 함량	감자 62.04%, 식물성유지(해바라기유, 옥수수유, 카놀라유), 정제 소금

영양정보 총내용량 184.2g / 1,042 kcal

나트륨 1118mg 56% 탄수화물 99g 31% 당류 7g 7%
지방 66g 122% 트랜스지방 0g 포화지방 10g 67%
콜레스테롤 0mg 0% 단백질 13g 24%

외국산 수입 감자칩의 영양 성분표. 원재료명에 감자 다음으로 '식물성유지'가 적혀 있다. '총내용량' 은 184.2g이지만 감자(탄수화물) 99g에 정제 씨앗 기름(지방) 66g이 들어 있는 고당질·고지방 식품이 다. 나트륨 함량도 하루 권장 섭취량의 56%에 달한다. 당질, 지방, 소금으로 이루어진 전형적인 초가 공식품이다.

하거나 염증을 더 악화시킨다. 비만, 심뇌혈관, 신경염증, 신경 퇴행성 질환 위험을 높일 수 있다.

오메가-3 지방산인 ALA는 체내에서 DHA와 EPA로 전환되는데, 오메가-6 지방산인 LA 함량이 높으면 이 대사가 방해를 받는다. LA는 산화 스트레스에 의해 쉽게 손상된다.

정제 탄수화물과 정제 기름은 단순히 에너지 과잉과 과식을 초래하는 데 그치는 게 아니라 만성 염증과 산화 스트레스를 유발해 비만, 인슐린 저항성, 당뇨병, 심뇌혈관 질환, 알츠하이머병으로 이어진다. 아직도 비만의 원인을 '많이 먹어서'라 얘기하고, 당뇨병의 폭발적 증가를 비만 인구 때문으로 본다. 알츠하이머병의 증가 역시 '평균수명이

천연 감미료 vs. 인공감미료

꿀은 정제되지 않은 자연식품이지만 과당이 들어 있기 때문에 설탕과 마찬가지로 가급적 피해야 한다. 그렇다면 제로 음료에 포함된 인공감미료는 어떨까? 아스파탐·수크랄로스·아세설팜칼륨 등은 설탕의 단맛을 대체하기 위해 개발된 화학물질로 설탕보다 200~600배 단맛을 낸다.

설탕의 유해성을 생각한다면 단맛에 중독된 사람들이 설탕을 끊기 전 중간 단계로 인공감미료가 들어간 제품을 활용하는 것에는 나도 반대하지 않는다. 혈당 관리나 충치 예방 효과 등 긍정적 측면도 있기 때문이다. 하지만 일부 연구에서 장내 미생물 분포에 변화를 일으킨다는 보고가 있고, 인공감미료가 오히려 단맛에 대한 욕구를 증가시켜 결과적으로 설탕이나 당질 섭취가 늘어난다는 지적도 있다.

인공감미료는 일반적인 섭취량 내에서는 안전한 것으로 여겨지나, 장기적이고 지속적인 과다 섭취 시 건강에 미치는 영향에 대해서는 여전히 연구가 진행 중이며, 개인별로 민감도가 다를 수 있다.

인공감미료보다는 알룰로오스·에리스리톨·스테비아 같은 천연 감미료를 권한다. 하지만 단맛은 또다시 단맛에 대한 갈망을 일으킨다. 따라서 궁극적으로는 단맛에서 벗어나는 것이 최선의 선택이다.

필수지방산인 오메가-6 지방산, 아군인가 적군인가?

정제 씨앗 기름은 정제 과정을 통해 대량생산이 가능하고 유통기간을 길게 연장할 수 있었지만, 토코페롤과 폴리페놀 같은 천연 보호 물질들이 제거되면서 열과 산소에 저항하는 산화 안정성은 크게 떨어졌다. 고온 요리 과정에서 다중불포화지방산이 풍부한 정제유는 발연점보다 낮은 온도에서도 산화 반응과 독성 화학물 생성이 일어날 수 있다. 반면 엑스트라버진 올리브유나 아보카도유는 단일불포화지방산이 풍부해 산화 안정성이 높고, 항산화 물질이 다량 함유되어 산화 반응이나 독성 화학물 생성이 잘 일어나지 않는다. 임상 연구에서도 고온 가열한 식용유를 반복 사용하면 심혈관 질환, 대사증후군 위험이 증가하는 것으로 나타났다. WHO에서는 다중불포화지방산 함량이 높은 기름의 반복 가열을 피하라고 권고하고 있다.

그런데 역학 연구 결과에서는 오메가-6 지방산 섭취량과 심장 질환 발생 위험이 역상관관계를 보인다. 식단의 포화지방산을 다중불포화지방산으로 대체하면 심혈관 질환 발생 및 사망 위험이 유의미하게 감소한다. 왜 이런 상반된 결과를 보이는 것일까? 결국 '나무를 보는가, 숲을 보는가'의 문제로 귀결된다. 대규모 역학 연구에서 높은 리놀레산 섭취는 상대적으로 포화지방, 즉 동물성 지방 섭취가 낮은 식단을 반영한 것으로 보인다. 공급원에는 씨앗 기름뿐 아니라 견과류, 씨앗류, 콩류 등 다양한 식품이 포함된다. 리놀레산 자체의 절대적인 효과라기보다는 심혈관 질환에 더 해로울 수 있는 포화지방을 대체함으로써 얻는 상대적 이득일 가능성이 높다.

정제 씨앗 기름이 고온에 노출될 때 생성되는 HNE 같은 유해 화학물질은 세포 독성이 매우 강해 심뇌혈관 질환, 알츠하이머병, 간 질환 등의 발생 위험을 높이고 기름을 가열하는 동안 지속적으로 축적된다. 오메가-6 지방산과 오메가-3 지방산의 불균형도 현대인의 건강을 위협하는 중요한 요인이다. 정제 씨앗 기름이 아닌 올리브유·아보카도유 등을 주방에서 사용하고, 오메가-3 지방산을 충분히 섭취하면서 견과류·씨앗류 등으로 오메가-6 지방산을 섭취하는 것은 건강에 이로울 수 있다. 이 책에서 강조하는 오메가-6 과잉 섭취의 주범은 초가공식품과 정제 씨앗 기름을 사용한 튀김 요리이니만큼 만성 염증과 대사이상에서 벗어나는 식사 전략에서는 최대한 섭취량을 줄여야 한다.

길어져서'라고 해석한다. 그렇다면 잘 예방하고 싶다면 칼로리를 계산해서 저칼로리 식단을 차리는 대신, 내 식탁에서 정제 탄수화물과 정제 기름을 없애는 것부터 시작해보는 건 어떨까?

4부

이론에서
습관으로

1장
마이 옵티멀 다이어트 식사 가이드

매 식사 때 당질 음식보다는 단백질 음식을 주식으로 삼아야 한다. 여기에 식이섬유가 풍부한 채소를 곁들이고, 에너지원인 당질과 지방은 내 신체 활동량에 맞게 통곡류·콩류·아보카도·견과류 등으로 섭취해야 한다. 지방은 단일불포화지방산이나 오메가-3 지방산이 풍부한 좋은 지방을 섭취하고, 정제당과 정제 기름 및 트랜스지방 섭취는 최대한 피해야 한다.

이제 실전이다. 여기서는 구체적으로 실천해볼 수 있도록 지침을 제공하려 한다. 먼저 내 몸에 필요한 하루 단백질 섭취량을 계산해보자. 다양한 방법이 있지만, 간편하게 단위 몸무게 kg당 1~1.5g을 곱해 계산한다. 몸무게가 60kg인 여성이면 60~90g, 75kg인 남성이면 75~110g이 된다. 물론 웨이트 트레이닝을 강도 높게 할 경우 이보다 더 많이 섭취해도 좋다. 하지만 일반적으로 이 정도 양이면 다이어트를 하면서 혹은 근감소증을 예방하기 위해 단백질 섭취량을 늘려야겠다고 생각할 때도 충분하다. 하루 세끼 식사를 한다면 여성은 한 끼에 20~30g, 남성은 25~35g을 섭취한다. 오후 간식으로 단백질 보충제를 섭취해서 하루 네 끼를 먹겠다고 생각하면 매 끼니 여성 15~25g, 남성 20~30g을 섭취한다.

아침 식사, 당질은 최소한으로

죽, 과일, 빵은 바쁘게 출근해야 하는 직장인에겐 간편식일 수 있지만 아침부터 혈당을 빠르게 높이는 당질을 섭취하는 건 바람직하지 않다. 혈당 스파이크가 생기면 반응성 저혈당 증상이 나타나 3시간이 지나기도 전에 또다시 배고픔이 찾아오고, 하루 종일 혈당이 널뛰기할 가능성이 크다. 물론 출근할 필요가 없어 아침 식사 후 걷기를 실천할 수 있다면 당질을 섭취해도 괜찮다. 하지만 식사 후 신체 활동이 많지 않다면 당질은 가급적 적게 먹는 것이 좋다.

■ 식단 예시
- 단백질 셰이크+물·우유·두유
  + 플레인 요구르트 혹은 그릭 요구르트+블루베리 혹은 견과류

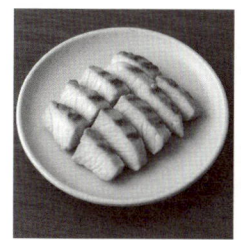 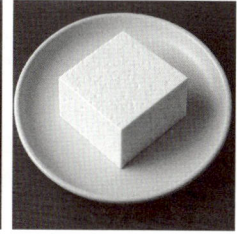 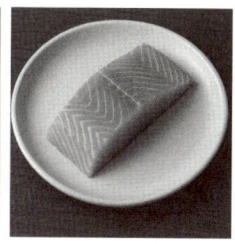

단백질 25g에 해당하는 양(닭가슴살 100g당 약 25g, 두부 100g당 약 8g, 연어 100g당 약 20g)

- 샐러드(채소, 버섯, 병아리콩, 아보카도) + 연어·닭고기·두부·달걀
 + 들기름 드레싱(간장, 마늘, 식초, 들기름, 알룰로오스), 요구르트 드
 레싱(플레인 요구르트, 올리브유, 레몬즙), 오일 비니거 드레싱(올
 리브유, 레몬즙, 무가당 식초, 허브 약간)

샐러드는 식이섬유가 풍부한 재료이므로 배부르게 많이 섭취해도 괜찮다. 드레싱에 설탕을 넣지 않는 것이 좋고, 단맛을 조금 내고 싶다면 설탕 대신 알룰로오스를 사용한다. 천연 재료로 완전 발효한 식초는 당 함량이 0에 가까워야 하므로 식초도 당류 함량을 반드시 확인하는 것이 좋다. 당류가 들어간 발사믹 식초 등은 소량만 사용한다. 발사믹 식초는 제품에 따라 당 함량이 적은 것(2g/15cc 1큰술)부터 10g 이상 되는 제품까지 다양하므로 반드시 영양 성분표를 확인한다.

점심 식사,
식후 반드시 걷기

오후 활동량을 생각해서 점심에는 당질 섭취를 어느 정도 해주어야 한다. 일반적으로 밥 한 공기(중량 210g)에는 당질이 약 70g 들어 있다. 오후에 신체 활동을 거의 하지 않는다면 많은 양이다. 나물 반찬이나 단백질 음식으로 먼저 가볍게 배를 채우고 밥은 반 공기나 3분의 2 정도를 먹는 걸 추천한다.

식사 후에는 반드시 10~20분 걷기를 실천한다. 식후 올라간 혈당의 상당 부분을 골격근이 받아주어야 하기 때문이다. 근육이 포도당을 많이 사용할수록 함께 포도당을 처리해야 하는 간과 피하지방의 부담을 줄일 수 있다.

가급적 고당질·고지방 식단을 피하는 게 좋으므로 밥과 함께 먹는 단백질은 지방 함량이 상대적으로 적은 생선, 해산물, 달걀, 두부 등을 선택한다.

■ **박용우 추천 메뉴**

1) 고등어구이(단백질 30g) 등 생선구이

생선구이는 양질의 단백질을 얻을 수 있는 메뉴다. 삼치, 꽁치, 고등어, 가자미 등의 단백질 함량은 100g당 20g 이상으로 닭가슴살 못지않다.

2) 해물순두부찌개(단백질 25~35g)

순두부찌개는 순두부를 통해 단백질을 얻을 수 있다. 하지만 두부의 단백질 함량은 다른 단백질 공급원에 비해 부족하다. 해물순두부찌개는 두부에 해산물을 추가해 단백질 함량을 높였다. 해산물은 육류에 비해 지방 함량이 적은 양질의 단백질이므로 밥과 함께 먹는 점심 메뉴로 손색이 없다.

3) 대구탕(단백질 25g 이상)

대구탕은 흰 살 생선인 대구를 주재료로 끓인 음식으로, 특히 단백질 함량이 높고 지방이 적어 점심 메뉴로 안성맞춤이다. 비타민 A·D 등 영양소가 풍부하고, 국물에도 아미노산·칼슘·칼륨·마그네슘 등이 풍부해 영양학적으로 우수한 건강 메뉴다.

4) 회덮밥(단백질 20~40g)

회덮밥은 채소와 양질의 단백질을 공급하지만, 상대적으로 당류 함량이 높다. 양념장에는 설탕·물엿·매실청 등이 들어간다. 양념장에 주로 사용하는 고추장의 경우 당질이 45~50%를 차지하고, 이 중 절반이 설탕 같은 단순당이다. 식당에서 먹을 때는 양념장이나 초고추장을 가급적 적게 사용한다. 양념장의 당류 함량을 감안해 밥의 양도 조금 줄인다. 집에서 먹을 때는 저당 양념을 만든다. 고춧가루, 식초, 다진 마늘, 간장에 알룰로오스를 더하면 당류를 크게 낮출 수 있다.

5) 선지해장국, 황태해장국, 순대해장국

선지는 철분이 풍부한 양질의 저지방·고단백 음식이라 밥과 함께 먹어도 좋다. 황태는 양질의 단백질 식품이지만 충분한 양이 들어가지 않으면 20g 이상 맞추기가 쉽지 않다. 돼지 순대의 소에 들어가는 재료가 숙주, 고기(뒷다리살, 머릿고기), 선지, 채소 등이면 괜찮지만 찹쌀이나 당면이 많이 들어가면 당질 함량이 높아지므로 재료를 잘 살펴봐야 한다. 선지해장국은 그대로 먹어도 괜찮지만, 황태해장국의 경우 단백질을 25g 정도에 맞추려면 달걀을 추가하거나 두부부침이나 달걀말이 등을 추가 주문하는 것도 좋다.

6) 쌈밥 정식

직장인이 신선한 채소를 찾아 먹기 힘들다는 점을 생각하면 좋은 선택일 수 있다. 하지만 함께 섭취하는 육류를 신경 써야 한다.

수육쌈밥은 일반적으로 돼지 삼겹살이나 목살을 사용하는데, 삼겹살의 경우 상대적으로 지방 함량이 높다. 제육쌈밥은 제육볶음(고추장, 설탕, 정제 기름 등 포함)만으로도 당류와 지방 함량이 높아진다. 여기에 밥을 함께 먹으면 고당질·고지방 식단이 되어버린다. 제육볶음은 대표적인 고당질·고지방 식단이므로 추천하지 않는다. 수육으로 먹을 경우엔 채소 섭취량을 늘린다. 특히 수육을 많이 먹는다면 밥을 반 공기 이하로 줄여 저당질·고지방 식단으로 만든다.

7) 참치비빔밥, 훈제오리비빔밥

비빔밥은 주재료에 따라 양질의 단백질과 채소를 섭취할 수 있는 좋은 메뉴다. 물기와 기름기를 뺀 통조림 참치에 단백질이 20~25g 들어 있고, 여기에 달걀프라이를 얹으면 30g 정도가 된다.

집에서 만들어 먹을 경우 밥의 양을 조금 줄이는 대신 낫토를 넣고, 고추장 대신 (낫토에 동봉된) 겨자 소스와 간장 소스 그리고 참기름을 두르면 포만감을 주면서 당류 섭취를 줄일 수 있다. 훈제오리는 지방 함량이 많지만, 이 중 50% 정도가 단일불포화지방산이고 포화지방산은 약 30%다. 껍질을 제거하면 포화지방 함량을 줄일 수 있지만 굳이 그렇게 하지 않아도 된다.

고추장은 가급적 적게 사용한다. 집에서 만들어 먹는다면 간장 베이스 소스(간장, 다진 마늘, 참기름, 레몬즙, 후춧가루), 양파 간장 소스(다진 양파, 간장, 사과식초, 올리브유, 참깨), 들기름 된장 소스(들기름, 된장, 다진 마늘, 레몬즙 또는 식초) 등을 사용해 당류 섭취를 줄인다.

8) 주의할 메뉴

육회비빔밥을 단백질 함량이 높은 건강식이라 생각하고 다이어트 중에 선택하는 경우가 많다. 그런데 육회에는 배즙과 설탕이 제법 들어간다. 양념 고추장에 물엿까지 들어가면 혈당 스파이크를 일으킬 수 있는 메뉴다.

고기 베이스로 만들었음에도 양념으로 설탕과 씨앗 기름을 사용한 제육볶음, 불고기, 갈비찜 등은 피해야 한다. 입에 넣었을 때 달콤한 맛이 강하게 난다면 설탕 양념이 많이 들어간 음식이므로 가급적 적게 먹는 것이 혈당 조절에 유리하다.

제육볶음을 집에서 만들어 먹는다면 지방 함량이 적은 돼지고기 앞다릿살을 이용하고 콩나물 같은 채소를 곁들인다. 양념은 설탕 대신 알룰로오스, 저당 고추장, 올리브유나 아보카도유를 사용한다.

9) 단백질 함량이 부족할 때 함께 섭취하면 좋은 메뉴

달걀말이, 달걀찜, 달걀프라이(달걀 1개당 단백질 약 6~8g).

저녁 식사, 과식하지 않기

퇴근 후 헬스클럽에서 운동한 다음 식사를 한다면 어느 정도의 당질 섭취는 허용된다. 혹은 저녁 식사 후 걷거나 가벼운 운동을 할 계획이라면 당질 섭취는 도움이 된다. 하지만 낮 동안 거의 앉아서 일하는 등 활동량이 부족한 상태라면 저녁에 당질 섭취는 가급적 피하는 것이 낫다.

외식 때 먹는 생선회나 해산물은 양질의 단백질을 얻는 최고의 메뉴다. 저지방·단백질 음식이므로 약간의 당질을 추가해도 괜찮다. 하지만 삼겹살, 곱창전골, 1++ 등심, 대창구이 등 고지방의 단백질 메뉴를 선택한다면 당질 섭취를 제한해 고당질·고지방 식단이 되지 않도록 주의해야 한다.

나는 오래전 아들과 집 근처 식당에서 '열탄불고기'라는 메뉴를 먹은 적이 있다. 고기를 입에 넣었는데, 설탕 덩어리가 씹힐 정도로 단맛이 강했다. 지방 함량이 많은 고기에 설탕을 듬뿍 넣고 간장이나 소금에 찍어 먹으면 설탕, 소금, 지방이 절묘한 조합을 이루면서 도파민을 자극해 과식할 수밖에 없게 만든다. 초가공식품을 멀리해야 하지만, 이런 메뉴 역시 비슷한 결과를 초래하기 때문에 주의가 필요하다.

2장
대사 유연성을 높이는 법

지방 대사 깨우는 연습하기

건강한 몸을 유지하려면 저녁 식사를 마치고 취침 전까지 혈당과 인슐린을 떨어뜨린 후 잠자리에 들어야 한다. 아침에 일어나 첫 번째 식사를 할 때까지 최소 12시간의 공복 유지는 평생 실천해야 할 건강관리의 기본이다.

잠을 자는 동안 마치 물먹은 스펀지를 쥐어짜듯, 피하지방 조직의 지방산이 혈액에 들어와 에너지원으로 쓰여야 다음 날 잉여 에너지를 비축할 수 있다. 그런데 저녁 식사 후 거실에 앉아 TV를 시청하면서 거의 움직이지 않는 데다 과일이나 견과류를 먹어 혈당을 계속 높인다면?

심지어 잠자기 전 단짠의 끝판왕인 배달 음식을 주문해서 먹었다면? 자는 동안에도 올라가 있는 혈당을 처리하기 위해 인슐린은 바쁘게 일해야 한다. 더 큰 문제는 다음 날 아침에 마지막 식사 후 채 12시간이 지나기도 전에 식사를 해서 인슐린이 쉴 틈을 주지 않는 데 있다.

저녁 식사로 밥을 먹었다면 혈당과 인슐린이 바닥으로 내려올 때까지 3~4시간은 음식을 피한 후 잠자리에 들어야 한다. 저녁 식사 후 과일 등을 섭취했다면 산책 등 가벼운 신체 활동으로 혈당을 빠르게 떨어뜨려야 한다. 당질 섭취 없이 생선회나 고기만 먹었다면 2시간 정도 지난 후 취침해도 괜찮다.

그리고 마지막 식사를 끝낸 시점에서 최소 12시간이 지난 후 첫 번째 식사를 해야 한다. 나는 여기에 2시간을 더 얹어 14시간 공복을 주문한다. 12시간보다는 14시간이, 14시간보다는 16시간이 간헐적 단식 효과가 더 좋기 때문이다. 하지만 16시간 공복을 실천하려면 나머지 8시간 동안 단백질을 포함해 내 몸에 필요한 필수영양소를 고루 섭취해야 하는데, 영양학적 지식이 풍부하지 않고서는 쉽지 않다.

계속 강조하지만 간헐적 단식이 제대로 효과를 보려면 단식하지 않는 날 건강식으로 잘 챙겨 먹어야 한다. 특히 단백질 섭취가 부족해서는 안 된다. 전날 저녁 식사가 9시 반에 끝났다면 다음 날 첫 번째 식사는 오전 11시 반 이후에 해야 한다. 아침 식사를 꼭 챙겨 먹는 것보다 12시간 이상의 간헐적 단식이 훨씬 더 중요하다.

그렇다면 깨어 있는 상태에서는 언제 지방산을 주요 에너지원으로 사용할까? 당질 섭취 후 상승한 혈액 내 포도당 농도는 신체 활동량이 많을수록 빨리 떨어진다. 식사 후 최소 10분 이상 걷기를 실천하고, 가급적 앉아 있는 시간을 줄여야 한다. 아침 식사 후 대중교통을 이용해 출근하거나 계단 오르기 등 일부러 신체 활동량을 늘리는 것도 아주 좋은 방법이다. 점심 식사 때는 특히 당질 섭취가 많으므로 반드시 10~20분 걷기를 실천해야 한다.

내 진료실에는 의자가 없다. 스탠딩 테이블에서 환자와 상담하고 개인 업무를 본다. 의식적으로 앉아 있는 시간을 줄이려는 노력의 일환이다. 서 있게 되면 우선 거북목이 없어진다. 가볍게 움직이면 하체로 내려간 혈액이 다시 심장으로 올라오는 데 도움이 된다. 30분~1시간에 한 번씩 일부러 밖으로 나가 계단 한 층을 올라갔다가 내려온다.

점심시간에 여유가 있는 직장인이라면 식사 후 헬스클럽에서 근력 운동을 하는 것도 좋다. 식후 소화를 위해 최소 1시간 정도 격한 운동은 삼가는 게 맞지만, 운동할 시간을 내기 어렵다면 식후 30분 정도부터 가볍게 운동을 시작하자.

점심과 저녁 사이 당질 함량이 적은 단백질 보충제를 권하는 건 오후 시간에 생길 수 있는 감정적 혹은 쾌락적 식욕을 다스리기 위한 전략이다. 점심과 저녁 사이에 공복 시간이 길게 되면 달콤한 맛의 유혹에 넘어가 또다시 혈당을 높일 위험이 생긴다. 오후 3~4시쯤 삶은 달걀이나 무가당 두유를 간식으로 섭취해 배고플 틈을 주지 않는 것도 괜찮다.

앞서 언급한 14시간 공복도 간헐적 단식의 하나인 시간제한 다이어트에 속한다. 여기서 2시간을 더 늘리면 사람들이 많이 실천하고 있는

18~24시간 간헐적 단식을 하는 동안 방탄 커피를 마셔도 될까?

가장 많이 듣는 질문 중 하나다. 특히 커피는 마치 생명수 같다는 느낌이 들 정도로 직장인들의 사랑을 받는다. 결론부터 말하면 아메리카노 같은 블랙커피는 괜찮지만, 방탄 커피는 단식의 목적에 따라 신중하게 선택해야 한다.

설탕·시럽·우유·크림 등 어떠한 첨가물도 넣지 않은 순수한 블랙커피는 24시간 단식 중 마셔도 괜찮다. 단식의 정의는 칼로리 있는 음식을 먹지 않는 것이다. 커피는 칼로리가 거의 없어 인슐린 수치에 미치는 영향이 미미하기 때문에 단식 상태를 깨뜨리지 않는다.

블랙커피에 함유된 카페인은 오히려 신진대사를 활발하게 만들어 체지방 연소를 돕고, 공복감을 줄여 단식을 더 수월하게 이어갈 수 있도록 해준다. 다만, 카페인은 숙면을 방해할 수 있어 오전 중에 마실 것을 권한다. 아울러 위장이 약한 경우 공복에 커피를 마시면 속 쓰림을 유발할 수 있으므로 몸 상태를 살피며 섭취하는 것이 중요하다.

방탄 커피는 원두커피에 MCT 오일과 천연 버터를 넣어 만든다. 주로 저탄고지를 실천하는 사람이 인슐린을 자극하지 않으면서 식욕을 누르고 에너지를 높이기 위한 목적으로 마신다. 케토시스Ketosis 유지에는 도움이 되지만, 에너지를 내는 MCT 오일과 버터가 들어 있기 때문에 엄격한 의미의 '단식' 상태는 깨진다고 볼 수 있다. 음식 섭취를 완전히 제한해 소화기관에 휴식을 주고, 자가 포식을 극대화하는 게 목적이라면 방탄 커피는 피하는 것이 좋다.

16:8 간헐적 단식이 된다.

나는 16:8 간헐적 단식보다는 매일 14시간 공복을 잘 실천하다가 일주일에 한두 번 18~24시간 간헐적 단식을 권한다. 전날 점심 식사 혹은 저녁 식사 후부터 계산해 18시간 이후에 첫 번째 식사를 하는 것이다. 18시간까지는 공복을 유지했다가 컨디션에 따라 시간을 조절하면 된다. 기운이 없거나 배고픔을 참기 힘들면 24시간까지 버티지 말고 그때 식사를 한다.

몸에 스트레스를 주지 말고 생각보다 버틸 만하면 더 늘리고, 그렇지 않을 경우 18시간만 한다. 그때그때 컨디션에 따라 어떤 날은 18시간도 버티기 힘든 날이 있는가 하면, 24시간이 지나도 그다지 심하게 배가 고프지 않는 날도 있을 것이다. 특히 젊은 여성은 월경주기에 따라 몸 상태가 바뀐다. 그 때문에 생리 후 컨디션이 좋을 때는 24시간 단식도 거뜬히 하지만, 생리전증후군이 있는 기간에는 18시간도 힘들 수 있다.

당연한 얘기지만, 이틀을 연달아 24시간 간헐적 단식을 해서는 안 된다. 잘 챙겨 먹다가 단식해야 효과가 극대화된다. 단식 중간에 잘 챙겨 먹는 날이 반드시 있어야 한다.

18시간 이상의 간헐적 단식은 지방산을 주요 에너지원으로 쓰게 만들고, 케톤체 연소를 유도해 미토콘드리아의 기능을 개선한다. 잉여 에너지가 넘쳐나는 상황은 미토콘드리아의 기능을 떨어뜨린다. 자가포식을 유도하는 것도 미토콘드리아 수를 늘리고 기능을 개선하는 데 도움이 된다. 아울러 넘칠 정도로 출렁거리는 당질 및 지방 저장 창고를 마치 물먹은 스펀지를 쥐어짜듯 비우는 효과도 있다. 지방간과 인슐린 저항성을 개선하는 가장 확실한 방법이다. 산화 스트레스와 만성 염증도 줄어든다.

간혹 단백질 섭취량이 너무 많은 것 아니냐는 질문을 받는데, 주 1~2회 간헐적 단식으로 한 끼만 먹는 날을 생각해보면 일주일간의 총

섭취량을 7로 나눈 하루 평균 섭취량이 염려할 정도로 많다고는 생각하지 않는다.

그러나 단백질 섭취량이 지속적으로 과다하면 mTORC1이라는 (세포 내 영양 상태를 감지하는) 센서가 계속 활성화되면서 자가 포식을 억제하고, 세포의 성장과 단백질 합성을 자극해 노화의 가속을 초래할 수 있다. 따라서 단백질 섭취 전략은 '과다'와 '부족' 사이의 균형을 찾는 것이 중요하다.

반면, 간헐적 단식을 하면 공복 상태에서 세포 내 에너지 부족 신호를 증가시켜 AMPK(세포 에너지 상태를 감지하는 효소)라는 센서가 활성화된다. AMPK는 에너지 공급이 부족할 때 지방산 연소와 자가 포식 등을 촉진하고, 에너지 소모가 많은 합성 경로(지방·단백질 합성 등)를 억제해 노화를 늦춘다.

따라서 내 몸에 적합한 옵티멀 단백질 섭취량을 계산해 매 끼니 20~35g의 단백질을 3~4회로 나눠 섭취하고, 주기적으로 간헐적 단식을 실천해 mTORC1의 대척점에 있는 AMPK를 활성화하는 것이 근육량을 유지하면서 노화를 늦추는 전략이 될 수 있다.

① 저녁 식사 후 12~14시간의 단식을 매일 실천한다.
② 식사 후에는 10~20분 걷기를 생활화해서 식후 고혈당을 관리한다.
③ 식사 중간에 혈당을 올리는 간식은 가급적 피한다.
④ 일주일에 한두 번 18~24시간의 간헐적 단식을 한다.

규칙적인 고강도 운동 실천하기

간헐적 단식으로 당질 저장 창고와 지방 저장 창고를 비웠다면, 깨어 있는 시간 동안 운동 자극을 추가해 저장 창고를 비우는 효과를 더 높일 수 있다.

간 저장 창고는 간헐적 단식으로 비울 수 있지만, 골격근 저장 창고는 운동을 통해 비워야 한다. 앞서 골격근의 글리코겐은 비상 상황에 대비하기 위한 우리 몸의 위기 대응 에너지원이라고 설명했다. 옛날 원시인류처럼 사냥을 나가 죽기 살기로 싸우거나, 전력 질주로 도망갈 정도의 강도 높은 운동은 아니더라도 최소한 '숨이 턱에 찰 정도'의 강도는 필요하다. 일주일에 몇 번은 간간이 강도 높은 운동을 통해 골격근의 글리코겐을 비워야 당질 저장 창고에 여유가 생기면서 혈당 조절에 유리하고, 대사 유연성도 좋아진다.

글리코겐은 운동 강도와 지속 시간에 따라 사용되는 양이 달라진다. 특히 짧고 강렬한 고강도 운동과 장시간 지속하는 지구력 운동이 근육 글리코겐을 소모하는 데 매우 효과적이다. 강도 높은 운동을 하면 근육이 인슐린의 도움 없이도 포도당을 흡수할 수 있게 해 혈당 관리에 유리하고, 인슐린 민감성도 증가한다. 강도 높은 운동은 적게는 18시간부터 많게는 48시간까지 효과가 지속된다. 따라서 주 4회 이상 운동하는 것이 바람직하다.

1. 고강도 인터벌 트레이닝

에너지를 폭발적으로 사용해 근육 내 글리코겐을 가장 빠르게 소모할 수 있는 운동법이다. 짧은 시간 동안 최대 심박수에 가깝게 운동하고, 짧은 휴식을 반복한다. 강도 높은 신체 활동을 하면 즉각적인 에너지를 필요로 하기 때문에 근육에 저장된 글리코겐을 우선적으로 사용하게 된다.

1) 추천 운동

- **달리기와 걷기 반복**: 5분 정도 '가볍게 걷기'로 준비운동을 한다. 1~2분 동안 시속 8~12km 속도로 뛰고, 1~3분간 시속 5~6km로 걷기를 3~7회 반복한다. 숨이 턱에 찰 때까지 뛰는 것이 중요하다. 꾸준히 운동해 몸이 익숙해지면 점차 속도를 높인다. 시간을 늘리기보다 속도를 높여 심장에 자극을 주는 것이 더 효과적이다. 심폐 지구력이 좋아졌다면 30초 전력 질주 후 1~2분 가볍게 조깅하는 식으로 업그레이드한다.

- **실내 사이클**: 3분 정도 가볍게 일정한 속도를 유지하면서 페달을 밟는다. RPM(분당 회전수) 70~80에서 2분 정도 밟고 점진적으로 강도를 높인다. 30초~1분간 저항값을 높이고 RPM을 100 이상 유지하면서 스프린트한다. 이후 1~2분간 저항값을 낮추고 RPM을 70~80으로 낮추어 편안하게 페달을 밟는다. 이것을 총 5세트 반복한다. 고강도 구간에서는 숨이 차오르도록 페달을 폭발적으로 밟아야 한다. 회복 구간에서는 완전히 멈추지 않고 가볍게 페달링을 유지한다. 익숙해지면 저항값을 올리거나 세트 수를 더 늘린다.

- **스쿼트와 버피**: 두 운동 모두 정확한 자세가 중요하다. 스쿼트는 발을 어깨너비로 벌리고 발끝은 살짝 바깥쪽(15도 내외)을 향하게 선다. 시선은 정면

스쿼트와 버피를 활용한 고강도 인터벌 운동

'스쿼트 → 휴식 → 버피 → 휴식'을 1세트로 구성한다. 스쿼트와 버피는 자신의 레벨에 따라 정해진 운동 시간 동안 최대 횟수로 한다. 휴식은 정해진 시간 동안 제자리에서 걷거나 심호흡을 취한다.

레벨	운동 시간	휴식 시간	총세트	예상 소요 시간
초급자	30초	60초	4~5세트	12~15분
중급자	40초	40초	6~8세트	16~21분
상급자	40초	20초	8~10세트	16~20분

을 보고 허리는 곧게 편다. 의자에 앉듯이 엉덩이를 뒤로 빼면서 천천히 내려간다. 이때 무릎이 발끝보다 앞으로 과도하게 나오거나 안쪽으로 모이지 않게 주의한다. 허벅지가 바닥과 수평이 될 때까지 내려가는 것을 목표로 한다. 발바닥 전체로 바닥을 힘껏 밀어낸다는 느낌으로 처음 자세로 돌아온다. 버피는 허리를 펴고 선 자세에서 시작한다. 상체를 숙여 스쿼트 자세로 앉으며, 양손을 어깨너비로 벌려 바닥을 짚는다. 양발을 점프하듯 뒤로 쭉 뻗어 어깨부터 발끝까지 일직선이 되는 플랭크 자세를 만든다. 다시 양발을 점프하듯 가슴 쪽으로 당긴다. 그 힘을 이용해 위로 힘껏 점프하며 양손을 머리 위로 뻗어준다. 스쿼트와 버피는 모두 올바른 자세가 매우 중요하다.

고강도 인터벌 운동은 주 4~5회 하는 것이 이상적인데, 적어도 주 2~3회는 해야 살찌지 않는 몸을 유지할 수 있다. 운동 시간보다는 강

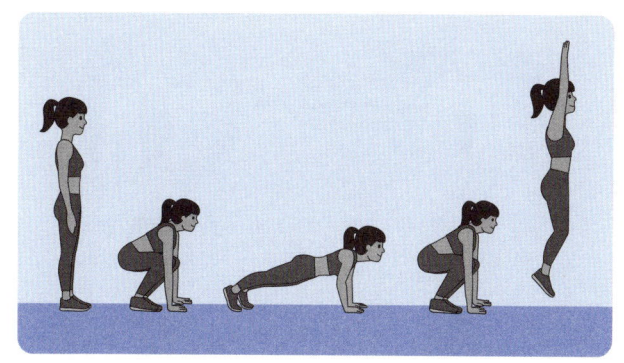

플랭크·스쿼트·제자리 점프를 결합한 전신 운동, 버피

도가 중요하다. 60분 조깅보다 20분 고강도 인터벌 운동이 훨씬 효과적이다. 고강도 운동은 글리코겐 소모 효과가 뛰어나지만, 애프터-번 효과After-Burn Effect도 있다. 운동 후에도 에너지 소모가 지속되는 것인데, 마치 자동차의 시동을 꺼도 엔진이 한동안 뜨거운 열기를 내뿜는 것과 비슷하다. 이 효과의 정확한 명칭은 '초과 운동 후 산소 소비량Excess Post-Exercise Oxygen Consumption, EPOC'이다.

우리 몸은 평상시 안정적인 상태(항상성)를 유지하려 한다. 하지만 운동, 특히 고강도 운동을 하면 이 균형이 깨진다. 운동이 끝난 후 깨진 균형을 되돌리기 위해 평소보다 훨씬 많은 에너지를 사용하는데, 이 과정에서 애프터-번 효과가 발생한다. 혈액과 근육에 소모된 산소를 다시 채우고, 운동으로 올라간 체온을 정상 수준으로 되돌려야 하기 때문이다. 그래서 근육에 쌓인 젖산을 에너지원으로 재활용하거나 간으로 내보내고, 미세하게 손상된 근육을 회복시킨다. 이 모든 과정에

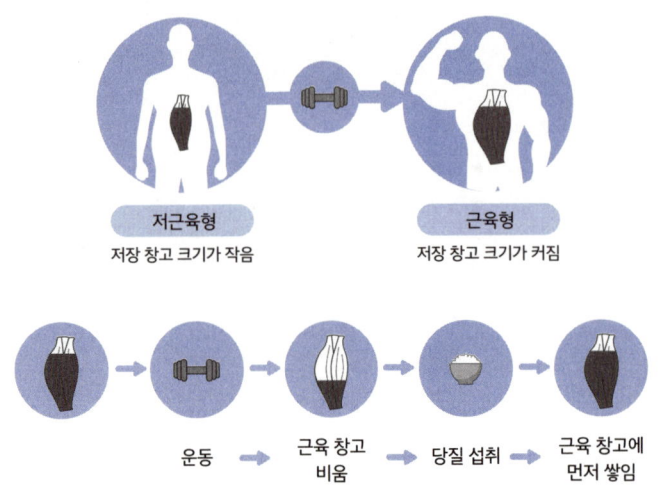

근육량을 키우는 것은 당질 섭취량의 유연성을 높이는 아주 좋은 방법이다.

산소가 필요하며, 우리 몸은 이 산소를 소비해 에너지를 만들어내므로 운동 후에도 칼로리 소모가 지속되는 것이다.

애프터-번 효과의 핵심 열쇠는 운동 강도에 있다. 운동이 힘들고 격렬할수록 우리 몸의 균형은 더 크게 깨지고, 이를 회복하기 위해 더 많은 산소와 에너지가 필요하다. 즉, 애프터-번 효과는 운동 시간이 아니라 강도에 비례한다. 가볍게 걷거나 천천히 조깅하는 저강도 유산소운동은 애프터-번 효과가 미미하거나 거의 없다고 봐야 한다.

2. 근력 운동(웨이트 트레이닝)

골격근의 글리코겐 저장 창고를 비워내는 가장 확실한 방법이다. 스쿼트, 데드리프트, 벤치프레스 같은 다중관절 운동은 많은 근육을 동시에 사용하기 때문에 글리코겐 소모량이 매우 크다. 특히 무거운 무게를 이용한 저반복 훈련은 순간적인 힘을 내기 위해 속근을 활성화하는데, 이 속근은 글리코겐을 주요 에너지원으로 사용한다. 근력 운동은 근육량을 늘려 '안정 시 대사율'을 높이고, 글리코겐 저장 용량을 늘려 혈당 조절에 유리하다. 다만 운동 중 부상 위험이 있으므로 가급적 전문 트레이너와 함께 하는 것을 추천한다.

3. 장시간 지속하는 중강도 유산소운동

지속적으로 에너지를 소모함으로써 골격근의 글리코겐을 고갈시키는 방법이다. 달리기나 사이클 같은 유산소운동을 60분 이상 장시간 지속할 경우 초반에는 지방을 주로 사용하다가 점차 글리코겐을 함께 사용하게 되고, 시간이 지날수록 글리코겐 의존도가 높아지며 결국 고갈 상태에 이른다. 60분 이상 쉬지 않고 달리기, 90분 이상 꾸준한 페이스로 사이클링하기, 2시간 이상 쉬지 않고 등산하기 등이 여기에 해당한다. 심폐 지구력 향상에 가장 효과적이며, 글리코겐 창고를 비울 뿐만 아니라 지방을 에너지원으로 사용하는 능력을 개선해 체지방 감량에 효과적이다.

유산소운동은 평소 틈나는 대로 빠르게 걷기나 계단 오르기를 한다. 살이 안 찌는 몸을 만들기 위한 전략이라면 주 4회 이상 고강도 인터벌 운동을 한다. 건강을 생각한다면 최소 일주일에 2~3회는 해야 한다. 여기에 주 2~3회 근력 운동을 해서 근육량을 유지하고, 에너지 시스템 전환 능력을 강화한다. 운동은 AMPK를 활성화하고, 특히 미토콘드리아의 수와 기능을 높이는 효과가 있다.

만약 근력 운동과 유산소운동을 함께 한다면 근력 운동을 먼저 해서 근육의 글리코겐을 충분히 사용한 뒤, 유산소운동을 통해 지방을 에너지원으로 더 많이 활용하는 것이 효율적일 수 있다. 자신의 체력 수준과 목표에 맞는 운동을 선택해 꾸준히 실천하는 것이 가장 중요하다. 운동 전후에는 충분한 스트레칭으로 부상을 예방하고, 평소 단백질 섭취를 꾸준히 해야 근육이 빠르게 회복된다.

① 근력 운동이나 고강도 운동으로 근육 내 글리코겐을 비워 당질 섭취의 유연성을 높인다. 강도 높은 운동은 인슐린 도움 없이 포도당을 흡수할 수 있게 해서 인슐린 민감성을 높여준다.

② 유산소운동은 평소 틈나는 대로 하고, 주 4회 이상 고강도 인터벌 운동(15~40분)과 주 2~3회 근력 운동을 해서 에너지 시스템 전환 능력을 강화한다.

초가공식품 대신 '진짜 음식' 먹기

1. 가급적 천연 재료의 모양을 갖춘 음식을 선택한다

가장 확실한 방법은 자연 상태 그대로의 모양을 갖춘 재료로 요리해 먹는 것이다. 신선한 채소, 버섯, 해조류, 과일, 견과류, 씨앗류, 통곡물, 콩류, 달걀, 우유, 생선, 해산물, 육류 등을 있는 그대로 혹은 삶거나 익혀 먹는 것이다.

해독 주스보다는 채소와 과일을, 땅콩버터보다는 땅콩을, 정제한 흰 쌀밥이나 흰 밀가루보다는 통곡물을, 고구마 칩보다는 군고구마를 선택한다. 어묵, 육포, 소시지, 햄, 베이컨 등의 가공식품은 맛을 내고 보존성을 높이기 위해 여러 처리 과정을 거치므로 천연 식품에 비해 건강에 해로운 영향을 미칠 수 있다.

- **높은 나트륨 함량**: 가공식품이 건강에 좋지 않은 가장 큰 이유 중 하나는 바로 나트륨 함량이 높다는 것이다. 식품의 맛을 좋게 하고 유통기한을 늘리기 위해 다량의 소금이 첨가된다. 가공육은 일반 육류에 비해 나트륨 함량이 월등히 높다. 시중에서 판매하는 햄이나 소시지가 포함된 도시락 하나만으로도 하루 권장량(2,000mg 미만)에 육박하는 경우가 많다.

- **인공 첨가물**: 가공식품의 맛·색깔·식감·보존성을 높이기 위해 다양한 인공 첨가물이 들어간다. 이러한 첨가물은 각각의 제품 내에서는 안전 기준치 이내로 사용되지만, 다양한 가공식품을 자주 먹다 보면 섭취량이 기준치를 넘거나 여러 첨가물을 동시에 섭취할 수 있어 장기적으로는 건강에 유해하다. 특히 가공식품의 유통기한을 늘리고 식중독균의 증식을 막기 위해 사용하는 보존료는 장내 미생물의 종류와 분포에 영향을 미칠 수 있다. 보존료는 유해균뿐만 아니라 유익균의 성장까지 억제한다. 장내 미생물 생태계

의 균형을 유지하기 위해서라도 가공식품 섭취를 줄이고, 식이섬유가 풍부한 채소·통곡물·김치·요구르트 같은 발효식품을 충분히 섭취하는 것이 중요하다.

- **줄어드는 필수영양소, 늘어나는 에너지원**: 열처리와 분쇄 등의 가공 단계를 거치면서 원재료인 고기나 생선에 풍부했던 비타민·미네랄 같은 유용한 필수영양소가 파괴 또는 손실된다. 반면, 맛과 식감을 위해 설탕·액상 과당·가공 지방·포화지방 등을 추가하는 경우가 많다. 이로 인해 천연 식품에 비해 상대적으로 에너지밀도는 높고 영양소밀도는 낮은 영양 불균형 식품이 되기 쉽다.

부득이 가공식품을 섭취할 경우에는 끓는 물에 살짝 데쳐 나트륨과 첨가물을 일부 제거하고, 채소와 함께 먹어 영양 균형을 맞추는 것이 필요하다.

2. 제품을 구입할 때 영양 성분과 원재료명을 반드시 확인한다

언뜻 건강식품으로 보이지만 숨어 있는 정제 탄수화물과 가공 지방이 생각보다 많다. 예를 들어 그래놀라 바의 경우 주성분인 귀리는 통곡물이지만, 제조 과정에서 설탕·시럽·말토덱스트린 같은 정제 탄수화물을 첨가하고, 카놀라유나 해바라기유를 코팅용으로 사용한다. 채소 칩(연근 칩, 고구마 칩 등)은 재료가 건강식품인 것처럼 보이지만 채소를 튀기거나 베이킹하기 위해 옥수수기름 등 정제 씨앗 기름을 사용하며, 맛을 강화하기 위해 설탕과 정제 밀가루 분말을 첨가하는 경우도 많다.

- **원재료명 및 표기 순서를 확인하라!**: 원재료명은 함유량이 많은 순서대로 표기한다. 앞부분에 표기된 원재료 중 정제당, 식물성유지, 인공 첨가물이 가급적 없는 제품을 선택하고 대신 통곡물, 견과류, 콩, 우유, 달걀 등 자연식품이 표시된 제품을 선택한다. 인공 첨가물 종류가 다섯 가지 이상인 제품은 피한다.
- **영양성분표를 확인하라!**: 1회 분량에 당류 10g 미만, 나트륨 600mg 미만인 제품을 선택한다. 한 끼 대용식으로 제품을 고를 경우에는 가급적 단백질 15g 이상, 식이섬유 5g 이상인 제품을 선택한다.
- **건강 마케팅 문구에 속지 마라!**: 당류 제로 혹은 무설탕 제품은 인공감미료가 포함되었을 가능성이 높고, 저지방 식품은 상대적으로 당류 함량이 높을 수 있다. 유기농이라고 표기되어 있어도 정제 탄수화물이나 당류 함량이 높다면 건강에 좋지 않다.

3. 가급적 집밥을 먹는다

집에서 음식을 준비하면 좋은 식재료를 사용하고 정제·가공 식재료를 줄일 수 있다. 튀김 요리에 기름을 사용한 후 재탕 삼탕하지 않고 바로 버리는 식당이 얼마나 될까. 많은 사람의 입맛에 맞추려다 보면 설탕, 소금, 화학조미료가 많이 들어갈 수밖에 없다. 집밥은 나쁜 영양소의 섭취를 확실하게 줄이는 방법이다.

나도 유명 고깃집에서 저녁으로 안심을 구워 먹었는데, 연속혈당측정기Continuous Glucose Monitoring, CGM의 혈당이 200mg/dL까지 올라가서 깜짝 놀란 적이 있다. 보통은 쌈 채소에 싸서 먹는 편이지만, 그 집에서는 쌈 채소 대신 샐러드가 나왔다. 채소와 단백질을 함께 섭취하기 위해 샐러드를 혼자서 두 접시나 먹었는데, 샐러드드레싱에 설탕이 들어간 것으로 생각된다. 이렇게 외식을 하면 원하지 않게 설탕을 많이 섭취하게 된다.

시판하는 샐러드드레싱에는 30g 분량에 당류가 9g 들어간 제품이 있고, 바비큐 소스에도 100g당 약 33g의 당류가 들어 있다.

한국소비자연맹이 국내에서 판매하는 매운맛 소스 20개 제품을 분석한 결과, 저당 또는 당류 제로인 5개 제품을 제외한 15개 제품 중 7개 제품에서 100g당 20g 넘는 당류가 들어 있는 것으로 나타났다. 가장 당류가 많은 제품에는 35g이나 들어 있었다.

정제 가공식품 섭취를 피하는 이유는 단순히 필수영양소 결핍 때문만은 아니다. 진짜 목적은 천연 재료의 맛과 질감을 재발견하는 데 있다. 단맛과 짠맛에 길들여 있어 둔감해진 미각세포를 다시 깨워 재료 본연의 맛을 즐기는 몸이 되면 중독에서도 자연스럽게 벗어날 수 있을 것이다.

① 필수영양소는 없고 에너지만 내는 정제 탄수화물과 가공 지방을 멀리해야 한다. 특히 설탕과 씨앗 기름이 많이 들어간 고당질·고지방 식품은 피한다.

② 가급적 자연 그대로의 형태를 가진 채소류, 해조류, 버섯, 고기, 생선, 해산물, 두부, 콩류, 통곡물을 주로 먹는다.

수면과 스트레스 관리하기

"금지 음식은 절대 안 먹고, 점심·저녁으로 단백질 잘 섭취하고 단백질 셰이크도 빠뜨리지 않고 잘 먹었어요. 운동도 트레이너랑 일주일에 네 번씩 하고…. 진짜로 박사님이 시키는 대로 철저히 했는데, 체중과 체지방은 왜 꿈쩍도 않는 걸까요?"

진료실에서 이런 하소연을 간간이 듣곤 한다.

우리는 '다이어트'라고 하면 식단과 운동만 떠올린다. 헬스클럽에 등록해서 1시간 열심히 운동하고 닭가슴살 샐러드나 연어 포케를 시켜 먹으면 무조건 살이 빠질 거라고 생각한다. 이것도 '칼로리 맹신의 오류'다. 평소보다 칼로리를 낮추어 적게 먹고 운동으로 칼로리를 더 많이 소모하면 체중이 빠질 거라고 믿는다. 하지만 우리 몸은 그렇게 호락호락하지 않다.

식단과 운동도 중요하지만, 평소의 신체 활동량도 고려해야 한다. 무엇보다 수면과 스트레스 관리가 중요하다. 수면 부족과 만성 스트레스는 단순히 피곤하고 무기력해지거나 짜증이 늘어나는 기분 상태를 넘어 우리 몸의 호르몬 시스템을 교란하는 주범이다. 마치 보이지 않는 손처럼 우리의 식욕을 조종해 자꾸만 달콤하고 기름진 음식을 찾게끔 한다. 설상가상으로 우리 몸의 혈당 조절 능력을 떨어뜨리는 인슐린 저항성을 악화시켜 똑같이 먹어도 더 쉽게 살찌는 체질로 바뀌게 한다.

체중 증가는 부종, 우울감, 변비, 수면 장애 등의 증상과 함께 움직인다. 체중 감량에 성공하고 그 상태를 건강하게 잘 유지하기 위해서는 식단과 운동이라는 앞바퀴에 충분한 수면과 스트레스 관리라는 뒷바퀴를 장착해야 비로소 원하는 목표를 향해 질주할 수 있다. 몸이 가벼워지고, 부기가 빠지고, 기분이 좋아지고, 변비가 개선되고, 숙면을 취하는 몸이 우리가 바라고 추구하는 건강한 신체의 모습일 것이다.

1. 수면 부족과 인슐린 저항성

수면 부족과 만성 스트레스는 각각 독립적으로도 체중 증가에 치명적 영향을 미치지만, 이 둘이 결합했을 때 그 파급력은 상상을 초월한다. 마치 우리 몸의 체중 조절 시스템을 파괴하기 위해 공모한 악당 듀오 같다.

건강한 성인이 하루 7~8시간의 충분한 수면을 취하면 식욕 조절 호르몬인 렙틴과 그렐린이 안정적인 균형을 이룬다. 하지만 6시간 이하로 줄어들면 우리 몸에서는 다음과 같은 변화가 일어난다.

- **그렐린 수치 증가(약 18%)**: 배고픔 스위치가 계속 켜져 있어 굳이 에너지가 필요하지 않음에도 무언가를 집어 먹는다.
- **렙틴 수치 감소(약 28%)**: 포만감 스위치가 제대로 작동하지 않아 과식으로 이어지기 쉽다.
- **코르티솔 분비 증가**: 스트레스 호르몬인 코르티솔이 증가하면서 당질 섭취 욕구가 커진다. 달콤한 음식은 수면 부족이 심할수록 더 당긴다.

- **인슐린 저항성 유발**: 건강한 여성을 대상으로 만성적인 수면 부족이 인슐린 저항성에 미치는 영향을 분석한 연구에 따르면, 평소 7~8시간 수면을 취하던 여성이 6주 동안 하루 6시간 이하로 잤을 때 인슐린 저항성이 약 15% 증가하는 것으로 나타났다. 특히 완경기 이후 여성은 그 영향이 더욱 두드러져 인슐린 저항성이 20%까지 증가했다.[1]

우리나라 국민건강영양조사 자료로 수면 시간과 인슐린 저항성의 상관관계를 분석한 연구에서도 하루 평균 6시간 이하로 잠을 자는 남성은 적정 수면을 취하는 남성에 비해 인슐린 저항성 발생 위험이 1.3배 더 높은 것으로 나타났다.[2] 인슐린 저항성은 렙틴 호르몬 감소와 그렐린 호르몬 증가로 인한 체중 증가, 코르티솔과 에피네프린 증가로 인한 췌장의 기능 저하와 인슐린 작동 능력 저하, 염증 반응을 유발하는 염증성 사이토카인 분비 증가, 서케이디언 리듬의 교란 등으로 생기거나 더 악화한다. 그 밖에 장내 미생물 불균형을 초래해 만성 염증을 유발하거나 대사 유연성을 떨어뜨려 체중 증가로 이어지고, 특히 다이어트할 때 체지방이 아닌 근육이 빠지게 만드는 주요 원인이 된다. 잠을 못 잔 다음 날, 피자·도넛·케이크·아이스크림 등 고당질·고지방의 자극적 음식을 갈망하는 건 본인의 의지가 약해서가 아니라, 몸속 호르몬의 균형이 깨져 호르몬의 강력한 공격에 무방비로 노출되었기 때문이다.

2. 만성 스트레스와 인슐린 저항성

스트레스에 대한 반응은 인류가 생존하기 위해 반드시 필요한 방어기제였다. 사나운 동물을 만나면 죽기 살기로 싸우거나 필사적으로 도망쳐야 했다. 이 반응에 꼭 필요한 것이 코르티솔 호르몬이다.

문제는 현대사회의 스트레스가 맹수의 공격처럼 단발성으로 끝나지 않는다는 점이다. 과도한 업무, 인간관계의 갈등, 경제적 압박 등과 같은 만성 스트레스는 코르티솔 수치를 지속적으로 높인다. 이렇게 높아진 코르티솔은 우리 몸에 다음과 같은 악영향을 끼친다.

- **가짜 배고픔 유발**: 우리 뇌는 비상사태에 대비하기 위해 빠르고 효율적인 에너지원인 포도당을 갈망한다. 혈중 포도당 농도를 안정적으로 확보하기 위해 특히 달콤한 '위로 음식'에 대한 갈망을 증폭시킨다. 스트레스를 받았을 때 매운 떡볶이나 달콤한 케이크가 당기는 이유다.
- **근육 단백 감소**: 코르티솔은 높은 혈당을 유지하기 위해 당질 섭취가 부족하면 근육에 있는 단백질을 분해해 간에서 새로운 포도당을 생성한다. 그래서 만성 스트레스 상태에서 다이어트를 한다고 적게 먹으면 근육이 빠지는 것이다.
- **복부 비만(내장 지방 축적) 유발**: 코르티솔은 남는 에너지를 다른 부위보다 복강 안쪽에 내장 지방 형태로 비축하려는 경향이 있다. 내장 지방은 만성 염증과 인슐린 저항성을 일으키는 유해한 지방이다.
- **인슐린 저항성 악화**: 코르티솔은 혈당을 높게 유지하기 위해 세포

가 인슐린에 반응해 포도당을 유입하는 걸 방해한다. 이는 곧바로 인슐린 저항성 악화로 이어져 당뇨병의 위험을 높이고, 체지방 축적을 가속화한다.

3. 스트레스와 단 음식의 악순환

스트레스는 심리적 고통과 불안감을 동반한다. 이때 단 음식이 일시적 위안과 행복감을 주는 '보상'으로 작용한다. 설탕 같은 단순당은 뇌의 관문을 쉽게 통과해 행복 호르몬인 세로토닌을 만드는 원료, 즉 트립토판의 흡수를 돕는다. 세로토닌 분비가 일시적으로 늘어나면 불안감이 줄어들고 심리적 안정감을 느낀다. 아울러 뇌의 보상회로에서는 도파민이 분비되어 '단 음식을 먹으니 기분이 좋아졌다'는 경험을 기억하고 학습하게 한다. 문제는 이러한 기전이 악순환의 고리를 만든다는 데 있다.

스트레스가 해결되지 않아 지속적으로 코르티솔 수치가 높아지고, 심리적 불안감이 커지면 심리적 위안을 얻기 위해 단 음식을 찾는다. 음식을 먹으면 세로토닌과 도파민이 분비되면서 잠시 기분이 나아지고, 스트레스가 해소되는 듯한 착각을 준다.

하지만 단 음식으로 급격히 올라갔던 혈당은 인슐린 분비로 인해 다시 빠르게 떨어지는 반응성 저혈당으로 이어진다. 이로 인한 저혈당과 피로감은 다시금 우리 몸에 스트레스로 작용하며, 또다시 단 음식을 찾게 만드는 악순환으로 이어진다.

결국 스트레스를 받을 때 단 음식이 당기는 것은 생존을 위한 우리 몸의 본능적 반응과 뇌의 보상 학습이 결합된 결과일 뿐 근본적인 스트레스 해결책이 아니다. 오히려 과식과 체중 증가, 인슐린 저항성, 만성 염증 등 건강을 악화시킨다. 이 고리에 한번 갇히면 본인의 의지만으로는 빠져나오기가 매우 힘들다. 식단 조절과 운동 효과는 반감되고, 다이어트는 매번 실패로 돌아가며, 자존감마저 떨어지는 악순환이 반복될 뿐이다. 운동, 명상, 충분한 수면 등 건강한 방식으로 스트레스를 관리하려는 노력을 지금부터 적극적으로 실천해야 한다.

4. 수면 부족에서 벗어나 숙면을 취하기 위한 전략

양질의 수면은 최고의 다이어트 보조제이자 천연 스트레스 해소제다. 수면의 질을 높이는 것은 단순히 오래 자는 것 이상의 의미가 있다. 숙면을 통해 호르몬 균형을 되찾고, 체중 조절 시스템을 정상화하기 위한 구체적 전략을 소개한다.

1) 수면 환경을 최적화한다

우리 뇌는 환경의 신호에 매우 민감하게 반응하므로 침실은 오직 수면만을 위한 공간으로 최적화해야 한다.

- **완벽한 빛 차단**: 수면 호르몬인 멜라토닌은 빛에 매우 취약하다. 두꺼운 커튼을 활용해 외부의 빛을 완벽히 차단하고, 전자 기기의 작은 불빛까지도 스티커 등으로 가린다. 특히 스마트폰, TV, 컴퓨터 화면에서 나오는 블루 라이트는 멜라토닌 분비를 직접적으로 억제하므로 잠들기 최소 1~2시간 전에는 사용을 금한다.

- **적정 온도와 소음 제어**: 가장 이상적인 수면 온도는 약간 서늘하다고 느끼는 18~22℃ 정도다. 귀마개나 백색소음기 등을 활용해 수면이 방해받지 않도록 한다.
- **침대는 오직 잠자는 곳으로**: 침대에서 스마트폰을 하거나, 음식을 먹거나, 일하는 습관은 뇌가 '침대=활동 공간'으로 인식하게 만든다. 침대는 오직 잠과 부부 관계만을 위한 공간으로 한정해 '침대에 누우면 잠이 온다'는 조건 반사가 형성되도록 한다.

2) 서케이디언 리듬을 정상으로 돌려놓는다

24시간 주기로 돌아가는 우리 몸의 서케이디언 리듬, 즉 생체리듬이 잘 작동해야 수면-각성 주기가 일정하게 유지된다.

- **기상 및 취침 시간 고정**: 잠자리에 드는 시간과 아침에 일어나는 시간을 최대한 일정하게 맞춘다. 이는 아주 중요하다. 주말이나 휴일에도 평일과 비슷한 시간에 일어나고 잠자리에 드는 습관을 들인다. 불규칙한 수면 패턴은 마치 매주 시차 여행을 하는 것처럼 생체리듬을 교란한다.
- **아침 햇볕 쬐기**: 아침에 일어나자마자 15분 이상 햇볕을 쬐면 우리 뇌는 낮이 시작되었음을 인지하고, 수면 모드에서 각성 모드로 빠르게 바뀐다. 이는 밤에 다시 멜라토닌이 원활하게 분비되도록 돕는 중요한 스위치 역할을 한다.
- **낮잠은 짧게**: 짧은 낮잠은 컨디션 회복에 도움이 된다. 하지만 오후 3시 이전에 20분 정도가 적당하다. 30분 이상의 긴 낮잠은 밤잠을 방해하는 요인이 된다.

커피 냅, 카페인과 낮잠의 시너지 효과

커피를 마신 후 바로 20분간 자는 짧은 낮잠, 커피 냅 Coffee Nap은 언뜻 들으면 모순된 행동처럼 보인다. 그러나 실제로는 커피만 마셨을 때나 낮잠만 잤을 때보다 훨씬 효과적으로 피로를 해소하고 각성 효과를 극대화하는 과학적 방법이다.

우리가 깨어서 활동하는 동안 뇌는 에너지를 소모하며, 그 부산물로 아데노신이라는 물질을 만들어낸다. 이 아데노신이 뇌의 수용체와 결합하면 신경세포의 활동이 둔해지면서 피로감과 졸음을 느낀다. 즉, 아데노신이 뇌에 많이 쌓일수록 더 피곤해지고 졸린다. 이때 잠을 자면 뇌는 자연적으로 아데노신을 청소한다. 짧은 낮잠이라도 뇌에 쌓여 있는 아데노신을 상당량 제거해 피로감을 줄여주는 효과가 있다.

커피의 카페인은 화학구조가 아데노신과 매우 유사해 뇌에 도달하면 아데노신 대신 수용체 자리를 차지한다. 아데노신이 수용체와 결합하지 못하게 방해함으로써 카페인은 우리가 피로와 졸음을 느끼지 못하도록 막고, 각성 효과를 일으킨다. 그런데 커피 냅은 카페인과 짧은 낮잠의 시너지 효과를 낸다.

먼저 커피를 마시면 카페인이 소화기관을 통해 흡수되어 뇌에 본격적으로 작용하기까지는 약 20분이 걸린다. 커피를 마신 직후 20분간 낮잠을 자면서 기존에 쌓여 있던 피로 물질(아데노신)을 깨끗하게 청소한다. 20분 후 잠에서 깨어날 때쯤 커피의 카페인이 뇌에 도달해 본격적으로 활동을 시작한다. 이때 뇌의 아데노신 수용체는 낮잠 덕분에 비어 있는 상태이므로 카페인은 경쟁자인 아데노신 없이 수용체와 훨씬 더 효과적으로 결합할 수 있다. 이 때문에 커피 냅을 하면 그냥 커피를 마셨을 때보다, 혹은 그냥 낮잠을 잤을 때보다 훨씬 더 개운하고 정신이 맑아지는 것을 경험할 수 있다.

3) 몸과 마음을 준비시키는 '잠들기 전 의식' 만들기

활동적인 낮의 모드에서 차분한 밤의 모드로 전환하기 위한 자신만의 의식을 만들어보자.

- **취침 1~2시간 전부터 준비 시작**: 따뜻한 물로 샤워나 반신욕을 하면 체온이 일시적으로 올랐다가 서서히 떨어지면서 자연스럽게 수면을 유도한다.
- **정적인 활동 하기**: 명상, 가벼운 스트레칭, 차분한 음악 감상, 일기 쓰기 등은 교감신경을 안정시키고 부교감신경을 활성화해 몸을 이완 상태로 만든다.
- **카페인과 알코올 피하기**: 카페인의 각성 효과는 개인차가 있으나 최대 8시간까지 지속될 수 있으므로 적어도 잠들기 8시간 전에는 커피, 홍차, 에너지 드링크 등 카페인 음료 섭취를 피한다. 알코올은 처음에는 잠이 드는 데 도움을 주는 것 같지만, 깊은 수면에 들어가지 못한 채 뇌를 각성시켜 숙면을 취하지 못하고 자주 깨게 만든다. 그리고 한번 깨면 쉽게 잠을 이루지 못해 수면의 질이 현저히 떨어진다.

① 수면 부족과 만성 스트레스는 인슐린 저항성을 악화한다.
② 하루 최소 7시간 이상 수면을 확보한다.
③ 명상, 복식호흡, 요가, 자연 속 산책 등으로 스트레스 호르몬을 빠르게 배출한다.

만성 스트레스 탈출 전략

스트레스를 전혀 받지 않고 살 수 있을까? 우리 몸의 본능적인 스트레스 반응을 완전히 없앨 수는 없다. 특히 현대인은 급성 스트레스가 아닌 만성 스트레스에 시달리고 있다. 스트레스를 쌓아두지 말고 바로바로 내려놓아야 하는데, 이게 쉬운 일이 아니다. 게다가 스트레스 자극은 쉴 틈 없이 계속 들어온다.

결국 스트레스에 대처하고 관리하는 능력, 즉 '회복 탄력성'을 길러야 한다. 흔히 마음 근육이라고 하는데, 스트레스에 대한 맷집을 키우는 것도 필요하다. 똑같은 스트레스 자극에 대해 어떤 사람은 가볍게 넘어가지만, 어떤 사람은 그로 인해 우울증과 불안장애에 시달린다면 회복 탄력성이 낮고 마음 근육이 약하다는 의미다. 특히 다이어트에서 스트레스 관리는 코르티솔 수치를 안정시키고, 쾌락적 섭식을 막는 핵심 열쇠다.

1. 즉각적인 '일시 정지' 버튼 누르기

- **심호흡(복식호흡)**: 가장 간단하고 강력한 방법이다. 코로 4초간 숨을 깊게 들이마셔 배를 부풀리고, 7초간 숨을 참은 다음, 입으로 8초간 천천히 내뱉는 '4-7-8 호흡법'을 3~4회 반복한다. 이는 부교감신경을 즉각적으로 활성화해 심박수를 낮추고 몸을 진정시킨다.
- **점진적 근육 이완법**: 발끝부터 머리끝까지 각 신체 부위의 근육을 5초간 힘껏 긴장시켰다가 10초간 완전히 이완하는 과정을 반복한다. 이를 통해 몸의 긴장 상태를 스스로 인지하고 해소하는 법을 익힐 수 있다.
- **'지금, 여기'로 돌아오기**: 스트레스로 머릿속이 복잡할 때 주의를 '지

금, 여기'로 관점을 돌려 주변 환경에 집중하고, 신체감각을 자극함으로써 뇌의 위협 반응(교감신경)을 일시적으로 끊고, 안정 반응(부교감신경)을 활성화하는 심신 안정 기법이다. 예를 들어 '5-4-3-2-1'로 오감을 깨운다. 눈에 보이는 것 다섯 가지, 손에 닿는 것 네 가지, 귀에 들리는 소리 세 가지, 코로 맡는 냄새 두 가지, 혀로 느끼는 맛 한 가지를 차례차례 인지한다. 이렇게 하면 불안한 생각의 고리에서 빠져나와 현재에 집중할 수 있다.

2. 마음 근육 키우기: 장기적인 회복 탄력성 구축

응급처치도 중요하지만, 근본적으로 스트레스에 덜 흔들리는 내면의 힘을 기르는 것이 더욱 중요하다. 살찌지 않는 몸을 만드는 실전 전략에서 어찌 보면 가장 중요하다고 할 수 있다. 아무리 식단을 철저히 지키고 운동을 열심히 해도 스트레스를 이겨내지 못하면 결국 수면 장애와 음식 중독에 빠져 또다시 악순환의 고리에서 허우적거릴 위험이 높기 때문이다.

- **규칙적 운동**: 운동은 스트레스 호르몬인 코르티솔과 아드레날린 수치를 낮추고, 행복 호르몬인 세로토닌과 엔도르핀의 분비를 촉진한다. 걷기·조깅·러닝·사이클링·댄스 등 즐겁게 할 수 있는 신체 활동을 꾸준히 하는 것이 중요하다. 본능적으로 위기 상황에 대처하기 위한 스트레스 반응은 죽기 살기로 싸우거나 도망치기, 다시 말해 적극적인 신체 활동이었다. 따라서 고강도 운동은 스트레스

에서 벗어나기 위한 스트레스 반응에 가장 가깝다. '운동을 해야 한다'는 부담감보다는 '몸을 움직여 스트레스를 푼다'는 가벼운 마음으로 시작해보자.

- **마음 챙김 명상**: 명상은 스트레스 상황에 즉각적으로 반응하는 대신, 한발 물러서서 감정과 생각을 객관적으로 바라보는 힘을 길러준다. 매일 5~10분씩이라도 조용한 곳에 앉아 자신의 호흡에 집중하는 연습을 해본다. 요가나 명상 센터에서 배우거나 앱을 활용하는 것도 좋은 방법이다.

- **즐거움을 주는 취미와 건강한 사회적 관계**: 일과 책임감에서 벗어나 온전히 몰입하고 즐길 수 있는 취미 활동은 최고의 스트레스 해소법이다. 또한 믿고 의지할 수 있는 친구나 가족과 솔직한 대화를 나누는 것은 정서적 지지와 유대감을 제공해 스트레스 완충 작용을 한다.

3. 스트레스의 근원 관리하기: 현실적 통제력 확보

피할 수 없는 경우도 있지만, 우리가 통제하고 관리 가능한 스트레스도 분명 존재한다.

- **시간 관리와 우선순위 설정**: 내가 지금 해야 할 업무의 우선순위를 먼저 정한 다음, 긴급하고 중요한 일부터 순서대로 처리한다. 지금 당장 하지 않아도 되는 일은 일단 뒤로 미룬다. 내가 감당할 수 없을 만큼의 일은 떠안지 않도록 주의한다. 때로는 "아니요"라고 말

하는 용기도 필요하다. 운동할 시간도 없고 밤늦은 시간까지 일해야 할 정도로 업무량이 쌓여 있는데, 이런 상황에서 다이어트까지 하겠다고? 욕심이 앞서 일단 다 받아들이고는 혼자 처리하려 하니 엄두가 나지 않는다. 일은 쌓여가고 운동할 시간은 없고 수면 시간도 부족하다. 결국 단 음식에 손을 대면서 다이어트는 실패로 끝난다. 이처럼 스스로에게 스트레스를 주면서 몸을 망가뜨리는 예를 우리 주변에서 흔히 볼 수 있다. 적어도 자기 스스로에게 스트레스를 주지는 말자.

- **스트레스 일기 쓰기**: 어떤 상황에서, 누구와 있을 때, 어떤 생각 때문에 스트레스를 받는지 구체적으로 기록한다. 스트레스 유발 요인을 명확히 인지하는 것만으로도 대처 방안을 찾는 데 큰 도움이 된다.

4. 시너지 극대화: 수면과 스트레스 관리의 통합적 접근

수면과 스트레스 관리는 별개의 과제가 아니라, 서로 긴밀하게 연결된 하나의 시스템이다. 따라서 한쪽의 개선은 다른 쪽의 개선으로 이어지는 선순환을 만든다.

- **숙면은 최고의 스트레스 관리법**: 잠을 잘 자면 스트레스에 대한 뇌의 민감도가 낮아지고 감정 조절 능력이 향상된다. 스트레스 관리를 위해 가장 먼저 해야 할 일은 수면에 충분한 시간을 할애하는 것이다. 7시간 이상 수면을 유지하려면 잠자리에 드는 시간

스스로 실천해볼 수 있는 '나만의 수면 및 스트레스 관리 계획' 예시

주 차	수면 관리	스트레스 관리
1주 차	매일 밤 11시에 잠자리에 들고, 10시부터 스마트폰 보지 않기	점심 식사 후 10분간 걷기
2주 차	1주 차 목표 유지 +커피를 오전 중 한 잔으로 줄이기	스트레스받는 순간에 심호흡 세 번 하기 연습
3주 차	2주 차 목표 유지 +주말에도 평일과 비슷한 시간에 기상하기	좋아하는 취미 활동(댄스 동호회 등) 주 1회 1시간 하기
4주 차	3주 차 목표 유지 +아침에 일어나 10분간 스트레칭하기	거절하기 어려운 부탁에 대해 "생각해볼게요"라고 말하기 연습

과 아침에 일어나는 시간을 정하고, 가급적 그에 맞춰 잠들고 일어나는 습관을 들인다.

- **스트레스 관리는 숙면의 필수 조건**: 낮에 깨어 있는 동안 스트레스를 효과적으로 잘 관리하면 밤에 과도한 각성 상태 없이 편안하게 수면을 유지할 수 있다. 잠자리에 누워 온갖 걱정과 불안에 시달리면 낮 동안의 스트레스 관리 전략을 점검해볼 필요가 있다.

위의 표는 '나만의 수면 및 스트레스 관리 계획'을 예시한 것이다. 이처럼 작고 구체적인 목표를 세우고 달성했을 때, 스스로를 칭찬하며 작은 성공을 쌓아나가는 것이 중요하다. 완벽함이 아니라 꾸준함이 변화를 만든다.

3장

쾌락적 섭식에서 벗어나는 법

이제까지 언급한 내용을 통해 영양소와 식욕의 개념을 이해하고, 식습관을 바꾸는 데 도움이 되었길 바란다. 하지만 이미 쾌락적 섭식에 깊이 빠져 달콤한 음식에서 벗어나기 힘든 사람에게는 그 상황에서 헤어나지 않는 한 근본 해결책이 되기 힘들다는 것을 잘 안다. 하루아침에 좋아질 수는 없겠지만, 의식적으로 음식 중독에서 벗어나려 부단히 노력해야 한다. 그러한 노력은 일찍 시작할수록 효과가 좋다.

① 마음 챙김 식사
② 브레인 리세팅
  • 혀의 미뢰를 리세팅하라
  • 전전두엽피질을 활성화하라

- 인공 첨가물을 가급적 피하라

③ 마이 옵티멀 4주 리셋 프로그램
- 4주간 금기 음식을 철저히 피하라
- 네 번의 단백질 식사로 배고플 틈을 주지 마라

태도에 관하여: 마음 챙김 식사

지금까지 '무엇을' 먹느냐에 대해 언급했다면, 이제부터는 '어떻게' 먹느냐에 집중해보자.

음식을 먹는 행동은 감정과 연결되어 있다. 마음 챙김은 이론상으로는 단순해 보이지만, 음식과 음식을 먹는 행동의 관계를 근본적으로 변화시키는 훈련이다. 본질적으로 마음 챙김은 그 순간에 떠오르는 생각, 감정, 신체감각에만 온전히 집중하는 것이다. 산만함으로 가득 찬 이 세상에서는 식사할 때 휴대폰을 보거나, 무심코 TV를 틀어놓는 경우가 많다. 마음 챙김은 음식을 내 몸과 마음에서 진정으로 체험할 수 있도록 우리를 초대한다.

마음 챙김 식사는 완벽을 추구하거나 한 입 한 입 꼼꼼하게 계산하라는 것이 아니다. 내 몸으로 들어와서 내 몸의 재료가 될 음식에 대한 일종의 호기심과 연민이라고 보면 된다. 나도 모르게 초콜릿을 먹고 있었다면, 잠깐 멈추고 생각해본다. '내가 정말 배가 고팠나?' '이 음식을

먹으니까 정말로 기분이 좋고 만족스러운가?'

마음 챙김 식사는 특히 감정적 섭식을 극복하는 데 도움이 된다. 스트레스가 많은 날 기분을 달래줄 음식을 찾아 먹거나, 괜히 우울하고 허전한 느낌이 들 때 달콤한 빵이나 과자가 엄청 당기는 경험을 누구나 해봤을 것이다. 반대로, 가족 생일이나 승진 기념 등 행복한 순간에도 우리는 케이크 한 조각을 먹는다. 인생에서 즐거울 때 혹은 괴로울 때, 삶의 기복에 따라 그 순간 달콤한 음식을 찾는 게 잘못은 아니지만, 마음 챙김 식사는 음식이 당기는 게 생리적 욕구 때문인지 감정적 욕구 때문인지 구별해보는 연습을 해보자는 것이다.

지금 어떤 음식을 먹고 있는지, 왜 먹고 있는지 의식적으로 생각한다. 시간이 지남에 따라 이러한 작은 행동이 먹는 방식에 대한 근본적 변화를 일으킬 수 있다. 스트레스를 달콤한 음식으로 해결하려는 시도를 바꾸거나, 감정적 식욕을 다른 쪽으로 돌려볼 수도 있다. 혹은 아무 생각 없이 과자 한 봉지나 케이크 한 조각을 다 먹었던 습관에서 과자 1~2개나 케이크 한 입에서 멈추는 힘을 얻을 수도 있다.

마음 챙김 식사의 핵심 목표는 음식을 '좋다, 나쁘다'로 판단하며 죄책감을 느끼는 게 아니라, 아무런 판단 없이 있는 그대로 관찰하고 몸의 신호에 귀 기울이는 것이다.

1단계: 식사 전 준비

이 단계는 무의식적인 식사를 의식적인 식사로 전환하는 가장 중요한 첫걸음이다.

1) 배고픔의 수준 확인하기

음식을 먹기 전에 잠시 멈춰서 스스로에게 질문한다.

'나는 정말로 배가 고픈가?'

1(전혀 배고프지 않음)부터 10(극심한 허기)까지 점수를 매겨본다. 그것이 진짜 배고픔인지, 아니면 스트레스·따분함·우울감 등으로 인한 감정적 배고픔인지 구분해보는 것이다. 진짜 배고픔은 서서히 찾아오고, 음식 종류를 가리지 않으며, 배에서 꼬르륵 소리가 나는 등 신체적 증상을 동반한다. 반면, 감정적 배고픔은 갑자기 찾아오며, 초콜릿이나 과자 등 특정 음식이 강하게 당긴다. 주로 뇌에서 느끼는 갈망이다.

2) 식사 환경 조성하기

TV, 스마트폰, 컴퓨터를 끄고 식사에만 집중할 수 있는 환경을 만든다. '식사'라는 행위 자체를 존중하는 것이다.

가급적 작은 그릇을 사용한다. 시각적으로 만족감을 주면서 과식을 방지하는 데 도움이 된다. 그리고 먹을 만큼만 덜어서 먹는다.

음식을 바라보며 그것이 내 식탁에 오르기까지의 과정(농부의 수고, 자연의 에너지 등)을 잠시 생각한다. 거창하지 않아도 좋다. '오늘 이 음식을 먹을 수 있어 감사하다'는 가벼운 생각만으로도 음식과의 관계가 긍정적으로 변한다.

2단계: 식사 중 실천

본격적으로 오감을 사용해 음식을 느끼는 단계다.

음식을 먹기 전, 그릇에 담긴 음식을 자세히 살펴본다. 음식의 색깔·모양·질감은 어떤가? 음식의 향을 코로 깊게 맡아보자. 어떤 향이 나는가? 그 향이 어떤 느낌을 주는가?

숟가락이나 젓가락으로 음식을 입에 넣은 후 바로 씹지 말고, 혀 위에서 질감과 온도를 느껴본다. 그리고 천천히 씹기 시작한다. 어떤 맛과 풍미가 느껴지는가? 씹으면서 나는 소리에도 귀를 기울여보자. 씹는 동안 음식의 맛이 어떻게 변하는가? 첫 맛, 중간 맛, 끝 맛의 미묘한 차이를 느껴본다. 완전히 씹은 후 삼키고, 음식이 목을 넘어가는 느낌에 집중한다.

수저를 습관적으로 계속 들고 있다면, 한 입 먹고 나서 수저나 포크를 잠시 내려놓기로 하자. 자동적으로 빠르게 먹는 습관을 끊는 데 매우 효과적이다.

식사하는 동안 주기적으로 배가 얼마나 찼는지 확인하자. '아, 이제 배가 부르기 시작하네' 혹은 '이 정도면 만족스럽다'는 느낌을 확인하는 것이다. 그릇을 깨끗이 비워야 한다는 강박에서 벗어나야 한다.

3단계: 식사 후 성찰

식사를 마친 후 몸이 어떻게 반응하는지 느낀다. 속이 편안한가, 아니면 더부룩하고 무거운가? 에너지가 상승하는 느낌인가, 아니면 나른하고 졸린가?

음식과 감정을 연결해본다. 내가 먹은 음식이 내 몸과 기분에 어떤 영향을 미쳤는가? 예를 들어 초가공식품을 잔뜩 먹었더니 몸이 무겁고, 기분도 처지는 걸 알아차리는 것만으로도 다음번 선택에 큰 영향을 미친다.

만약 과식했거나 의도치 않은 음식을 먹었더라도 절대 자책하지 말아야 한다. '아, 오늘은 내가 스트레스를 받아서 그랬어. 다음번에는 다른 방식으로 스트레스를 풀어야겠다.' 이렇게 생각하며 상황을 관찰하고 다음을 기약하는 것이 중요하다.

■ **음식 중독 극복을 위한 추가 팁**
- **갈망 다루기**: 특정 음식이 미치도록 먹고 싶을 때, 그 갈망을 파도타기처럼 다루는 연습이다. 갈망이 밀려올 때 즉시 행동하지 말고, 10분만 기다리면서 그 감정의 추이를 관찰한다. 대부분의 갈망은 시간이 지나면 강도가 약해지거나 사라진다.
- **'안전한' 음식으로 연습 시작하기**: 처음부터 끊기 어려운 음식으로 마음 챙김 식사를 시도하면 실패하기 십상이다. 방울토마토나 견과류 등 비교적 건강하고 감정적 연결이 덜한 음식으로 먼저 연습해본다.
- **일기 쓰기**: 내가 무엇을, 언제, 왜 먹었는지 그리고 먹고 난 후 기분은 어땠는지 간단하게 기록하는 것도 자신의 식사 패턴과 감정적 배고픔의 원인을 파악하는 데 큰 도움이 된다.

마음 챙김 식사는 다이어트법이 아니라, 평생 지속할 수 있는 건강한 습관이자 삶의 태도라고 할 수 있다. 꾸준히 연습하다 보면 음식에 대한 통제력이 생기고, 몸과 마음이 진정으로 원하는 것을 선택할 수 있다. 조급해하지 말고 매일 한 끼 혹은 한입이라도 꾸준히 시도하면 분명 좋은 결과가 있을 것이다.

원리에 관하여: 브레인 리세팅

마이 옵티멀 4주 리셋 프로그램에서는 쾌락적 섭식으로 이끄는 음식을 철저하게 제한한다. 도파민 분비를 자극해 중독으로 이어지게 만드는 음식을 끊지 못하는 사람들의 미각을 리세팅하겠다는 의도다. 단맛, 짠맛, 기름진 맛에 중독된 혀의 미각세포와 뇌를 천연 재료가 지닌 자연스러운 맛과 질감에 다시 민감하게 반응하도록 재설정해야 한다.

1. 혀의 미뢰를 리세팅하라

미각세포가 모여 있는 미뢰와 자극적 음식의 접촉을 단기간에 철저히 차단한다. 설탕, 소금, 지방 함량이 높아 강렬하면서 압도적인 맛으로 도파민 분비를 자극하는 음식에서 혀의 미뢰를 탈감각화하는 것이다. 대신 가급적 정제·가공하지 않은 천연 재료의 음식을 섭취해 음식 본연의 맛을 느낄 수 있게 혀의 미뢰를 리세팅한다.

한 끼 식사를 샐러드로 하면서 채소 본연의 맛을 음미한다. 당근 스틱이나 피망 조각 같은 생채소를 도시락처럼 가지고 다니면서 빵이나 과자가 당길 때마다 먹는다. 설탕과 소금으로 인해 둔감해진 미뢰이지만, 일주일만 지나도 그 둔감함이 사라지면서 단맛·짠맛을 예민하게 느낄 수 있을 것이다.

2. 전전두엽피질을 활성화하라

사실 맛을 느끼는 건 미각세포가 아니라 미각세포가 보낸 전기신호를 전달받은 뇌세포다. 뇌는 원시적인 생존 본능에 충실하지만 동시에 생존을 위해 새로운 뇌를 만들어 진화했는데, 바로 전전두엽피질이 그것이다. 전전두엽은 지금 현재 벌어지는 상황에 대한 본능적 반응보다는 과거 경험을 바탕으로 미래에 무슨 일이 일어날지 예측하는 데 더 초점을 맞춘다. 계획을 세우고 판단을 내려 다가올 상황에 대비하면서 생존을 돕는 것이다. 그래서 전전두엽은 설탕을 먹는 행동이 당장엔 즐거울지 몰라도 결국 과식, 체중 증가, 대사이상을 초래할 수 있다는 점을 고려해 갈망을 억제하려는 신호를 보낸다. 따라서 충동을 다스리려면 전전두엽을 활성화해야 한다.

뇌는 긍정적 보상과 부정적 회피 반응으로 학습한다. 아이가 장난감을 정리했을 때 엄마가 칭찬과 함께 작은 간식을 주면 아이는 기분 좋은 경험(칭찬과 간식)을 기억하고 이후에도 장난감을 잘 정리하려는 행동을 반복한다(긍정적 보상). 아이가 호기심으로 난로를 만졌다가 손을 데면 아이의 뇌는 고통(부정적 경험)을 겪으면서 이를 기억하고 이후에는 난로 근처에 가도 손을 대지 않는다(부정적 회피 반응).

전전두엽을 학습시키기 위해서는 이미 무의식 속에 습관으로 자리잠은 쾌락적 섭식을 인지하고 의식으로 끄집어내야 한다. 퇴근길에 집 앞 편의점에 들러 과자나 아이스크림을 구입하는 습관이 있었다면, 오늘부터는 편의점이 눈에 들어올 때부터 의식적으로 생각해야 한다. 편의점에 들어가서 간식거리를 구입할 것인가, 말 것인가? 지금 배가 고픈 건가, 아니면 심리적으로 허전해서 무언가를 먹고 싶은 건가? 굳이 먹고 싶은 충동이 강하지 않다면 초가공식품의 유해성을 상기하면서 그냥 집으로 들어간다. 나도 모르게 편의점으로 들어가 아이스크림을 집어 들고 나서야 갑자기 정신이 들었다면 아이스크림을 먹고 난 후의 후회와 자책감 그리고 우울감 등을 겪은 기억을 떠올려본다.

과거의 기억, 학습 효과, 그로 인한 습관은 생각보다 몸에 깊숙이 남아 있다. 담배를 끊은 지 몇십 년이 지나도 누군가 담배를 피우면 흡연 충동을 느끼는 것과 비슷하다. 보상에 대한 과거의 기억은 생각보다 강렬하다.

새로운 행동이 습관화될 때까지 의식적으로 반복해야 한다. 물론 여기에는 동기부여라는 강력한 지지가 필요하다. 옛날 습관을 버리고 새로운 습관을 받아들일 충분한 동기가 있어야만 쾌락적 섭식의 연결 고리를 끊을 수 있다.

물론 쉽지는 않다. 처음엔 잘하는 것처럼 보이다가도 어느 순간 보상에 대한 유혹을 이겨내지 못하고 실패하곤 한다. 하지만 이것은 내 의지력이 약해서가 아니라, 보상 시스템과 이로 인해 깊이 각인된 습관의 벽이 생각보다 단단한 탓이다.

습관의 고리를 끊으려면 일단 충동을 일으키는 계기를 하나하나 찾아내야 한다. 점심 식사 후 동료들과 함께 카페에서 달콤한 커피를 마시는 게 루틴이 되었다면 회사 근처 헬스클럽에 가는 것으로 루틴을 바꾼다. 집에서 TV를 켜며 습관적으로 주방 냉장고의 음식을 꺼냈다면 아예 TV를 켜지 말고 밖으로 나가 산책을 한다.

음식이 당길 때마다 생리적 섭식인지 쾌락적 섭식인지 스스로에게 물어보고, 달콤한 음식에서 벗어나지 못하면 결국 당뇨병과 치매로 이어져 나중에 고생할 거라는 인지적 사고도 함께 떠올려야 한다. 인지적 사고에 의한 통제력은 동기부여의 정도, 주위 사람의 도움 정도에 따라 크기가 달라진다. 만약 체중을 감량하겠다고 결심했다면 단순히 살을 뺀다는 동기보다 더욱 건강해지겠다는 동기를 부여하는 것이 효과가 크다. 혼자 끙끙대지 말고 전문의를 찾아 상태를 점검받는다면 인지적 통제력은 확실히 강해진다.

3. 인공 첨가물을 가급적 피하라

가공식품에 들어 있는 식품첨가물(착향료, 감미료 등)은 식품의 맛과 향을 더하기 위해 사용된다. 부득이 가공식품을 고르더라도 이런 인공 첨가물이 가급적 적게 들어 있는 제품을 찾는다. 천연 재료 고유의 맛과 풍미, 질감을 혀의 미뢰가 익숙하게 느낄 수 있게 해주어야 브레인 리세팅에 도움이 된다.

최대한 튀긴 요리, 양념이 많이 들어간 요리, 소스를 듬뿍 넣은 요리 대신 찐 채소와 생선구이를 선택한다. 프라이드치킨보다 구운 닭고기, 양념갈비보다 수육을 선택한다.

실천에 관하여:
마이 옵티멀 4주 리셋 프로그램

1. 4주간 금기 음식을 철저히 피하라

마이 옵티멀 4주 리셋 프로그램에서는 중독성 있는 음식을 금기로 정해 아예 조금도 먹지 못하게 한다. 물론 첫 일주일은 힘들 것이다. 하지만 단 일주일 동안 자극적인 단맛·짠맛만 피하더라도 미각이 되살아나는 리세팅을 경험할 수 있다. 4주라는 기간을 정한 이유는 그래야 본인의 의지력으로 절제가 가능하기 때문이다. 만약 기간을 정해주지 않으면 음식의 유혹을 이겨내기 쉽지 않을 것이다.

2. 네 번의 식사로 배고플 틈을 주지 마라

마이 옵티멀 4주 리셋 프로그램에서는 하루 두 끼를 식이섬유와 단백질이 풍부한 단백질 강화 식사 대용식으로 섭취하고, 나머지 두 끼는 일반식으로 포만감 있게 먹게 한다. 하루 네 끼를 강조하는 이유는 단백질을 부족하지 않게 섭취해서 골격근 손실을 피하고 근육 생성에 도움이 되도록 하는 측면도 있지만, 음식을 섭취하는 동안 강력한 배고픔 신호가 생기지 않도록 해서 쾌락적 섭식을 막아보겠다는 전략도 숨어 있다. 금기 음식을 철저히 멀리해서 미각과 뇌를 리세팅하면 프로그램이 끝난 후에도 중독성 강한 음식에 대한 갈망이 한층 가라앉을 것이다. 궁극적으로 초가공식품에서 벗어나는 식단을 유지해야 평생 건강한 삶을 누릴 수 있다는 사실을 명심하자.

단백질 보충제, 어떻게 먹을 것인가

단백질을 음식이 아닌 분말이나 액상 형태로 섭취하는 건 어떨까? 개인적으로는 액상 형태보다 분말을 선호한다. 액상 형태에는 인공감미료를 포함한 첨가물이 상대적으로 많이 들어간다. 맛을 내기 위해 당 함량이 높은 제품도 있다. 분말 형태는 물·우유·두유·요구르트 등 취향에 맞게 골라서 섞어 먹을 수 있다. 상대적으로 가격도 저렴하다. 대표적으로 우유로 만드는 유청 단백과 카세인 단백, 콩으로 만드는 대두 단백과 완두콩 단백이 있다. 여기에 비타민과 미네랄이 추가되고 맛과 향을 내기 위해 당류나 인공 첨가물이 들어가기도 한다. 일반적으로 한 번에 남성 20~30g, 여성 15~25g 정도 섭취한다.

음식으로 단백질을 충분히 섭취할 수 있다면 굳이 단백질 보충제를 따로 섭취할 필요가 전혀 없다. 하지만 의도적으로 동물성 단백질 섭취를 피하는 사람, 근력 운동으로 근육량을 늘리고 싶어 하는 사람, 체중 감량을 위해 당질 섭취를 의도적으로 줄이고 단백질 섭취를 더 늘려야 하는 사람, 근감소증이 생긴 어르신, 질병으로 인해 단백질 섭취량을 늘려야 하는 사람에게는 단백질 보충제가 도움을 줄 수 있다.

◆ **단백질 분말을 꾸준히 섭취하는 건 건강에 무리가 없을까?**

우유를 먹었을 때 설사나 복통 증상이 생기는 유당불내증이 있다면 식물성 단백 제품을 선택한다. 분리 유청 단백이나 가수분해 유청 단백 제품도 괜찮지만, 가격이 상대적으로 비싼 편이다.

보충제를 섭취했을 때 알레르기 반응을 보였다면 당연히 피해야 한다. 제품마다 들어 있는 성분이 다르니 가수분해 유청 단백이나 쌀 단백 등 알레르기를 거의 일으키지 않는 단백이 들어간 제품으로 바꿔볼 수도 있다. 무엇보다 꾸준히 섭취한다면 인공 첨가물이 가급적 적게 들어간 제품을 선택하길 권한다.

단백질 보충제와 관련해 가장 많이 받는 질문이 있다. "신장이나 간에 안 좋다는데 계속 섭취해도 괜찮은가요?" 단백질을 구성하는 아미노산은 질소$_N$를 포함하는 물질이라 신체가 사용하고 남은 질소 성분을 안전하게 제거해야 한다. 그대로 두면 독성 강한 암모니아$_{NH_3}$를 만들기 때문인데, 이 독성을 처리하는 주요 장기가 간과 신장이다.

독성이 높은 암모니아는 간으로 이동해 요소로 전환되고, 혈액을 통해 신장으로 이동해 소변을 통해 배출된다. 따라서 지속적으로 단백질을 과잉 섭취하면 간세포의 스트레스가 증가하고, 이로 인한 기능 저하가 생길 수 있다. 신장의 부담도 증가한다. 칼슘, 옥살산, 요산 등의 배출이 증가하면 신장결석 위험도 커진다. 칼슘 배출이 증가하면 뼈 건강에도 적신호가 켜질 수 있고, 요소를 배출하기 위해 더 많은 수분을 사용하므로 탈수 위험도 생긴다.

하지만 실제 연구에서는 이런 결과를 보이지 않는다. 건강한 성인의 경우 단백질 섭취량은 사구체 여과율에 영향을 주지 않고, 신장결석 위험을 의미 있게 높이지도 않았다.[3, 4]

근력 운동을 꾸준히 하는 성인 남성들에게 1년 이상 단백질 보충제를 포함한 고단백 식단(하루 2.51~3.32g/kg)을 섭취하게 했음에도 건강에 특별한 문제가 없었다.[5]

미국 성인들을 21년간 추적 관찰한 역학 연구에서도 동물성 단백질 섭취량과 신장 질환 발병과는 연관성이 없었다. 식물성 단백질을 많이 섭취한 사람들은 신장 질환 발병 위험이 오히려 11% 줄었다.[6]

신장 기능이 정상이라면 단백질 섭취량이 늘어도 크게 문제 되지 않는다.

칼슘 배출이 증가해서 뼈 건강에 좋지 않다는 것도 잘못이다. 오히려 단백질 섭취량을 충분히 유지하는 것이 뼈 건강에 더 도움이 된다.[7, 8, 9, 10]

단백질 섭취량이 부족하지 않은 60세 이상 노인 208명을 두 그룹으로 나눠 한 그룹은 유청 단백 분말 45g을, 다른 그룹은 탄수화물 말토덱스트린 45g을 추가로 18개월간 매일 섭취하게 했다. 두 그룹 간 골밀도의 차이는 없었다. 오히려 단백질 분말을 더 챙겨 먹은 그룹에서 근육량이 의미 있게 증가했다.[11] 나이 들면서 생기는 근감소증을 오히려 예방한 것이다.

◆ 얼마나 먹으면 과량 섭취일까?

국제스포츠영양학회 International Society of Sports Nutrition에서는 운동을 규칙적으로 하는 건강한 성인에게 근육 생성과 유지에 도움이 되는 단백질 섭취량을 하루 1.4~2.0g/kg으로 제시했다.[12] 근력 운동으로 근육량을 늘리면서 체지방 감량을 위한 저칼로리 식단을 원한다면 고단백 섭취(하루 2.3~3.1g/kg)가 필요할 수도 있다. 일반적인 권장량으로는 한 끼에 20~40g을 매 3~4시간마다 섭취하는 것이 가장 이상적이라고 제시한다. 단백질 보충제를 활용하는 것이 도움을 줄 수 있으며, 하루 1~2회 정도 섭취하고 나머지는 음식을 통해 얻기를 추천한다.

◆ **박용우의 견해**

지금의 단백질 섭취 권장량 0.91g/kg은 최소한의 질소 균형을 유지하는 수준으로 정한 기준일 뿐 최적의 건강 수준을 유지할 수 있는 요구량이 아니다.

미국의 '에너지 적정 비율Acceptable Macronutrient Distribution Range, AMDR'에 따르면 전체 에너지 섭취량의 10~35%를 단백질로 채우도록 되어 있어 보다 현실적인 영양 섭취의 가이드라인으로 볼 수 있다. 단백질 섭취량을 정해놓는 것이 아니라, 개인적·상황적 요구에 따라 유연하게 조절할 수 있도록 제안한 것이다.

성인의 경우 하루 섭취 에너지의 약 18~30%를 단백질로 채울 경우 건강 지표를 전반적으로 개선할 수 있고, 특히 총섭취 에너지의 30%를 단백질로 구성한 식단은 오히려 지방과 당 섭취를 줄이면서 영양소 균형을 개선하는 긍정적 효과가 나타났다.[13]

반면, 우리나라의 단백질 AMDR은 7~20%로 훨씬 낮다. 단백질 구성 비율이 올라갈수록 당질과 지방 섭취량을 줄일 수 있다고 본다면, 우리나라도 단백질 섭취량을 개인 맞춤형으로 높여야 한다고 생각한다. 최근 들어 고단백 식단이 과거 우려한 것과 달리 건강상 특별한 위험을 초래하지 않으며, 오히려 긍정적 생리적 효과가 있다는 연구 결과들이 속속 발표되고 있다는 점을 주목해야 한다.

부록

마이 옵티멀
4주 리셋 프로그램
실전편

1주 전
준비기

평생 '관리'가 아닌 '치료' 모드에 돌입할 마음의 준비가 되었는가? 4주간의 집중 치료 프로그램은 내 몸의 대사이상을 정상 수준으로 돌려놓고, 건강해진 몸을 유지하는 전략으로 현실에서 가장 효과적인 실천 방법이다. 물론 개인차가 있다. '토양'이 다른 만큼 똑같은 프로그램을 실천해도 결과는 사람마다 다르다. 그래서 옵티멀Optimal이다. 내 몸에 맞는 최적화 프로그램을 찾아야 한다는 의미다.

처음부터 바로 프로그램에 들어가는 것이 아니라, 사전 준비를 해야 한다. 평소 불규칙한 식사와 운동 부족으로 안정 시 대사율이 떨어져 있는 몸이라면 매 끼니 잘 챙겨 먹으면서 운동을 시작해 안정 시 대사율을 올려놓아야 한다. 금기 음식을 철저히 끊고 채소와 단백질 위주의 건강식으로 배고프지 않게 충분히 섭취해야 한다. 금기 음식을 평생 끊는다면 실천하기 어려울 것이다. 하지만 잠깐 끊음으로써 지방간으로 시름시름 앓고 있는 간과 피곤에 절어 있는 인슐린 호르몬에 짧은 휴식을 준다면 내 몸의 신진대사가 빠르게 회복되지 않을까?

특히 음식 중독에 빠져 있는 사람은 이 기회에 음식이 컨트롤하는 몸을 내가 컨트롤하는 몸으로 바꾸겠다고 결심해야 한다. 중독은 치료가 늦을수록 회복이 힘들기 때문이다.

1. 14시간 공복과 7시간 이상의 숙면을 지킨다

- 전날 저녁을 오후 6시에 끝냈다면 다음 날 아침 8시에 첫 번째 식사를 한다. 저녁 9시에 끝냈다면 다음 날 오전 11시에 첫 식사를 한다.
- 잠자리에 드는 시간과 아침에 일어나는 시간을 가급적 일정하게 유지한다. 자정부터 오전 4시까지는 수면 시간에 반드시 포함되어야 한다.

2. 알코올과 과당을 끊는다

- 술은 한 모금도 입에 대서는 안 된다.
- 설탕, 흰 밀가루 음식(빵, 면), 달콤한 과일은 절대 먹지 않는다(음식 조리 과정에 들어가는 약간의 설탕까지는 어쩔 수 없지만, 입에 넣었을 때

달콤한 맛이 강하게 나는 음식은 가급적 피한다).
- 튀김, 가공 씨앗 기름이 들어간 음식은 먹지 않는다. 조리 시 가급적 엑스트라버진 올리브유, 아보카도유, 들기름을 사용한다.

3. 매 끼니 식사를 건강식으로 챙겨 먹는다

채소 및 단백질이 풍부한 식단으로 잘 챙겨 먹는다. 당질은 가급적 밥 위주로 먹고, 한 끼에 반 공기를 넘지 않는다. 블루베리, 감자, 고구마 등 혈당을 높이는 당질은 신체 활동량에 따라 섭취량을 조절한다.

4. 운동은 용법과 강도에 맞춰 한다

- 고강도 인터벌 운동이나 근력 강화 운동을 선택한다. 유산소운동은 따로 시간을 내는 것이 아니라 빠른 속도로 걷거나 에스컬레이터 대신 계단을 이용하는 등 평소 신체 활동을 통해 하면 된다.
- 운동은 강도가 중요하다. 땀을 많이 흘리는 것보다 숨이 많이 차는 걸 기준으로 삼아야 한다.
- 적어도 주 4회 이상은 해야 한다.

5. 당질 함량이 거의 없는 단백질 셰이크를 준비한다

과당이 들어 있지 않아야 한다. 당류 및 인공 첨가물(인공감미료, 보존제, 합성 화학물질 등)이 거의 없는 제품이면 가장 좋다. 당질은 10g 미만이면서 1회 섭취 순단백질량이 15~30g 정도 되는 제품을 선택한다.

■ **마이 옵티멀 실전 가이드: 연속혈당측정기를 활용하자**

준비기에 연속혈당측정기Continuous Glucose Monitoring, CGM를 활용하는 것도 좋다. CGM은 당뇨 환자의 혈당 조절 여부를 모니터링하기 위해 개발된 도구지만, 다이어트 시작 전 현재의 내 몸 상태를 파악해볼 수 있다. 특히 지방간, 인슐린 저항성, 만성 염증 등이 있는 경우 공복 혈당이나 당화혈색소 수치가 정상 범위에 있음에도 혈당 수치의 변동 폭이 크게 나타나거나 혈당 스파이크가 생기는 것을 관찰할 수 있다.

CGM 데이터를 통해 내 몸에 최적화된 맞춤형 식단과 생활 습관을 설계해보자. 현재 시판되는 제품들은 10~14일 동안의 혈당을 보여준다. 따라서 처음 5~7일은 평소와 마찬가지로 식사와 신체 활동을 하면서 혈당의 변화를 살펴본다. 이후 나머지 5~7일은 다이어트 준비기의 지침대로 금기 음식을 피하고 건강식을 챙겨 먹으면서 혈당의 변화를 관찰한다. 아마도 생각보다 다이내믹한 결과를 확인할 수 있을 것이다.

■ **다양한 상황에서의 혈당 수치 확인하기**

- **안정 시 공복 혈당**: 아침에 잠자리에서 눈을 떴을 때(최소 8시간 이상 공복 유지) 혈당을 확인한다. 정상 수치는 99mg/dL 이하다. 공복 혈당이 100mg/dL 이상이면 공복혈당장애, 즉 전 당뇨로 진단한다. 만약 공복 혈당이 100mg/dL 이상으로 계속 높게 나온다면 지방간이나 인슐린 저항성을 의심할 수 있다. 공복 혈당을 병원에서 채혈로 측정할 경우, 신체 활동이나 스트레스로 인한 코르티솔

분비 등 혈당에 영향을 주는 요인에 의해 결과치가 달라질 수 있다. 하지만 잠자리에 누워 있는 안정된 상태에서는 수치가 비교적 일정하게 나온다.

- **식후 혈당**: 식사 후 혈당이 얼마나 올라가는지 확인한다. 건강한 몸은 식후 1시간째 혈당이 피크에 도달하고, 2~3시간 이내에 식전 혈당으로 돌아온다. 식후 혈당은 140mg/dL 미만이 정상이다. 하지만 CGM으로 측정한 식후 혈당의 피크는 160~180mg/dL까지 올라갈 수도 있다. 물론 이렇게 올라간 혈당은 2시간 이내에 140mg/dL 미만으로 빠르게 돌아와야 한다.
- **식후 혈당 스파이크**: 식사 후 혈당이 얼마나 높게, 얼마나 급하게 올라가는지 확인한다. 식후 혈당이 빠르게 180mg/dL 이상 올라가면 혈당 스파이크가 있다고 본다. 혈당 스파이크가 생기면 우리 몸은 인슐린을 과도하게 분비하는데, 이렇게 되면 얼마 지나지 않아 급격한 혈당 하강으로 이어져 금방 허기를 느끼고 단 음식을 찾는 악순환을 초래한다. 잦은 혈당 스파이크는 '지방 저장 모드'를 활성화하고 인슐린 저항성의 원인이 된다.
- **혈당 변동성**: 하루 동안 혈당 그래프가 얼마나 위아래로 심하게 요동치는지 살펴본다. 뾰족한 산과 깊은 계곡이 반복되는 롤러코스터 형태인지, 완만한 언덕처럼 부드럽게 움직이는지 확인하는 것이다. 혈당 변동성이 크다는 것은 우리 몸이 혈당을 안정적으로 유지하기 위해 많은 스트레스를 받고 있다는 신호다. 이는 산화 스트레스와 만성 염증을 유발해 대사 건강에 좋지 않은 영향을 줄 수

있다. 혈당 변동성은 평균 혈당을 표준편차로 나눈 값인 변동계수Coefficient of Variation, CV로 표시하는데, 당뇨병 환자는 36% 이하를 목표로 하지만 건강한 성인은 17% 이하를 안정적으로 유지해야 한다.

- **특정 음식에 대한 나의 고유한 반응**: 흔히 '건강식'이라고 알려진 음식이 나에게도 정말 그런지 확인해본다. 예를 들어 똑같은 고구마를 먹어도 어떤 사람은 혈당이 완만하게 오르는 반면, 어떤 사람은 크게 스파이크가 올 수 있다. 고구마·바나나·사과 등 특정 당질 식품을 단독으로 먹어보고, 기저상태에 비해 혈당이 얼마나 올라가는지 비교한다. 다른 사람과 달리 나에게만 혈당 스파이크를 일으키는 음식이 있다면 빈속에 섭취하기보다 식후 위장에 음식이 차 있는 상태에서 먹는 것이 혈당 조절에 유리할 수 있다.
- **식사 순서에 따른 혈당 변화**: 아울러 동일한 메뉴로 식사할 때 밥과 반찬을 함께 먹는 경우와 채소와 단백질 반찬으로 어느 정도 배를 채우고 밥을 나중에 먹었을 경우 혈당이 올라가는 속도 및 최고 수치를 비교한다. 이는 혈당을 안정시키는 '착한 음식 조합'을 찾아볼 수 있어 혈당 관리 요령을 익히는 데 도움이 된다.
- **운동 및 신체 활동의 영향**: 운동 전후의 혈당 변화를 관찰한다. 식후 10~20분 가볍게 걷기만 해도 급하게 올라가던 혈당이 완만해지는 것을 경험할 수 있다. 운동과 신체 활동은 혈당을 낮추는 가장 효과적인 방법이다. 식후 올라간 혈당의 약 80%를 골격근이 받아줘야 나머지 20%를 간과 피하지방이 처리한다. 근육이 식후 혈

새벽 효과, 잠자는 동안 일어나는 혈당의 변화

새벽 효과Dawn Phenomenon는 이른 새벽 시간(보통 오전 3~8시)에 성장호르몬과 코르티솔 분비로 혈당이 상승하는 현상을 말한다. 잠자리에 들 때부터 새벽 2~3시까지는 혈당이 비교적 안정적으로 유지된다. 그리고 새벽 3시를 전후해 혈당이 점차 상승하기 시작해 아침에 일어났을 때 공복 혈당이 잠자리에 들기 전보다 높은 수치를 보인다. 건강한 사람에게도 간혹 나타나는데, 인슐린 저항성이 심할수록 새벽 효과가 잘 일어나는 것으로 알려져 있다. 아침 공복 혈당을 높이는 또 다른 원인으로 '소모기 효과Somogyi Effect'가 있다. 이는 새벽에 혈당이 급격히 떨어졌다가 이에 대한 신체 반작용으로 아침에 급등하는 U 자 형태의 패턴을 보이는 것인데, 주로 당뇨병 치료 중인 환자에게서 나타난다.

당을 충분히 받아주지 못하면 간과 피하지방은 남아도는 포도당을 처리하기 위해 더 많은 일을 해야 한다.

- **수면, 스트레스 등 생활 습관의 영향**: 잠을 설친 다음 날 아침의 공복 혈당이 평소보다 높게 나타나는지, 스트레스를 많이 받은 날 전반적인 혈당 수치가 평소보다 높게 유지되는지 확인한다. 수면 부족과 지속적인 스트레스는 스트레스 호르몬인 코르티솔을 분비해 혈당을 높인다. 다이어트에서 식단 못지않게 수면과 스트레스 관리가 중요한 이유를 데이터로 직접 확인할 수 있다. 아울러 잠을 자는 동안 혈당이 100mg/dL 아래에서 안정적으로 잘 유지되고 있는지도 확인한다. 인슐린 저항성이 있는 경우 수면 중 혈당이 불안정하게 움직이고, 이것이 숙면을 방해해 자주 깨는 증상으로 이어질 수 있다.

- 나만의 '혈당 보고서'를 만들어보자
- 나의 혈당 스파이크를 일으키는 주범 음식 리스트: 예를 들면 떡볶이, 라면, 식빵 등
- 나의 혈당에 착한 음식 리스트: 예를 들면 샐러드, 두부, 현미밥 반 공기 등
- 나의 혈당을 안정시키는 습관: 예를 들면 식후 15분 걷기, 단백질 먼저 챙겨 먹기 등

이 과정을 통해 얻은 데이터와 경험은 다이어트를 시작할 때 무엇을 먹고, 무엇을 피하고, 언제 운동하고, 어떻게 생활해야 할지 판단하는 데 도움이 된다.

1~3일 차: 장 해독과 당질 제한

대사 유연성이 떨어진 몸, 지방을 꺼내 쓰지 못하는 몸, 당질 저장 창고와 지방 저장 창고가 가득 차서 마치 물먹은 스펀지처럼 더 이상 에너지원을 저장할 수 없는 몸….

이런 몸을 다시 건강한 몸으로 만들려면 어느 것부터 시작해야 할까? 지방 저장 창고에 비해 터무니없이 사이즈가 작은 당질 저장 창고부터 비워야 하지 않을까? 그래서 첫 3일은 의도적으로 당질 섭취

를 제한하는 것으로 시작한다. 12시간 공복 후 검사한 공복 인슐린 수치가 높게 나왔다면 아침 식사로 당질을 섭취하는 순간 인슐린은 다시 상승하고, 하루 종일 혈당 스파이크와 고인슐린혈증 상태가 유지되면서 우리 몸은 지방을 에너지원으로 사용할 기회를 잃어버린다.

공복 12시간 이후부터는 당질 저장 창고인 간이 본격적으로 비축해둔 당질(글리코겐)을 혈액으로 방출한다. 간에 저장된 글리코겐의 양은 약 100g 내외로, 특별한 운동 없이 일상생활만 하더라도 보통 24시간 이내에 대부분 고갈된다. 글리코겐은 1g당 약 3g의 수분과 함께 저장된다. 따라서 글리코겐이 소모되면서 이 수분이 함께 빠져나가 처음에는 체중이 빠르게 감소한다. 지방이 아니라 수분이 빠지는 것이다.

당질 저장 창고가 반 이상 비워지고 인슐린 수치가 기저상태로 떨어지면, 우리 몸은 혈당을 안정적으로 유지하기 위해 지방을 에너지원으로 사용할 준비를 한다. 지방 저장 창고에서 지방산을 방출하기 시작하고, 간은 지방산을 분해해 케톤체라는 대체 에너지원을 생산한다.

그런데 여기에서도 개인 차이가 있다. 인슐린 저항성이 심한 몸일수록 지방 저장 창고에서 지방산 방출이 잘 안된다. 우리 몸은 포도당만을 에너지원으로 요구하는 뇌를 위해 근육 단백을 분해해 (간에서 분해된) 아미노산으로 포도당 신생 합성을 활발히 진행한다. 건강한 몸일수록 대사 유연성이 좋아 당질 섭취를 제한할 때 빠르게 지방산을 에너지원으로 사용한다. 하지만 인슐린 저항성이 심할수록, 대사 유연성이 떨어진 몸일수록 당질 섭취를 제한할 때 근육 단백의 손실이 발생한다.

또 다른 당질 저장 창고인 근육은 어떨까. 근육 내 글리코겐은 해당 근육의 에너지원으로만 쓰이므로 혈당을 안정적으로 유지하는 데에는 도움이 되지 않는다. 포도당만을 에너지원으로 고집하던 뇌는 근육 단백의 손실이 발생하면 결국 한발 물러서서 케톤체도 포도당과 함께 에너지원으로 사용한다.

본격적인 케톤 생성은 일반적으로 탄수화물 섭취를 제한하고 48시간 이후부터 본격적으로 시작된다. 그래서 이틀째 뇌에서 당을 달라는 신호로 두통이나 무력감 등의 증상이 나타날 수 있다. 대사 유연성이 떨어진 몸일수록 근육 단백 손실도 많지만 두통, 어지럼증, 무력감, 우울 등의 증상이 잘 나타난다.

당질 섭취를 제한하면 그동안 포도당을 주요 에너지원으로 쓰던 몸이 케톤체를 사용해야 한다. 이때 몸이 새로운 에너지 시스템에 적응하는 과정에서 나타나는 두통, 피로감, 근육통 등 감기와 유사한 증상을 '케토 플루Keto Flu'라고 부르기도 한다. 이런 증상은 일시적인 것으로 시간이 지나 몸이 케톤 사용에 익숙해지면 저절로 없어진다. 수분 섭취를 충분히 하는 것도 증상 완화에 도움이 된다. 72시간 정도 당질 섭취를 제한하면 당질 저장 창고가 비워지고, 지방을 주요 연료로 사용하는 몸으로 바뀐다.

1. 단백질 셰이크를 하루 네 번 섭취한다

식사를 허용하는 10시간 동안 2~3시간 간격으로 일반식 대신 단백질 셰이크를 네 번 섭취한다. 의도적으로 당질 섭취량을 제한해 축적된 지방을 끄집어 쓰는 몸으로 바꾸되 근육 손실은 최소한으로 막으려는 전략이다. 단백질 셰이크를 물에 타서 먹는다. 입에 맞지 않는다면 무가당 두유에 타서 먹어도 괜찮다.

2. 배고픔을 일부러 참지 않는다

단백질 셰이크를 섭취하고 중간에 배가 고프면 일부러 참지 말고 플레인 요구르트(당을 첨가하지 않은 시큼한 것으로 요구르트 100g당 당 함량 6g 이하인 제품), 채소(양배추, 파프리카, 브로콜리, 오이, 당근 등), 올리브유, 아보카도유, 들기름, 두부나 연두부(떠먹는 두부, 두부 샐러드, 두부부침 등) 등을 섭취해 포만감을 유지한다.

두부를 허용하는 이유는 당질이 거의 없는 단백질 식품인 데다 소화 흡수가 잘되어 3일간 장을 쉬게 해주는 데 크게 영향을 주지 않기 때문이다. 아울러 시큼한 플레인 요구르트와 채소 섭취는 배고픔을 달래는 데 도움이 될뿐더러 장내 미생물 분포를 유리하게 만들기 위한 목적도 있다.

3. 매일 14시간 공복을 철저히 지킨다

- 첫 번째 식사는 마지막 식사를 마치고 14시간 후에 하고, 마지막 식사는 적어도 취침 2~4시간 전에 끝낸다.
- 공복 14시간 동안에는 물을 제외하고 어떤 음식도 섭취해서는 안 된다.

4. 7시간 이상 숙면을 유지하려고 노력한다

- 숙면을 위해 첫 주에는 커피를 포함해 카페인 음료를 마시지 않는다.
- 잠자는 시간과 아침에 일어나는 시간을 가급적 일정하게 유지한다. 자정부터 오전 4시까지는 항상 수면 시간에 포함되도록 노력한다.
- 저녁 식사 후에는 실내등을 너무 환하게 켜놓지 말고, 가능한 한 은은한 조명으로 유지한다.
- 취침 1시간 전부터는 TV, 스마트폰, 컴퓨터 화면을 가급적 보지 않는다.
- 하루 20분 정도의 낮잠은 허용된다. 하지만 30분 이상의 낮잠은 오히려 숙면을 방해한다.

5. 탄수화물 음식을 철저히 제한한다

밥을 포함한 곡류, 콩류, 견과류, 감자, 고구마, 옥수수, 과일, 밤, 토마토, 당분이 높은 채소(단호박 등) 등을 일절 섭취하지 않는다.

6. 의자 중독에서 벗어난다

꼼짝하지 않고 오래 앉아 있는 것을 피해야 한다. 가급적 30분마다 일어나서 가볍게 몸을 움직인다.

7. 무리하지 않는 범위에서 '숨이 찬' 운동을 시행한다

첫날부터 운동 자극이 들어오면 근육 단백 손실을 줄일 수 있다. 다

> **1~3일 차 허용 식품**
>
> - 단백질 셰이크
> - 양파, 마늘, 고춧가루, 식초, 후추, 강황, 허브
> - 양배추, 무, 당근, 오이, 브로콜리, 파프리카
> - 아보카도
> - 올리브유, 아보카도유, 냉압착 들기름
> - 녹차, 허브티
> - 플레인 요구르트(무가당)
> - 두부, 연두부

만 당질 제한으로 스트레스를 받고 있는 몸에 스트레스가 가중되지 않도록 무리하지 않는 범위에서 빠르게 걷기, 가벼운 조깅, 계단 오르기, 스쿼트 등을 '숨이 찰' 정도의 강도로 20~60분 정도 시행한다.

8. '금기 식품'을 절대 섭취하지 않는다

- 술
- **과당이 들어 있는 당류**: 설탕, 청량음료, 커피믹스, 주스, 과일 향 우유, 당분 함량이 높은 두유, 당분을 첨가한 요구르트, 과자, 빵, 케이크, 아이스크림, 초콜릿
- **유해한 지방**: 정제 씨앗 기름, 트랜스지방(전자레인지용 팝콘, 각종 스낵, 도넛, 튀김 등)
- **흰 밀가루 음식**: 빵, 면

- 동물성 포화지방이 상대적으로 많은 음식: 삼겹살, 대창
- 첫 일주일 동안 플레인 요구르트를 제외한 유제품(우유, 치즈) 및 카페인 음료 섭취 금지

■ 마이 옵티멀 실전 가이드: 내 몸 상태에 따른 옵션을 선택하자

첫 3일이 가장 힘들었다는 참여자가 많다. 평소 즐기던 음식을 먹지 못하는 것도 스트레스지만, 일반식이 생략되면 무언가 루틴이 깨졌다는 생각에 불안감이 생긴다. 한 끼만 건너뛰어도 손이 떨리고 두통과 어지럼증을 겪어본 사람이라면 혹시나 업무에 지장을 받는 건 아닌지 걱정스럽기도 할 것이다. 또 식사가 아닌 단백질 셰이크 제품을 먹는 것이 몸에 무리를 주는 건 아닐지, 부작용은 없을지 생각이 많아진다.

무엇보다 당을 주요 에너지원으로 사용해온 몸을 지방을 쓰는 몸으로 바꿔야 하니 몸 자체가 겪는 스트레스도 만만찮을 것이다. 하지만 담배를 끊을 때 힘든 금단증상을 이겨내면서 처음 며칠을 견뎌야 하듯 내 몸을 건강하게 바꾸는 과정에서도 이런 인내심이 필요하다. 두통·어지럼증·무력감 등은 일시적으로 나타나는 증상이고, 시간이 지나면 저절로 없어진다.

제시한 가이드라인을 지키기 어려운 사람은 다음의 옵션 중 하나를 선택해도 된다.

옵션 1. 첫 3일을 건너뛰고 바로 4일 차부터 시작한다

"마이 옵티멀 4주 리셋 프로그램의 첫 3일을 못 버티고 실패했어요."

두통이 심해서, 혼자 단백질 셰이크 마시는 게 눈치 보여서 등등 여러 이유로 첫 3일이 힘들다면 곧바로 4일 차부터 시작해도 된다. 다이어트를 한다는 것 자체가 스트레스인데, 그 스트레스를 가중시키면 효과가 떨어질 수밖에 없다. 피할 수 없다면 즐기라고 했다. 4일 차부터 시작해도 철저하게 가이드라인을 따르면 결과는 크게 다르지 않다.

옵션 2. 첫 3일을 시행하던 중 불편한 증상이 생기면 곧바로 4일 차로 넘어간다

인슐린 저항성이 심할수록 두통과 무력감 등의 증상이 심하게 나타날 수 있다. 이 두통은 진통제를 복용해도 쉽게 가시지 않는다. 증상이 심하면 3일 동안 버티지 말고, 곧바로 4일 차로 넘어가 점심에 일반식을 먹는다. 밥이 들어가면 두통은 거짓말처럼 사라질 것이다.

옵션 3. 24~72시간의 단식을 시도해본다

준비기 동안 건강식을 배고프지 않게 잘 챙겨 먹었다면 첫 시작부터 당질 제한식이 아니라, 단식을 시도해보는 것도 괜찮다. 이미 마이 옵티멀 4주 리셋 프로그램을 여러 번 해봐서 첫 3일 동안 별다른 어려움이 없었던 사람, 지방간이나 인슐린 저항성이 심하지 않은 사람, 더 건강한 몸을 만들기 위해 마이 옵티멀 4주 리셋 프로그램에 도전하는 사람은 24시간 단식을 시작해도 된다. 다이어트 전날 저녁 식사를 끝낸 시점에서 24시간 후 첫 번째 식사로 단백질 셰이크를 먹는다. 24시간 단식 후 나머지 이틀 동안 셰이크를 네 번 섭취하는 당질 제한식을 시행하는 것이다. 인슐린 수치를 빠르게 낮춰 인슐린 저항성을 개선하고, 지방을 에너지원으로 사용하기 위함이다.

일반적으로 72시간 이내의 짧은 단식은 안정 시 대사율을 떨어뜨리지 않고, 자가 포식 반응을 효과적으로 유도하는 방법으로 알려져 있다. 72시간 단식 후 4일 차로 넘어가면 점심을 죽처럼 부드럽고 소화가 잘되는 음식으로 '보식'하는 것이 좋다. 하지만 단식 경험이 없는 사람은 절대 해서는 안 된다. 72시간 단식을 하려면 단식에 익숙해야 하고, 비교적 몸이 건강해야 한다. 특히 기저 질환이 있는 경우 심각한 어지러움, 전해질 불균형, 탈수 등으로 몸이 더 상할 수 있어 위험하다. 자칫 단식 후 폭식으로 이어지거나, 생활 리듬이 깨져 오히려 득보다 실이 더 클 수 있기 때문에 주의해야 한다.

나는 2025년 1월, 마이 옵티멀 4주 리셋 프로그램을 할 때 첫 3일을 72시간 단식으로 시작했다. 생각보다 불편한 증상이 나타나지 않았고, 둘째 날 배고픔이 조금 더 강하고 피로감이 있었지만, 셋째 날에는 오히려 배고픔이 줄어들고 몸이 가볍게 느껴졌다.

4~7일 차: 저탄수화물 식단

4일 차부터는 점심 한 끼에 밥의 형태로 당질 섭취를 허용한다. 근육 단백 손실을 최소화하기 위해서다. 대사 유연성이 좋은 몸은 당질 섭취를 제한해도 곧바로 지방을 쓰는 몸으로 바뀌지만, 인슐린 저항성이 있어 대사 유연성이 떨어진 몸일수록 이 스위치가 늦게 작동해 당질 제한식을 지속할 경우 근육 단백을 분해해 간에서 포도당을 만들어내는 과정이 계속 활발해질 수 있다. 따라서 4일 차부터 밥 반 공기(당질로 약 35g)에서 3분의 2공기(당질로 약 45g)를 먹으면 밥 이외의 음식에서 얻는 당질(단백질 셰이크에 들어 있는 당질 포함)까지 더해 최소 50~70g 정도는 섭취하게 된다.

물론 단백질 섭취를 부족하지 않게 하는 것이 더 중요하다. 근육의 주성분인 단백질을 외부에서 충분히 공급하면 우리 몸은 에너지를 얻기 위해 힘들게 근육을 분해할 필요가 없기 때문이다. 다이어트 첫날부터 운동을 시작하면 근육 단백 손실을 줄일 수 있다. 하지만 첫 3일에는 가벼운 신체 활동만 해도 괜찮다. 본격적인 운동은 4일 차부터 시작하는 것이 근육 단백 손실을 최소화하는 전략이다. 고강도 인터벌 운동이 가장 효과적이지만, 근력 운동을 병행하면 근육 단백을 지키는 효과가 더 커진다.

4일 차부터는 허용 식품 범위가 넓어지는 만큼 배고픔을 참지 말고 양질의 단백질, 건강한 지방을 충분히 섭취한다. 수면 시간을 하루 7시간 이상 충분히 유지하는 것도 성장호르몬 분비를 촉진하고, 스트레스 호르몬인 코르티솔 수치를 낮춰 근육 회복에 도움이 되는 환경을 만든다.

혹시 부족할 수 있는 영양소를 보충하기 위해 영양제를 복용하는 것도 도움이 된다. 장내 미생물 불균형을 개선하기 위해 프로바이오틱스(유익균) 혹은 프리바이오틱스(유익균의 먹이)가 들어간 제품을 복용한다. 신바이오틱스는 프로바이오틱스와 프리바이오틱스가 함께 들어 있는 제품이다. 비타민과 미네랄이 고루 함유된 종합비타민제는 상대적으로 가성비가 좋은 영양제다. 이때 비타민 B군이 강화된 제품을 추천한다.

아울러 현대인에게 부족한 오메가-3 지방산의 경우 영양제 형태로 복용하는 것도 유익하다. 비타민 D는 대부분의 현대인에게 결핍된 영양소다. 특히 대사이상을 가진 사람은 반드시 챙겨 먹어야 한다. 칼슘과 마그네슘을 저녁 식사 후에 복용하면 체지방 감소뿐 아니라 숙면을 취하는 데도 도움이 된다. 하루 1~3g 정도의 고용량 비타민 C를 복용하는 것도 체지방 연소에 좋다. 비만이 심하거나 50대 이상인 사람은 항산화 효과가 크고 미토콘드리아를 활성화하는 데 도움을 주는 코엔자임Q10이나 알파리포산을 추가해 복용한다.

1. 하루 한 끼(주로 점심)는 밥이 포함된 일반식을 한다

- 흰쌀밥은 반 공기, 현미 잡곡밥은 3분의 2공기를 섭취한다. 반찬은 채소와 양질의 단백질 음식이 포함되어야 한다.
- 나머지 세 끼는 단백질 셰이크를 일정 간격으로 섭취해 단백질을 보충한다.
- 단백질 셰이크를 섭취하는 중간에 배고픔이 나타나면 일부러 참지 말고 허용 식품을 충분히 먹는다.

2. 밥 이외의 탄수화물 음식을 철저히 제한한다

감자, 고구마, 옥수수, 과일, 콩류, 견과류, 밤, 토마토, 당분 함량이 많은 채소(단호박 등) 등은 섭취하지 않는다.

3. 매일 14시간 공복과 7시간 이상 숙면을 유지한다

4. 의자 중독에서 벗어난다
- 꼼짝하지 않고 오래 앉아 있는 것을 피해야 한다. 가급적 30분마다 일어나서 가볍게 몸을 움직인다.
- 하루 걷는 시간이 총 60분이 넘도록 한다.
- 식사 후에는 반드시 10분 이상 걷는다.

5. 규칙적 운동을 병행한다
규칙적 운동은 '숨이 찬' 강도로 주 4~5회 규칙적으로 시행하는 것을 말한다. 고강도 인터벌 운동은 한 번에 15분 이상, 유산소운동은 30분 이상 해야 하며, 여기에 주 2~3회 근력 운동(웨이트 트레이닝)을 곁들이면 금상첨화다.

6. '금기 식품'은 절대 섭취하지 않는다
- 술
- **과당이 들어 있는 당류**: 설탕, 청량음료, 커피믹스, 주스, 과일 향 우유, 당분 함량이 높은 두유, 당분을 첨가한 요구르트, 과자, 빵, 케이크, 아이스크림, 초콜릿
- **유해한 지방**: 정제 씨앗 기름, 트랜스지방(전자레인지용 팝콘, 각종 스낵, 도넛, 튀김 등)
- **흰 밀가루 음식**: 빵, 면

- 동물성 포화지방이 상대적으로 많은 음식: 삼겹살, 대창
- 첫 일주일 동안 플레인 요구르트를 제외한 유제품(우유, 치즈) 및 카페인 음료 섭취 금지

7. 영양제 복용은 다이어트 효과를 높이는 데 도움이 된다

아침 식사	점심 식사	오후 간식	저녁 식사
단백질 셰이크 1컵 (물/무가당 두유)	현미 잡곡밥 2/3공기 혹은 흰쌀밥 반 공기 + 채소와 단백질 음식이 풍부한 식단	단백질 셰이크 1컵(물/무가당 두유)	단백질 셰이크 1컵 (물/무가당 두유)
종합비타민 1~2정 오메가-3 1~2캡슐 신바이오틱스 1포 비타민 C 0.5~1g (코엔자임Q10 100mg)	비타민 C 0.5~1g		종합비타민 1~2정 오메가-3 1~2캡슐 신바이오틱스 1포 비타민 C 0.5~1g 칼슘/마그네슘 각 2정 비타민 D 1,000~2,000IU

■ 마이 옵티멀 실전 가이드 1: 하루 50g 정도의 당질 섭취를 할 수 있다면 굳이 밥 형태만 고집할 필요는 없다

밥 말고 빵이나 면은 안 되냐는 질문을 정말 많이 받는다. 흰 밀가루 음식인 빵이나 면을 못 먹게 하는 주된 이유는 음식에 숨어 있는 설탕 때문이다. 또한 정제 탄수화물인 흰 밀가루는 혈당 스파이크를 일으킬 수 있어 혈당 조절 측면에서도 피해야 한다.

대사이상을 보이는 사람들 중에는 밀가루에 들어 있는 글루텐에 민감한 반응을 보이는 경우가 많았다. 이를 글루텐 불내성이라고 한다.

4~7일 차 허용 식품

- 단백질 셰이크
- 영양제(종합비타민, 오메가-3 지방산, 비타민 D, 신바이오틱스 혹은 프로바이오틱스 등)
- 양파, 마늘, 고춧가루, 식초, 후추, 강황, 허브
- 양배추, 무, 당근, 오이, 브로콜리, 파프리카, 아보카도
- 코코넛유, 올리브유, 아보카도유, 냉압착 들기름
- 녹차, 허브티
- 플레인 요구르트(무가당)
- 두부, 연두부
- 현미 잡곡밥 2/3공기 혹은 흰쌀밥 반 공기
- 해조류(미역, 다시마, 톳), 버섯류
- 고추냉이, 저염 간장(약간), 두부쌈장, 김치(평소보다 양을 줄여서)
- 달걀
- 생선, 생선회, 해산물(굴, 조개, 새우, 게, 가재, 오징어, 낙지, 문어)
- 닭고기(껍질 벗긴 속살), 돼지고기 살코기(수육), 소고기 살코기(샤브샤브)

글루텐 불내성이 있는지 여부는 1~2주일만 밀가루 음식을 끊어보면 알 수 있다. 4주 리셋 프로그램을 끝내고 다시 밀가루 음식을 먹었더니 배에 가스가 찬 듯 속이 불편하고, 몸이 붓는 등 이상 증상이 나타났다면 글루텐 불내성일 가능성이 높다.

최근에는 밀가루가 들어 있지 않은 면이 출시되어 호응을 얻고 있다.

- **100% 메밀면**: 면을 좋아하는 사람들에게 추천하고 싶은 음식이다. 메밀은 글루텐이 없는 곡물이다. 식이섬유와 루틴Rutin 성분이

풍부해 혈당이 급격히 오르는 것을 막아준다. 다른 곡물에 비해 식이섬유와 단백질 함량이 높아 포만감을 주며, 필수아미노산과 미네랄도 풍부해 영양가 있는 식단에 도움이 된다. 다만 시중에서 판매하는 대부분의 메밀국수나 냉면은 쫄깃한 식감을 위해 밀가루나 전분을 섞는 경우가 많으므로 100% 메밀인지 확인하는 것이 좋다. 아울러 양질의 단백질을 포함해야 하므로 수육 등과 함께 섭취할 것을 추천한다.

- **두부면**: 두부면은 당질 함량은 거의 없으면서 단백질 함량이 높다. 혈당에 거의 영향을 주지 않아 혈당 관리에 가장 이상적인 선택 중 하나다. 콩으로 만든 두부엔 당연히 글루텐이 없다. 근육 손실을 최소화하고 포만감을 유지하는 데 도움이 된다. 샐러드 파스타, 비빔면 등 다양한 요리에 활용할 수 있다. 그리고 밥 대신 토마토·단호박·고구마 등으로 당질 섭취를 대체할 수 있다.

- **두유면**: 두부면과 마찬가지로 콩을 주원료로 만들어 글루텐과 혈당 스파이크 걱정 없이 섭취할 수 있다. 제조 회사에 따라 성분과 식감이 조금씩 다르므로 구매 전 영양성분표와 원재료명을 확인해 다른 불필요한 첨가물이 있는지 확인한다.

- **포두부**: 포두부는 두부를 압착해 수분을 제거하고 얇게 편 식재료다. 채소와 닭가슴살을 넣어 쌈말이로 섭취하면 훌륭한 건강식이 된다.

- **해초국수**: 다시마·톳·우뭇가사리 등 해초를 원료로 만든 국수다. 투명하고 아삭한 식감이 특징이며, 보통 찬물에 헹궈 바로 먹을 수

있도록 포장 판매한다. 주성분이 수분·식이섬유·미네랄로 이루어져 있어 면을 즐기면서 다른 당질을 추가로 섭취하는 장점이 있다. 다만 단백질이나 지방이 거의 없으므로 반드시 달걀, 육류, 해산물 등 다른 재료를 곁들여야 한다. 열을 가하면 식감이 흐물흐물해져 특유의 장점이 사라지므로 차가운 요리나 무침 요리에 적합하다.

■ **마이 옵티멀 실전 가이드 2: 부득이하게 케이크·과자·콜라 같은 금기 음식을 먹었다면 처음부터 다시 해야 하나, 계속 이어서 해야 하나?**

"금기 음식을 먹어버렸어요. 어떻게 해야 하죠?"

정말 많이 받는 질문이다. 결론부터 말하면 첫 일주일 사이에 금기 음식을 먹은 경우 다이어트 프로그램을 종료하고, 다시 준비기로 돌아가 몸과 마음을 추스른 후 재시작하는 것이 낫다. 생각보다 음식 중독으로 인한 도파민 반응에 상대적으로 취약한 몸이기 때문에 더 단단한 마음의 준비가 필요하다. '한 번 치팅을 했지만, 다음번엔 절대 하지 말아야지' 하고 결심해보지만, 또다시 치팅을 할 가능성이 크다. 꾹 참았던 단맛을 맛본 뇌는 어떤 이유로 합리화하든 계속 금기 음식을 먹으라고 유혹할 것이기 때문이다. 내 경험상 금기 음식으로 치팅을 한 번 하면 몸이 3일 전으로 돌아간다. 그동안의 노력이 수포로 돌아가는 것이다.

하지만 첫 일주일을 성공적으로 마치고 2주 차에 금기 음식을 한 번 먹는 실수를 했다면, 일주일을 버틸 정도의 의지가 있었던 만큼 이어서 진행해도 좋다. 하지만 내가 이제까지 경험해본 바로는 한 번의 치팅으로 끝나지 않고 또다시 치팅을 하면서 실패로 끝난 경우가 많았다. 적어도 3주 차가 끝날 때까지는 예외 없이 철저하게 지켜보자. 단맛에 대한 욕구도 예전만큼 강렬하지 않겠지만, 무엇보다 입맛이 바뀌고 미각이 예민해져 조금만 달아도 엄청 달게 느껴질 것이다. 미각을 리세팅하겠다는 마음가짐으로 4주 리셋 프로그램을 한다면 음식 중독에서 벗어나는 데 큰 도움이 될 것이다.

2주 차:
주 1회 24시간 단식

2주 차부터는 저녁도 일반식으로 바뀐다. 하루 네 번의 단백질 섭취는 유지하되 점심과 저녁은 일반식으로 배고프지 않게 충분히 섭취한다. '배고프지 않게 충분히'를 강조하는 이유는 중독성 강한 설탕과 밀가루 음식의 유혹을 이겨내기 위해서다. 1주 차를 무사히 끝냈다면 이런 초가공식품이 확실히 덜 당길 것이다.

하지만 안심해서는 안 된다. 곳곳에서 음식의 유혹이 도사리고 있다. 케이크 한 조각, 아이스크림 한 개도 안 되냐는 질문을 많이 받는데, 이런 음식이 혀의 미뢰에 닿는 순간 뇌에서 도파민이 분비되어 정신 줄을 놓고 다 먹어버리는 불상사가 일어난다. 나중에 후회하고 자책해봐야 이미 엎질러진 물이다.

탄수화물 중독에서 벗어나려면 일정 기간 철저히 끊는 수밖에 다른 방법이 없다. 하루 네 끼를 섭취해서 배고플 틈을 주지 않는 것도 중독에서 벗어나려는 전략 중 하나다.

1주 차에 지방 대사의 스위치를 켰다면 2주 차는 본격적으로 지방간, 인슐린 저항성, 만성 염증을 치료하는 단계다. 따라서 24시간 간헐적 단식과 고강도 인터벌 운동을 반드시 포함해야 한다.

24시간 간헐적 단식이 너무나 힘들었다는 댓글을 종종 보는데, 24시간이라는 숫자에 너무 집착할 필요는 없다. 14시간 공복을 매일 유지하다가 일주일 중 하루에 의도적으로 시간을 더 늘려보는 것이므로 일단 18시간까지 버텨본다. 기운이 없고 배고픔이 심해지면 단백질 셰이크나 일반식을 먹어도 괜찮다.

18시간까지 늘려도 크게 불편함이 없다면 20시간, 22시간으로 점점 더 늘려본다. 18~24시간 사이에서 융통성 있게 하면 된다. 첫술에 배부를 수는 없다. 몸이 힘든데 억지로 참으면 이것도 스트레스다. 스트레스 호르몬이 올라오는 건 다이어트에 방해가 되므로 그냥 일반식을 하면 된다. 내 몸의 신진대사가 회복될수록 공복 시간이 길어도 버틸 수 있는 몸으로 바뀐다. 기름을 많이 먹는 자동차에 연비를 높이는 전략을 도입했다고 보면 이해하기 쉽다.

단식할 때는 물과 허브티만 섭취해야 한다. 영양제는 복용해도 상관없다. 커피는 원칙적으로 마시지 않는 게 좋지만, 꼭 필요하다면 오전 중에 한 잔은 괜찮다. 간헐적 단식을 하는 날에도 커피 한 잔은 허용된다. 단식하는 날에는 글루카곤, 아드레날린, 성장호르몬 등이 분비되기 때문에 이날 운동하거나 신체 활동량을 늘리면 지방 연소 효과가 더 높아진다.

1. 저녁 식사도 채소와 단백질 위주의 일반식을 섭취한다

- 채소, 해조류, 버섯, 두부, 달걀, 닭가슴살·두부·연어 샐러드, 생선구이, 생선회, 해산물, 보쌈 살코기, 소고기 샤브샤브 등을 배고프지 않게 충분히 섭취한다.
- 점심 식사에는 밥을 꼭 챙겨 먹는다. 콩류 섭취가 허용되므로 렌틸콩 등을 섞어 먹어도 좋고, 낫토도 괜찮다. 반찬으로는 채소와 양질의 단백질 음식을 포함해야 한다.
- 나머지 두 끼는 단백질 셰이크로 섭취해 일정 간격으로 단백질을 보충한다. 2주 차부터는 두유 대신 우유에 타 먹어도 괜찮다.
- 하루 네 번의 식사는 순서를 바꿔도 상관없다.
- 하루 한 번 견과류(한 줌 정도) 섭취를 허용한다. 오후 간식에 단백질 셰이크와 함께 먹거나 샐러드에 뿌려 먹어도 좋다.

2. 일주일 중 하루를 정해 18~24시간 간헐적 단식을 한다

- 14시간의 공복을 매일 유지하다가 일주일 중 하루는 24시간 공복으로 늘려본다. 전날 저녁을 6시에 끝냈으면 24시간 후인 다음 날 저녁 6시에 첫 번째 식사를 한다. 점심을 먹고 24시간 후인 다음 날 점심을 첫 번째 식사로 해도 괜찮다.
- 단식하는 시간에 물이나 허브티는 수시로 섭취해도 괜찮다.
- 두통, 어지럼증, 무력감, 집중력 저하 등의 불편한 증상이 나타나면 단식을 중단하고 식사를 한다. 최소 18시간까지는 단식을 유지해보고 괜찮으면 20, 22, 24시간으로 조금씩 늘려나간다.

2주 차 허용 식품

- 단백질 셰이크
- 신바이오틱스 혹은 프로바이오틱스
- 영양제(종합비타민, 오메가-3 지방산 등)
- 양파, 마늘, 고춧가루, 식초, 후추, 강황, 허브
- 양배추, 무, 당근, 오이, 브로콜리, 파프리카, 아보카도
- 해조류(미역, 다시마, 톳), 버섯류
- 코코넛유, 올리브유, 아보카도유, 냉압착 들기름
- 녹차, 허브티
- 플레인 요구르트(무가당)
- 두부, 연두부
- 현미 잡곡밥, 흰쌀밥, 퀴노아, 콩류(검은콩, 병아리콩, 완두콩, 렌틸콩 등)
- 고추냉이, 저염 간장(약간), 두부쌈장, 김치(평소보다 양을 줄여서)
- 우유(하루 2잔 이하), 짜지 않은 천연치즈
- 달걀, 생선, 생선회, 해산물(굴, 조개, 새우, 게, 가재, 오징어, 낙지, 문어)
- 닭고기(껍질 벗긴 속살), 돼지고기 살코기(수육), 소고기 살코기(샤브샤브)
- 견과류(한 줌)
- 블랙커피(오전 중 한 잔)

3. 매일 14시간 공복과 7시간 이상 숙면을 유지한다

4. 의자 중독에서 벗어난다

5. 규칙적 운동을 병행한다

2주 차에는 간헐적 단식과 함께 고강도 인터벌 운동을 반드시 포함

해야 한다. 24시간 단식하는 날은 지방 창고의 문이 열려 있으므로 운동을 하면 지방 연소 효과가 훨씬 커진다.

6. '금기 식품'을 절대 섭취하지 않는다

- 술
- 과당이 들어 있는 당류: 설탕, 청량음료, 커피믹스, 주스, 과일 향 우유, 당분 함량이 높은 두유, 당분을 첨가한 요구르트, 과자, 빵, 케이크, 아이스크림, 초콜릿
- 유해한 지방: 정제 씨앗 기름, 트랜스지방(전자레인지용 팝콘, 각종 스낵, 도넛, 튀김 등)
- 흰 밀가루 음식: 빵, 면
- 동물성 포화지방이 상대적으로 많은 음식: 삼겹살, 대창

* 2주 차부터 우유는 하루 2잔 정도 허용되고, 가공하지 않은 천연치즈도 괜찮다.
* 커피는 오전 중 블랙커피로 한 잔 허용된다. 마시지 않으면 더 좋다. 간헐적 단식을 하는 날에도 오전 중에 한 잔은 괜찮다.

7. 영양제 복용은 다이어트 효과를 높이는 데 도움이 된다

■ 마이 옵티멀 실전 가이드: 소고기를 구워 먹는 건 안 되나요?

이 질문도 정말 많이 받는다. 허용 식품에 수육과 샤브샤브만 있다 보니 이런 궁금증이 생기는 사람이 많은 듯싶다. 결론부터 말하면 소고기를 구워 먹어도 괜찮다. 다만, 수육이나 샤브샤브에 비해 세심한

주의가 필요하다.

우선 수육이나 샤브샤브를 추천하는 이유는 물에 삶거나 데치는 과정에서 고기 속 지방의 상당 부분이 녹아 국물로 빠져나가기 때문이다. 따라서 구이에 비해 같은 양을 먹더라도 포화지방 섭취량이 더 적다. 구이용 고기는 소금·후추·양념장 등과 함께 먹는 경우가 많아 나트륨 섭취량이 늘어나기 쉽지만, 샤브샤브는 비교적 맑은 국물에 채소와 함께 먹고 소스 조절이 용이해 나트륨 섭취를 줄이는 데 유리하다. 샤브샤브는 배추, 청경채, 버섯 등 다양한 채소를 고기와 함께 곁들여 먹는다는 장점도 있다. 고기를 고온의 불에 직접 구울 때는 헤테로사이클릭아민HCAs이나 벤조피렌 같은 발암 추정 물질이 생성될 수 있다. 100°C의 물에서 익히는 수육이나 샤브샤브는 이러한 유해 물질 생성 위험이 훨씬 적다.

그렇기 때문에 소고기구이를 먹을 때는 다음의 몇 가지 원칙을 지켜야 한다.

- **먹는 부위**: 다이어트 중이라면 마블링이 화려한 꽃등심, 기름진 갈빗살, 차돌박이 등은 피하는 것이 좋다. 대신 지방이 적고 단백질 함량이 높은 안심, 우둔살, 홍두깨살, 사태, 채끝살 등을 선택한다.
- **굽는 방법**: 직화구이는 가급적 피하고, 불판이나 프라이팬을 사용한다. 고기가 타지 않도록 주의하고, 탄 부분은 제거한 후 섭취하는 것이 좋다.
- **곁들이 음식**: 쌈 채소, 파채, 샐러드 등을 고기보다 더 많이 먹겠다

는 생각으로 식단을 구성하는 것이 좋다. 샐러드를 먹을 때엔 드레싱에 주의해야 한다. 식당에서 나오는 드레싱에는 설탕이 들어 있는 경우가 많기 때문이다. 가급적 쌈 채소와 함께 먹는 것을 추천한다.
- **양념 고기보다 생고기 선택**: 달콤한 양념갈비나 불고기는 설탕과 나트륨 함량이 매우 높아 피해야 한다. 원칙적으로는 양념 없는 생고기를 구워 소금, 후추, 생고추냉이 등에 살짝 찍어 먹는 것이 좋다.

3주 차: 주 2회 24시간 단식

3주 차에는 24시간 간헐적 단식이 주 2회로 늘어난다. 대사 유연성이 좋아진 몸은 간헐적 단식을 하는 시간 동안 지방을 에너지원으로 이용하면서 지방 창고를 비울 것이다. 마치 물먹은 스펀지의 물을 짜내는 것처럼. 그래야 다시 잉여 지방을 비축할 여유가 생긴다. 쥐어짠 스펀지가 다시 물을 머금을 수 있듯이 말이다.

이때도 18~24시간 간헐적 단식으로 융통성 있게 한다. 매일매일의 컨디션이 다를 수 있기 때문이다. 일주일 중 이틀 간헐적 단식을 하더라도 나머지 날 잘 챙겨 먹는다면 근육 손실은 생기지 않는다. 평소 단백질을 부족하지 않게 충분히 섭취했다면 간헐적 단식을 하는 동안 성장호르몬이 분비되어 근육 손실을 막아준다. 잘 챙겨 먹는 날 근력 운동을 추가하면 오히려 근육량이 늘어날 수 있다. 간헐적 단식과 운동을 했기 때문에 일주일 동안의 총에너지 섭취량보다 총에너지 소비량이 더 많아져 (-)에너지 밸런스가 될 것이다. 따라서 체중 감소로 이어진다. 하지만 단백질 섭취량이 충분했기 때문에 (+)단백질 밸런스가 유지되면서 근육 손실이 생기지 않는 것이다.

1. 일주일 중 이틀을 정해 주 2회 24시간 간헐적 단식을 한다
- 24시간 단식을 주 2회로 늘린다. 연달아 이틀 단식은 하지 않는다. 단식일 사이에 정상적인 식사를 하는 날을 반드시 포함해야 한다. 그날의 컨디션에 따라 18~24시간 사이에서 융통성 있게 선택한다.
- 단식하는 시간에 물이나 허브티는 수시로 섭취해도 괜찮다.
- 단식하는 날 운동하거나 의식적으로 신체 활동량을 늘리면 체지방 감량에 훨씬 도움이 된다.
- 간헐적 단식 후 근육량이 감소했거나 두통, 어지럼증, 무력감, 집중력 저하 등의 불편한 증상이 계속 나타나면 간헐적 단식을 주 1회만 하거나 아예 하지 않는다.

2. 당질 허용 범위가 넓어진다
- 밥, 콩류, 견과류를 포함해 단호박, 밤, 토마토, 방울토마토 등의 섭취가 허용된다.
- 플레인 요구르트와 함께 블루베리를 먹어도 좋다.
- 운동 전 혹은 운동 후 고구마 1개를 섭취해도 된다.
- 당질 최소 요구량은 점심에 밥 반 공기에서 3분의 2공기로 유지하

3주 차 허용 식품

- 단백질 셰이크
- 신바이오틱스 혹은 프로바이오틱스
- 영양제(종합비타민, 오메가-3 지방산 등)
- 양파, 마늘, 고춧가루, 식초, 후추, 강황, 허브
- 양배추, 무, 당근, 오이, 브로콜리, 파프리카
- 아보카도
- 해조류(미역, 다시마, 톳), 버섯류
- 코코넛유, 올리브유, 아보카도유, 냉압착 들기름
- 녹차, 허브티
- 플레인 요구르트(무가당)
- 두부, 연두부
- 현미 잡곡밥, 흰쌀밥, 퀴노아, 콩류(검은콩, 병아리콩, 완두콩, 렌틸콩 등)
- 고추냉이, 저염 간장(약간), 두부 쌈장, 김치(평소보다 양을 줄여서)
- 우유(하루 2잔 이하), 짜지 않은 천연치즈
- 달걀, 생선, 생선회, 해산물(굴, 조개, 새우, 게, 가재, 오징어, 낙지, 문어)
- 닭고기(껍질 벗긴 속살), 돼지고기 살코기(수육), 소고기 살코기(샤브샤브)
- 견과류(한 줌)
- 블랙커피(오전 중 한 잔)
- 블루베리, 토마토, 방울토마토, 밤, 단호박, 고구마

고, 하루 신체 활동량이나 운동량에 따라 당질 섭취를 조절한다.

3. 운동 자극을 강화하고 평소 신체 활동량을 더 늘린다

- 운동 강도를 조금씩 높여나간다.

- 일상생활에서 의식적으로 빨리 걷는다.
- 가급적 계단을 이용한다.

4. '금기 식품'을 절대 섭취하지 않는다
- 술
- **과당이 들어 있는 당류**: 설탕, 청량음료, 커피믹스, 주스, 과일 향 우유, 당분 함량이 높은 두유, 당분을 첨가한 요구르트, 과자, 빵, 케이크, 아이스크림, 초콜릿
- **유해한 지방**: 정제 씨앗 기름, 트랜스지방(전자레인지용 팝콘, 각종 스낵, 도넛, 튀김 등)
- **흰 밀가루 음식**: 빵, 면
- **동물성 포화지방이 상대적으로 많은 음식**: 삼겹살, 대창

5. 영양제 복용은 다이어트 효과를 높이는 데 도움이 된다

■ **마이 옵티멀 실전 가이드 1: 18시간까지 버티다 보니 배고프고 기운이 없는데, 그래도 참고 24시간 단식을 하는 게 더 좋을까, 아니면 단식을 종료하고 음식을 먹는 게 나을까?**

몸이 건강해질수록, 대사 유연성이 좋아질수록 단식 시간이 길어도 심하게 배가 고프거나 무력감 등의 불편한 증상이 잘 나타나지 않는다. 하지만 아직 24시간 단식이 힘들다면 무리하게 24시간까지 끌고 가기보다는 18시간까지 버텨보고, 18~24시간 사이에서 단식을 종료

한다.

특히 여성의 경우 월경주기에 따라 몸 상태가 달라진다. 월경이 끝난 후에는 24시간 단식도 가뿐히 할 수 있을 정도로 컨디션이 좋지만, 월경 전 7~10일 동안은 몸이 무겁고 컨디션도 평소 같지 않다. 금기 음식에 대한 유혹을 이겨내기도 쉽지 않다. 그런데 무리하게 24시간 단식을 하겠다고 버티다 보면 오히려 스트레스가 가중될 수 있다. 다이어트 중에 스트레스 호르몬이 올라오는 상황은 다이어트 성공을 어렵게 만든다. 이럴 땐 무리하게 24시간을 채우기보다는 18시간 단식 후 식사를 하는 게 더 나을 수 있다. 18시간 간헐적 단식을 주 2회 시행해도 된다.

■ 마이 옵티멀 실전 가이드 2: 24시간이 아닌 36시간 간헐적 단식을 해도 될까?

24시간 단식을 크게 불편한 증상 없이 해낸 뒤, 36시간 단식을 하면 더 효과적이지 않냐고 묻는 사람이 있다. 간헐적 단식 방법 중에 실제로 '격일 단식Alternate-Day Fasting, ADF'이라는 게 있다. ADF는 하루는 평소대로 식사하고, 다음 날은 아예 굶거나 아니면 500kcal 미만의 한 끼 식사만 하는(수정 격일 단식Modified ADF) 주기를 반복하는 강력한 단식법이다. 이때 식사한 다음 날 아예 굶을 경우 36시간 단식이 된다.

ADF의 가장 큰 장점은 체중과 체지방 감량 효과가 크다는 것이다. '세포 청소' 과정인 자가 포식 효과도 극대화할 수 있고, 인슐린 저항성도 빠르게 개선된다. 하지만 단점도 만만치 않다. 무엇보다 극심한 배고픔과 이로 인한 피로감, 두통, 어지러움, 집중력 저하, 예민 등의 부작용이 생길 수 있다. 처음 한 번은 어떻게든 해볼 수 있지만, 36시간 단식을 격일로 한다는 건 누구에게나 권할 수 있는 방법이 아니다. 실제 연구 결과를 보면, 건강한 성인의 경우 6개월을 시행해도 안정 시 대사율 감소를 보이지 않았다고 한다.[1]

그리고 강도가 매우 센 방법이기 때문에 다른 단식 방법에 비해 중도 포기율이 높다. 나도 개인적으로 ADF를 시도해본 경험이 있다. 하지만 2주 만에 포기해야 했다. 체중과 체지방이 꿈쩍도 안 하는 결과를 확인했기 때문이다. 연구 결과에는 안정 시 대사율 감소가 없다고 나왔지만, 이는 대조군과의 평균치 비교일 뿐 개인별 체질 차이는 고려하지 않은 것이기 때문에 효과는 사람마다 다를 수밖에 없다. 요컨대 내게는 맞지 않는 방법이었다. 아울러 ADF를 하면 사회생활에도 큰 제약을 받는다.

따라서 ADF는 일반적으로 권장하지 않는다. 하지만 주 2회 24시간 단식을 하되 경우에 따라 한 번은 24시간, 또 한 번은 36시간 실천해보는 것은 가능하다.

앞에서도 언급했지만 자가 포식 효과가 더 커진다. 자가 포식은 우리 몸이 손상되거나 늙은 세포 소기관을 스스로 청소하고 재활용하는 과정이다. 24시간만으로도 충분하지만, 36시간 동안 단식을 유지하면 이 세포 대청소 시간이 더 길어져 만성 염증 감소 및 노화 방지 효과를 더욱 강력하게 기대할 수 있다. 36시간 동안 음식을 섭취하지 않으면 인슐린 수치가 바닥 수준까지 떨어진다. 이는 췌장이 충분한 휴식을 취하고, 우리 몸의 세포가 인슐린에 더 민감하게 반응하도록 만든다. 즉,

인슐린 저항성 개선 효과가 더욱 강력해진다.

단식은 성장호르몬 분비를 촉진하는 것으로 알려져 있다. 성장호르몬은 지방 분해를 돕고, 단식 중 근육 손실을 최소화하는 역할을 한다. 단식 시간이 길어질수록 성장호르몬 수치가 더 높아지는 경향이 있어 36시간 단식 시 이러한 이점을 더 많이 누릴 수 있다. 36시간 단식은 몸이 케토시스 상태에 더 깊이 진입하게끔 해서 지방을 주 에너지원으로 사용하는 능력을 키워줌으로써 대사 유연성을 향상시킨다. 다이어트 정체기 극복에 도움이 될 수 있다는 의미다.

하지만 제한적인 점도 반드시 인지해야 한다. 24시간 단식은 보편적으로 모든 사람에게 적용할 수 있는 방법이지만, 그 이상의 단식은 개인의 체질이나 건강 상태에 따라 결과가 다양하게 나타날 수 있다. 단식 시간이 길어졌을 때 개인에 따라 안정 시 대사율이 오히려 더 떨어질 수 있고(내 개인적 경험), 단식하지 않는 날 단백질 섭취가 충분하지 않으면 근육 단백 손실로 이어져 다이어트에 오히려 불리하게 작용할 수 있다. 단식이 길어지면 수분과 함께 나트륨·칼륨·마그네슘 같은 필수 전해질이 소변으로 배출되는데, 이로 인해 두통, 피로, 근육 경련, 어지러움 등을 겪기도 한다. 따라서 36시간 단식을 하는 중에 이런 증상이 나타나면 바로 중단하고 식사를 하는 게 더 현명할 수 있다.

■ **박용우 코멘트**

처음부터 무리하지 말고 24시간 단식을 잘 실천해본다. 24시간 간헐적 단식에 완전히 적응했고, 마이 옵티멀 4주 리셋 프로그램 이후에도

주 2회 24시간 간헐적 단식을 이어가는 도중에 체중과 체지방이 잘 빠지지 않는 다이어트 정체기가 생긴다면 이를 돌파하기 위해 36시간 단식을 '전략적으로' 시도해볼 수 있다. 하지만 격일로 하는 것은 권하지 않는다. 1주 혹은 2주에 한 번처럼 가끔씩 활용하는 게 좋다. 임신한 여성, 모유 수유 중인 여성, 섭식 장애 병력이 있는 사람, 당뇨병 등 기저 질환이 있는 환자는 절대로 시도해서는 안 된다. 36시간 단식을 시도하는 중에 극심한 피로, 어지러움, 심박수 이상 등 부정적 신호가 나타나면 즉시 중단해야 한다.

결론적으로 36시간 단식은 24시간 단식의 '업그레이드 버전'이 맞지만, 더 높은 난도와 책임감이 따르는 고급 기술과 같다. 꾸준함이 중요한 다이어트와 건강관리에서 지속 가능한 24시간 단식이 무리한 36시간 단식보다 장기적으로는 더 나은 선택이라는 게 내 생각이다.

4주 차:
주 2~3회 18~24시간 단식

4주 차는 마이 옵티멀 4주 리셋 프로그램을 마무리하는 단계다. 지방을 잘 꺼내 쓰지 못했던 몸, 대사 유연성이 떨어졌던 몸이 이제 바뀌었다. 마치 연비가 개선된 자동차처럼 예전보다 적은 양의 에너지원을 공급해도 신진대사와 신체 활동에 무리가 없다. 3주 차에도 근육량이 회복되면서 체지방이 잘 빠졌다면, 4주 차에는 24시간 간헐적 단식을 격일로 3일 해도 된다. 하지만 근육량이 회복되지 않고 체지방 감량이 더딜 경우 무리하게 주 3일 24시간 간헐적 단식을 하다가 오히려 근육 단백 손실을 초래할 수 있다. 따라서 마지막 4주 차야말로 내 몸 상태에 맞게 프로그램을 조정해야 한다. 주 2일 24시간 간헐적 단식을 3주 차에 이어 지속해도 좋고, 18~24시간의 유연한 간헐적 단식을 몸 상태에 따라 주 2회 혹은 3회 실천해도 좋다.

1. 주 3회 24시간 간헐적 단식을 한다

24시간 단식을 주 3회로 늘려본다. 연달아 이틀 단식은 하지 않는다. 단식일 사이에 정상 식사를 하는 날을 반드시 포함해야 한다. 단식하는 날은 컨디션에 따라 18~24시간 사이에서 융통성 있게 조절한다. 근육량이 충분히 회복되지 않았다면 주 2회를 계속 이어가는 것이 더 좋다.

2. 저녁 식사에 밥이 허용된다

저녁 식사에 밥 형태로 당질 섭취를 허용한다. 다만 밥은 반 공기를 넘지 않도록 하고, 채소와 단백질 반찬으로 먼저 배를 조금 채운다. 저녁 식사 후에는 아무래도 신체 활동량이 낮보다 적기 때문에 에너지원인 당질 섭취량도 그에 맞춰 줄이는 게 좋다. 저녁 식사 후 가볍게 걷기 등의 신체 활동을 하면 혈당 조절에 도움이 된다. 낮에 신체 활동량이 평소보다 적었다면 저녁에 당질 섭취를 제한하고, 채소와 단백질 음식만으로 식사를 해도 괜찮다.

3. 과일이 허용된다. 단, 종류에 관계없이 하루 1개를 넘지 않는다

과일은 오전 중에 단백질 셰이크, 플레인 요구르트와 함께 섭취하거나 점심 식사 후 디저트 정도로 먹고, 그 이후에는 섭취하지 않는다.

4. 운동 자극을 강화하고 평소 신체 활동량을 더 늘린다

- 운동 강도를 조금씩 높여나간다.
- 일상생활에서 의식적으로 빨리 걷는다.
- 가급적 계단을 이용한다.

5. '금기 식품'을 절대 섭취하지 않는다

- 술
- **과당이 들어 있는 당류**: 설탕, 청량음료, 커피믹스, 주스, 과일 향 우유, 당분 함량이 높은 두유, 당분을 첨가한 요구르트, 과자, 빵, 케이크, 아이스크림, 초콜릿
- **유해한 지방**: 정제 씨앗 기름, 트랜스지방(전자레인지용 팝콘, 각종 스낵, 도넛, 튀김 등)
- **흰 밀가루 음식**: 빵, 면
- **동물성 포화지방이 상대적으로 많은 음식**: 삼겹살, 대창

■ **마이 옵티멀 실전 가이드 1: 4주 차에 치팅 데이를 가져도 될까?**

마이 옵티멀 4주 리셋 프로그램에서는 금기 음식을 4주간 철저하게 먹지 않는 것을 원칙으로 한다. 하지만 경우에 따라 여행이나 회식, 가

족 모임 등으로 인해 부득이 술 한 잔, 케이크 한 조각 정도는 먹어야 할 때가 있다.

다이어트를 시작한 첫 1주 이내에 금기 음식을 먹으면 일단 다이어트 프로그램을 종료하고, 준비기로 돌아가 마음가짐을 새로 추스린 후 다시 시작하라고 했다. 2주 차나 3주 차에 금기 음식에 손을 댄 사람의 경우도 아마 결과가 썩 만족스럽진 않을 것이다. 그런데 3주 차까지 금기 음식을 철저히 끊고 허용 식품을 잘 챙겨 먹는 식단으로 체중과 체지방이 많이 빠진 사람은 4주 차에 한 번 치팅을 해도 몸이 쉽게 예전 상태로 돌아가지 않는다. 나의 오랜 임상 경험 결과라 과학적으로 명쾌하게 설명하긴 어렵지만, '사람의 몸이 바뀐 환경에 적응하는 데에는 최소한 3주라는 기간이 필요하다'는 게 내 생각이다.

일단 지방간, 인슐린 저항성, 만성 염증 그리고 장내 미생물 환경의 변화 측면에서 본다면 개인 차이가 있을 수 있지만, 다이어트 초기 단계에서는 인슐린 저항성으로 인해 탄수화물 갈망이 심해져 금기 음식이 들어오면 곧바로 과도한 양의 인슐린이 분비되면서 지방 대사 스위치가 즉시 꺼질 가능성이 높다. 지방간이 아직 남아 있는 상태에서 술이 들어오면 지방간은 곧바로 악화할 것이다. 설탕이나 밀가루 음식을 즐겨 먹던 사람이 다이어트를 시작하면 장내 유해균이 예전에 즐겨 먹던 음식을 달라고 강력하게 요구한다. 이때 금기 음식이 들어오면 유해균에 다시 힘을 실어줘 만성 염증이 개선되지 않고, 식탐이 다시 폭발한다. 3주는 뇌가 새로운 행동 패턴을 인식하고 습관으로 받아들이는 최소한의 기간이다. 이 결정적 시기를 버티지 못하고 금기 음식을 먹으면 '이 정도는 괜찮을 거야'라는 자기 합리화에 빠져 이후에도 무너질 가능성이 아주 높다.

그렇다면 3주라는 기간 동안 철저하게 금기 음식을 끊어 내 몸이 새로운 환경에 적응했다면 어떤 결과가 나타날까?

일단 지방간과 인슐린 저항성이 드라마틱하게 개선된다. 이런 몸에는 어쩌다 금기 음식이 들어와도 개선된 인슐린 시스템이 훨씬 효율적으로 혈당을 처리한다. 과도한 인슐린 분비가 일어나지 않으니 지방 저장 스위치가 강하게 켜지지 않고, 몸은 빠르게 다시 지방 연소 모드로 복귀할 수 있다. 마치 잘 정비된 차가 잠시 비포장도로를 달려도 금방 다시 고속 주행을 할 수 있는 것과 같다. 3주 동안 철저히 프로그램을 실천하면 대사 유연성이 크게 개선된다. 낡은 자동차 부품을 새것으로 바꿔서 연비가 크게 올라간 것에 비유할 수 있다. 대사 유연성이 좋은 몸은 혈당을 높이는 음식이 들어와도 효율적으로 포도당을 에너지로 사용하고, 당이 떨어지면 곧바로 지방을 태우는 모드로 전환된다. 3주간 설탕과 밀가루 음식을 끊고, 식이섬유가 풍부한 식단을 유지했다면 장내 환경이 어떻게 변했을까? 유익균의 비율이 높아지고 특히 낙산을 만들어내는 낙산균이 많아진다. 이미 유익균이 장내 생태계를 장악한 상황에서 어쩌다 들어온 설탕이 유해균의 세력을 다시 키우기는 어려울 것이다.

금기 음식을 절대 섭취하지 못하게 하는 이유는 음식 중독에서 벗어나게 하려는 목적이 가장 크지만, 대사 유연성을 회복하기 위해 필요한 최소 3주라는 기간을 확보하기 위한 목적도 있다. 따라서 원칙적으로는 4주간 금기 음식을 먹지 않는 게 좋지만, 이미 대사 유연성을 회복하고 몸이 리모델링되었다면 4주 차에 한 끼 정도는 금기 음식을 먹어도 크게 영향을 받지 않는다.

4주 후
유지기

짝짝짝!

마이 옵티멀 4주 리셋 프로그램을 무사히 끝낸 여러분에게 축하의 박수를 보낸다. 쉽지 않았을 것이다. 체중과 체지방이 감소하는 객관적 수치도 중요하지만, 무엇보다 뱃살과 부기가 빠지면서 몸이 가볍게 느껴지는 주관적 변화가 더 중요하다. 전보다 활력이 넘치고 피로감이 덜하다면 운동도 지속하고, 신체 활동량도 더 늘릴 수 있다. 화장실 가기가 편하고 수면의 질도 좋아졌다면 금상첨화다.

4주 리셋 프로그램을 끝냈으니 가까운 병의원을 찾아 대사 지표를 확인해보는 것도 좋다. 준비기 때 했던 연속혈당측정기를 다시 구입해 프로그램 이전 결과와 비교해보는 것도 의미가 있다. 공복 혈당 수치가 더 떨어지고, 식후 혈당 피크도 예전만큼 높지 않을 것이다. 무엇보다 수면 중 혈당이 변동 없이 안정적으로 유지될 것이다.

이제 4주 리셋 프로그램을 끝내고 일상으로 돌아왔다. 마치 병원에서 입원 치료를 받고 퇴원한 기분일 것이다. 정석대로 실천한 자신이 대견스럽고 몸과 마음도 예전보다 가벼울 것이다. 하지만 이제부터 다시 냉혹한 현실이다. 도처에 넘쳐나는 초가공식품이 언제든 우리 몸을 망가뜨리기 위해 끊임없이 유혹한다. 사회생활을 하면서 회식과 음주는 피할 수 없다. 수면 부족과 스트레스에서 벗어나기도 만만치 않다.

다시 살찌지 않는 몸을 만들기 위한 식사 전략이 바로 이 책에서 소개한 마이 옵티멀 다이어트 프로그램이다. 내 건강을 챙기기 위한 전략적인 식단을 잘 유지하면 된다. 그러다 또다시 대사이상이 생기면 박용우의 마이 옵티멀 4주 리셋 프로그램에 돌입한다. 다이어트 개념을 바꿔야 한다. 이제부터는 평생 체중과의 전쟁이 아니라, 마이 옵티멀 다이어트를 통한 평소 '관리'와 '치료'를 위한 4주 리셋 프로그램만 있다고 생각하자.

■ 마이 옵티멀 실전 가이드: 4주 이후에도 계속 마이 옵티멀 4주 리셋 프로그램을 하고 싶다면?

마이 옵티멀 4주 리셋 프로그램으로 더 건강해지기는 했지만, 아직도 대사이상에서 완전히 벗어나지 못했다면 어떻게 해야 할까? 근육량이 유지되거나 증가하고, 체중과 체지방량이 잘 빠진다면 3주 혹은 4주 미션을 계속 이어가면 된다. 내 진료실로 찾아오는 환자들의 경우 결과가 좋으면 4주에서 끝나지 않고 3개월 이상 프로그램을 계속 끌고 가기도 한다. 하지만 4주 동안 예외 없이 철저히 실천했다면 잠깐의 휴식 기간을 갖는 것도 괜찮다. 안정 시 대사율을 떨어뜨리지 않기 위해 간헐적 단식과 운동을 강조했지만, 일상 활동을 하면서 이를 철저하게 지킨다는 게 쉬운 일은 아니다. 안정 시 대사율이 떨어지거나 근육량 감소가 생기면 정체기가 찾아온다. 운동을 해도, 간헐적 단식을 해도 체중과 체지방 수치가 잘 움직이지 않는다. 이럴 때 무리하게 식사량을 줄이면 안정 시 대사율은 더 떨어진다. 따라서 무리한 욕심을 내지 말고 일단 여기서 '치료'를 멈추는 것이 낫다. 그리고 '관리' 모드로 넘어가는 대신 4주 리셋 프로그램에 재도전하기 위한 준비기를 갖는다. 내 몸을 바꾸는 데 최소 3주라는 기간이 필요하다고 했다. 떨어진 안정 시 대사율과 근육을 회복하는 데도 최소 3주라는 기간이 필요하다. 따라서 재도전을 위한 최소 3주간의 준비기에는 다음과 같이 실천해본다.

① 14시간 공복을 매일 실천한다.
② 24시간 간헐적 단식은 하지 않거나, 주 1회 18~24시간 사이에서 융통성 있게 실천한다. 체중 감량이 아닌 체중 유지가 목표라는 점을 기억해야 한다.
③ 운동 자극을 반드시 포함해야 한다. 안정 시 대사율과 근육량 회복이 목표이기 때문에 운동 강도와 빈도가 높을수록 다음번 4주 리셋 프로그램에서 더 좋은 결과를 얻을 수 있다.
④ 매일 아침 체중계 눈금을 확인한다. 어제보다 체중이 늘었다면 식사량을 줄이는 게 아니라, 평소보다 신체 활동량을 강화한다.
⑤ 주말에는 다이어트 휴식일을 둔다. 다이어트 기간 중 먹지 못했던 금기 식품을 한 끼니에 마음 편히 먹는 것이다. 단, 토요일 점심 혹

은 일요일 점심 한 끼로 못 박고 예외를 두지 말아야 하며, 주중에는 최대한 금기 식품 섭취를 피한다.
⑥ 수면 시간은 가급적 하루 6시간 이상 유지하려고 노력한다.
⑦ 저녁 식사에 탄수화물이 들어 있다면 취침 4시간 전에 끝내고, 식사 후 가볍게 걷기를 실천한다.

살찌지 않는 몸을 위한 음식 리스트

1. 매 끼니 먹어야 할 음식
- 매 끼니 채소류와 양질의 단백질 음식을 곁들여야 한다. 녹황색 채소, 뿌리채소, 줄기 식물 등이 매 끼니 식단에 있어야 한다. 채소류에는 해조류와 버섯도 포함된다.
- 두부, 달걀, 생선, 회, 해산물(굴, 조개, 새우, 게, 가재, 오징어 등), 닭고기, 소고기, 돼지고기, 양고기 등 양질의 단백질 음식이 포함되어야 한다.
- 채소와 양질의 단백질을 섭취하기 위한 약간의 양념 그리고 올리브유, 들기름, 아보카도유 등 좋은 지방은 허용된다.

2. 하루에 한두 번만 먹어도 되는 음식
밥이다. 밥은 채소와 단백질 음식을 챙겨 먹기 위해 먹는 용도다. 현미밥이나 잡곡밥, 콩밥, 렌틸콩이나 퀴노아가 들어간 밥을 선택하면 좋다. 흰쌀밥은 반 공기를 넘지 않는다. 평소 규칙적으로 운동하거나 신체 활동량이 많으면 하루 두 번도 괜찮다. 하지만 운동하지 않는 날이나 신체 활동량이 적은 날은 하루 한 번만 밥을 먹는다.

3. 하루에 한 번 먹는 음식

플레인 요구르트, 치즈, 무가당 두유나 우유 1~2잔, 견과류 한 줌, 과일 혹은 고구마 1개

4. 일주일에 한두 번만 먹어야 하는 음식

술(남성은 하루 4잔 이하, 여성은 하루 2잔 이하), 통밀빵, 냉면, 파스타, 삼겹살

5. 먹지 말아야 할 음식

콜라·주스·커피믹스 등 당류가 많이 들어 있는 음식, 감자튀김과 전자레인지용 팝콘 및 도넛 등 정제 씨앗 기름이나 트랜스지방이 들어 있는 음식

에필로그

평생 살찌지 않는 몸을 위한
마이 옵티멀 다이어트

억지스러운 비유이긴 하지만 여러분의 선택을 들어보자.

전문 서적을 많이 읽고 연구도 많이 했지만 환자 진료에 대한 임상 경험은 거의 없는 의대 교수, 책과 담을 쌓고 연구 실적도 별로 없지만 매일 환자를 보면서 풍부한 임상 경험을 쌓은 개원 원장이 있다면 누구에게 진료를 받고 싶은가?

두 사람 다 아쉬움이 조금은 있을 것이다. 연구를 많이 하고 동시에 임상 경험도 풍부한 의사가 있다면 당연히 그에게 진료를 받고 싶을 테니 말이다.

그런가 하면 원칙과 융통성 중에서 선택할 수도 있다.

사람마다 체질과 건강 상태가 다른데, 원칙을 중요하게 여기면서 교과서에 적힌 프로토콜대로 처방을 내리는 의사가 있다면 어떨까? 예를 들어 비만 클리닉을 방문한 환자에게 일률적으로 '1,200~1,500kcal의 저칼로리 식단과 주 5일 유산소운동 30분 이상'을 처방하고, 체중 감량 효과가 적을 경우 약물 치료를 병행하는 것만 고집한다면….

원칙보다는 환자 개개인에게 맞추는 융통성을 발휘해 어떤 환자에게는 탄수화물 섭취량을 평소보다 줄이는 저탄수화물 식단을 처방하고, 또 다른 환자에게는 건강한 식단을 포만감 있게 섭취하도록 하면서 주 1~2회 24시간 간헐적 단식을 처방하는 의사가 있다면….

논문으로 검증해 객관화하고 전문가들이 인정한 내용을 중심으로 임상 지침을 내리는 '근거 중심 의학Evidence-Based Medicine, EBM'은 현대 의학의 뿌리이자 중심이다. 하지만 객관적 데이터를 제시하기 위해서는 '숫자'가 필요하다. 예를 들어 우리나라와 일본의 비만 유병률을 비교하려면 객관적 비만 진단 기준이 있어야 한다. 국제적 비만 진단 기준은 체질량 지수BMI $25kg/m^2$ 이상이다. 하지만 이렇게 정한 진단 기준을 진료실에서 환자에게 그대로 적용할 수 있을까? BMI 24.9로 비만 클리닉을 찾아온 사람은 BMI 25가 넘을 때 다시 오라고 돌려보내야 할까?

체중은 체지방과 근육을 모두 반영하기 때문에 보디빌더 같은 근육형 과체중을 비만으로 진단하는가 하면, 저근육형 정상 체중인 마른 비만 환자를 진단하지 못한다. 나이가 들면서 생리적으로 근육은 줄고 체지방은 늘어나는데, 30세 BMI 25와 60세 BMI 25를 의학적으로 동일하게 봐야 할까? 인종에 따른 차이도 있는데, 성별에 따른 차이는 없을까?

칼로리의 경우도 마찬가지다. 논문을 쓰기 위해서는 객관적 데이터가 필요하고, 연구 대상자들이 섭취한 음식량을 수치로 표현할 수 있어야 한다. 마음껏 먹게 하고 체중의 변화를 비교하겠다면 누가 보더라도 객관적이지 않다. 그런데 이렇게 논문을 쓰기 위해 필요한 칼로리의 개념을 진료실에서 그대로 환자에게 적용할 수 있을까?

예를 들어 평소보다 500kcal를 적게 먹으라는 진료 가이드라인은 어떻게 나왔을까? 실험군과 대조군을 무작위로 나누어 2,000kcal와 1,500kcal를 3개월간 섭취하게 한 후 그룹 간 감량 체중의 평균을 비교하면 통계적으로 의미 있게 차이가 난다. 객관적인 결과다. 하지만 이 결과를 진료실에 그대로 적용할 수 있을까? 임상 연구가 끝난 후 실험군은 다시 섭취량을 늘리고 체중은 다시 증가할 텐데, 이 결과는 논문에 반영되지 않는다.

고탄수화물·저지방 식단과 저탄수화물·고지방 식단 중 어느 것이 더 효과적인지 논문을 써본다고 가정하자. 저탄수화물군은 탄수화물을 총섭취량의 30%로 맞추고, 저지방군은 지방을 총섭취량의 30%로 맞추었다고 하자. 여기에도 칼로리 개념을 적용해 두 군의 하루 총 섭취량을 1,800kcal에 맞췄다는 내용이 들어가야 객관적이다. 실제로 칼로리를 동일하게 맞추면 저탄수화물 식단이 조금 유리하다. 단백질과 지방 함량이 많아 상대적으로 포만감이 오래가기 때문이다.

다 차치하고 3개월 후 두 군의 평균 감량 체중을 비교해보니 저탄수화물 식단에서 감량 효과가 유의미하게 더 컸다고 하자. 객관적 데이터로 저탄수화물 식단이 저지방 식단보다 다이어트에 효과적이라고 결론 내린다. 하지만 저탄수화물 식단을 실천한 그룹 중에는 효과를 전혀 보지 못한 사람도 포함되어 있다. 반대로 저지방 식단 그룹 중에는 이 식단이 잘 맞아 체중이 드라마틱하게 빠진 사람도 있을 것이다. 하지만 저탄수화물 식단 그룹에서 전혀 효과를 보지 못한 사람들의 데이터와 저지방 식단 그룹에서 드라마틱하게 체중 감량을 보인 사람들의 데이터는 모두의 값을 더해서 나눈 평균치에 밀려 사장되고 만다.

객관성을 담보로 학자들이 연구하고, 실험실에서 통계로 확인한 수치를 실제 임상 진료에 그대로 적용하는 게 맞는 접근일까? 사람들의 다양성을 무시하고 평균치로 수렴해 설명하는 것을 '모든 상황에 맞는 단일 접근 방식One-Size-Fits-All Approach'이라고 한다.

사람들의 체격이 다 다른데 평균 사이즈의 한 가지 옷으로 다 맞춰 입으라고 한다면? 환자의 개별적 차이(유전자, 체질, 생활 습관, 현재의 건강 상태)를 고려하지 않은 데이터가 객관적이라는 이유로 인정받는 것이 환자 치료에 도움을 줄까?

특히 비만처럼 음식, 식습관, 신체 활동, 스트레스, 수면, 폭식증이나 탄수화물 중독 같은 정신적 문제 등 복잡한 요인이 있는 문제를 임상 연구 결과 하나만으로 일반화한다는 건 다소 무리가 있는 건 아닐까?

논문으로 발표된 임상 연구 결과를 해석해 실제 진료실에서 환자에게 적용할 때는 개별적 접근이 필요하다는 게 내 생각이다.

통계적 유의성, 즉 숫자를 강조하는 '근거 중심 의학'이 아닌 '의학 중심 근거Medicine-Based Evidence', 다시 말해 이제까지 우리가 연구와 경험을 토대로 만들어온 의학적 내용을 중심으로 개개인에 맞춘 개별적 접근이 필요하다. 특히 비만 치료의 경우 체중계 눈금이 아니라 대사이상(지방간, 인슐린 저항성, 렙틴 저항성, 만성 염증), 폭식 장애, 수면 장애, 음식 중독 등 개인별 원인에 따른 맞춤 치료가 이루어져야 한다.

나는 《내 몸 혁명》에서 망가진 몸이 체중 증가의 근본 원인이라고 설명하며, 숫자보다 몸을 바꾸라고 제안했다. 이번 책 《박용우의 마이 옵티멀 다이어트》는 《내 몸 혁명》의 프리퀄이다. 《내 몸 혁명》에서 소개한 스위치온 다이어트 4주 프로그램은 이 책에서 소개한 '마이 옵티멀 다이어트'의 '4주 리셋 프로그램'이다.

4주 치료를 통해 대사이상에서 건강한 몸으로 회복된 사람들은 '치료'가 아닌 '관리' 모드로 마이 옵티멀 다이어트를 평생 실천하면 된다. 그러다 야금야금 몸이 망가져 또 대사이상이 생기면 '치료' 모드로 다시 들어간다. 4주간의 프로그램이 부족했다면 중간에 유지기를 뒀다가 4주 프로그램을 반복하거나 4주 프로그램을 8주, 12주로 이어가도 괜찮다.

이 책을 집필하는 동안 치료를 받은 환자 한 분의 사례를 소개한다.

하루는 64세 여성 환자가 수줍은 표정으로 진료실을 찾아왔다.

"이 나이에도 살을 뺄 수 있을까요? 더 나이 들기 전에 한 번이라도 날씬한 몸을 경험하고 싶어서요."

"당연하죠. 몸은 거짓말하지 않습니다. 내가 투자한 만큼 바뀌니까요. 저를 믿고 한번 해보시죠."

그분은 4주 리셋 프로그램을 8주, 12주 이어갔다. 매주 실시하는 체지방 검사에서 근육량을 유지하면서 체지방이 빠져야 프로그램 종료

없이 계속 이어가는데, 그분은 정말 열심히 지침을 따랐다. 그분이 처음 방문했을 때의 결과와 최종 결과는 다음과 같다.

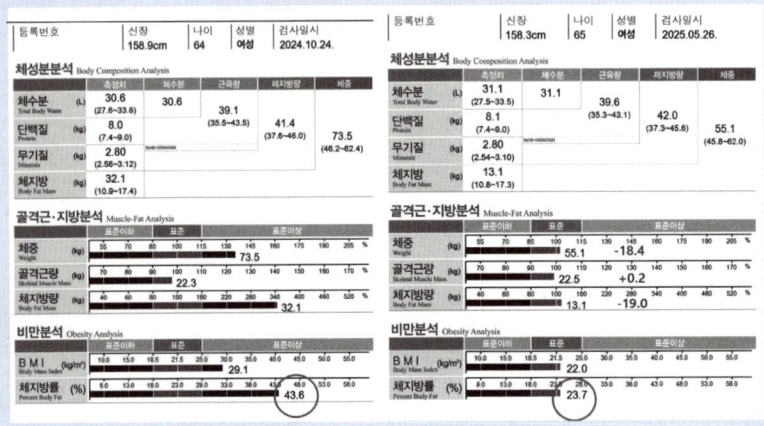

2024년 10월 말에 시작해서 약 7개월간 '치료'를 지속해온 결과다. 체중과 체지방량이 각각 18.4kg, 19kg이나 빠졌다. 반면, 근육량은 약간 늘었다. 젊은 사람도 달성하기 어려운 수치다.

"저희 부모님이 연세가 많으신데, 이 프로그램을 해도 괜찮을까요?"

진료하다 보면 이런 질문을 종종 받는데, '나이가 많다'는 기준은 과연 뭘까? 위의 여성 환자는 60대 중반을 넘어섰고, 나 역시 60대 중반을 향해 가고 있다. 나이 드신 분들도 행복한 노후를 보내려면 건강이 뒷받침되어야 한다. '이 나이에…'라는 생각보다는 지금부터 건강해지기 위해 한 걸음 내딛는 것은 어떨까?

단 한 번뿐인 우리의 삶은 너무도 소중하니까 말이다.

참고 문헌

1부 잘못된 식단, 만들어진 질병

1 Fatty Liver and Diabetes Statistics in Korea 2022.
2 Fatima H., Sohail Rangwala H., Mustafa M. S., Shafique M. A., Abbas S. R., Sohail Rangwala B. "Analyzing and evaluating the prevalence and metabolic profile of lean NAFLD compared to obese NAFLD: a systemic review and meta-analysis". *Ther Adv Endocrinol Metab*. 2024 Sep 3; 15: 20420188241274310.
3 Ha J., Yim S. Y., Karagozian R. "Mortality and Liver-Related Events in Lean Versus Non-Lean Nonalcoholic Fatty Liver Disease: A Systematic Review and Meta-analysis". *Clinical Gastroenterology and Hepatology*. 2023 Sep; 21(10): 2496-2507.
4 Bray, George A. et al. "Consumption of high-fructose corn syrup in beverages may play a role in the epidemic of obesity". *The American Journal of Clinical Nutrition*. 2004; 79(4): 537-543.

5   Ludwig J. Viggiano T. R., McGill D. B. "Nonalcoholic steatohepatitis: Mayo Clinic experiences with a hitherto unnamed disease". *Mayo Clinic Proceedings*. 1980; 55(7): 434-438.

6   Bray, George A. et al. "Consumption of high-fructose corn syrup in beverages may play a role in the epidemic of obesity". *The American Journal of Clinical Nutrition*. 2004; 79(4): 537-543.

7   Moran J. R., Ghishan F. K., Halter S. A., Greene H. L. "Steatohepatitis in obese children: a cause of chronic liver dysfunction". *American Journal Gastroenterology*. 1983 Jun; 78(6): 374-377.

8   Díaz-Rizzolo D. A., Santos Baez L. S., Popp C. J. et al. "Late eating is associated with poor glucose tolerance, independent of body weight, fat mass, energy intake and diet composition in prediabetes or early onset type 2 diabetes." *Nutrition & Diabetes*. 2024; 14, 90.

9   Vujović N., Piron M. J., Qian J., Chellappa S. L., Nedeltcheva A., Barr D., Heng S. W., Kerlin K., Srivastav S., Wang W., Shoji B., Garaulet M., Brady M. J., Scheer F. A. J. L. "Late isocaloric eating increases hunger, decreases energy expenditure, and modifies metabolic pathways in adults with overweight and obesity". *Cell Metab*. 2022 Oct 4; 34(10): 1486-1498.

10 Lee S., Choi S, Kim H. J. et al. "Cutoff values of surrogate measures of insulin resistance for metabolic syndrome in Korean non-diabetic adults". *Journal of Korean Medical Science* 2006; 21: 695-700.

11 Japan Diabetes Society. Treatment Guide for Diabetes 2010. Tokyo: Bunkodo, 2010.

12 Diabetes Fact Sheet in Korea 2024. 대한당뇨병학회.

2부 신진대사를 바로잡기 위한 기초 지식

1   *Journal of Nutrition and Health*. 2021 Dec; 54(6): 584-593.

2   Mardinoglu, Adil et al. "An Integrated Understanding of the Rapid Metabolic Benefits of a Carbohydrate-Restricted Diet on Hepatic Steatosis in

Humans". *Cell Metabolism*. 2018; Volume 27, Issue 3, 559-571.

3   Simpson S. J., Raubenheimer D. "Obesity: the protein leverage hypothesis". *Obesity Reviews*. 2005 May; 6(2): 133-142.

4   Reynolds, R. D. "Pagophagia and Iron Deficiency Anemia." *Annals of Internal Medicine*. 1968; 69(3): 435-440.

5   Simpson, S. J., Raubenheimer, D. *Eat Like the Animals: What Nature Teaches Us About Healthy Eating*. 2021. Houghton Mifflin Harcourt.

6   Hall KD, et al. Ultra-Processed Diets Cause Excess Calorie Intake and Weight Gain: An Inpatient Randomized Controlled Trial of Ad Libitum Food Intake. Cell Metab. 2019 Jul 2;30(1):67-77

3부 살찌지 않는 몸을 만드는 구체적 실천 방법

1   Elizabeth A. Dennis, Ana Laura Dengo, Dana L. Comber, Kyle D. Flack, Jyoti Savla, Kevin P. Davy, Brenda M. Davy. "Water Consumption Increases Weight Loss During a Hypocaloric Diet Intervention in Middle-aged and Older Adults". *Obesity* 2010; 18(2): 300-307.

2   Michael Boschmann, Jochen Steiniger, Uta Hille, Jens Tank, Frauke Adams, Arya M. Sharma, Susanne Klaus, Friedrich C. Luft, Jens Jordan, "Water-Induced Thermogenesis". *The Journal of Clinical Endocrinology & Metabolism*, Volume 88, Issue 12, 1 December 2003, Pages 6015-6019.

3   Shukla, AP. et al. "The impact of food order on postprandial glycemic excursions in prediabetes". *Diabetes Obes Metab*. 2019 February ; 21(2): 377-381.

4   Shukla, AP. et al. "Carbohydrate-last meal pattern lowers postprandial glucose and insulin excursions in type 2 diabetes". *BMJ Open Diab Res Care*. 2017;5:e000440.

5   Memel Z. N., Wang J., Corey K. E. "Intermittent Fasting as a Treatment for Nonalcoholic Fatty Liver Disease: What Is the Evidence?" *Clinical Liver Disease* (Hoboken). 2022 Feb 3; 19(3): 101-105.

6   Wang Y. Y., Tian F., Qian X. L., Ying H. M., Zhou Z. F. "Effect of 5:2 intermittent fasting diet versus daily calorie restriction eating on metabolic-associated fatty liver disease-a randomized controlled trial". *Frontiers in Nutrition*. 2024 Aug 20; 11: 1439473.

7   Haddad R. R., Battula N. S., Chay T., Patel T., Dumaru N., Maddukuri S., Khan S. "Role of Fasting in the Management of Non-alcoholic Fatty Liver Disease (NAFLD): A Systematic Review of Clinical Trials". *Cureus*. 2025 May 16; 17(5): e84259.

4부 이론에서 습관으로

1   Zuraikat, F. M., et al. "Chronic Insufficient Sleep in Women Impairs Insulin Sensitivity Independent of Adiposity Changes: Results of a Randomized Trial". *Diabetes Care*. 2024; 47(1): 117-125.

2   Park S. Y., Choi C. J. "Relationship between Sleep Duration and Insulin Resistance in Non-Diabetic Korean Adults: The Korea National Health and Nutrition Examination Survey, 2019-2020". *Korean Journal of Family Practice*. 2022; 12(5): 367-374.

3   Van Elswyk M. E., Weatherford C. A., McNeill S. H. "A Systematic Review of Renal Health in Healthy Individuals Associated with Protein Intake above the US Recommended Daily Allowance in Randomized Controlled Trials and Observational Studies". *Advances Nutrition*. 2018 Jul 1; 9(4): 404-418.

4   Devries M. C., Sithamparapillai A., Brimble K. S., Banfield L., Morton R. W., Phillips S. M. "Changes in Kidney Function Do Not Differ between Healthy Adults Consuming Higher-Compared with Lower-or Normal-Protein Diets: A Systematic Review and Meta-Analysis." *The Journal of Nutrition*. 2018 Nov 1; 148(11): 1760-1775.

5   Antonio J., Ellerbroek A., Silver T., Vargas L., Tamayo A., Buehn R., Peacock C. A. "A High Protein Diet Has No Harmful Effects: A One-Year Crossover Study in Resistance-Trained Males". *Journal of Nutrition*

Metabolism. 2016; 2016: 9104792.

6 Herber-Gast G. M., Biesbroek S., Verschuren W. M., Stehouwer C. D., Gansevoort R. T., Bakker S. J., Spijkerman A. M. "Association of dietary protein and dairy intakes and change in renal function: results from the population-based longitudinal Doetinchem cohort study". *The American Journal of Clinical Nutrition.* 2016; 104: 1712-1719.

7 Mangano K. M., Sahni S., Kerstetter J. E. "Dietary protein is beneficial to bone health under conditions of adequate calcium intake: an update on clinical research". *Current Opinion in Clinical Nutrition and Metabolic Care.* 2014 Jan; 17(1): 69-74.

8 Wright C. S., Li J., Campbell W. W. "Effects of Dietary Protein Quantity on Bone Quantity following Weight Loss: A Systematic Review and Meta-analysis". *Advances in Nutrition.* 2019 Nov 1; 10(6): 1089-1107.

9 Shams-White M. M., Chung M., Du M., Fu Z., Insogna K. L., Karlsen M. C., LeBoff M. S., Shapses S. A., Sackey J., Wallace T. C., Weaver C. M. "Dietary protein and bone health: a systematic review and meta-analysis from the National Osteoporosis Foundation". *The American Journal of Clinical Nutrition.* 2017 Jun; 105(6): 1528-1543.

10 Steell L., Sillars A., Welsh P., Iliodromiti S., Wong S. C., Pell J. P., Sattar N., Gill J. M. R., Celis-Morales C. A., Gray S. R. "Associations of dietary protein intake with bone mineral density: An observational study in 70,215 UK Biobank participants". *Bone.* 2019 Mar; 120: 38-43.

11 Kerstetter JE, Bihuniak JD, Brindisi J, Sullivan RR, Mangano KM, Larocque S, Kotler BM, Simpson CA, Cusano AM, Gaffney-Stomberg E, Kleppinger A, Reynolds J, Dziura J, Kenny AM, Insogna KL. "The Effect of a Whey Protein Supplement on Bone Mass in Older Caucasian Adults". *The Journal of Clinical Endocrinology & Metabolism.* 2015 Jun;100(6):2214-22.

12 Jäger R., Kerksick C. M., Campbell B. I., Cribb P. J., Wells S. D., Skwiat T. M., Purpura M., Ziegenfuss T. N., Ferrando A. A., Arent S. M., Smith-Ryan A. E., Stout J. R., Arciero P. J., Ormsbee M. J., Taylor L. W., Wilborn C. D., Kalman D. S., Kreider R. B., Willoughby D. S., Hoffman J. R., Krzykowski

J. L., Antonio J. "International Society of Sports Nutrition Position Stand: protein and exercise". *Journal of the International Society of Sports Nutrition*. 2017 Jun 20; 14: 20.

13 Wolfe R. R., Cifelli A. M., Kostas G., Kim I. Y. "Optimizing Protein Intake in Adults: Interpretation and Application of the Recommended Dietary Allowance Compared with the Acceptable Macronutrient Distribution Range". *Advance Nutrition*. 2017 Mar 15; 8(2): 266-275.

부록 | 마이 옵티멀 4주 리셋 프로그램 실전편

1 Stekovic S., Hofer S. J., Tripolt N., Aon M. A., Royer P., Pein L., Stadler J. T., Pendl T., Prietl B., Url J., Schroeder S., Tadic J., Eisenberg T., Magnes C., Stumpe M., Zuegner E., Bordag N., Riedl R., Schmidt A., Kolesnik E., Verheyen N., Springer A., Madl T., Sinner F., de Cabo R., Kroemer G., Obermayer-Pietsch B., Dengjel J., Sourij H., Pieber T. R., Madeo F. "Alternate Day Fasting Improves Physiological and Molecular Markers of Aging in Healthy, Non-obese Humans". *Cell Metabolism*. 2019 Sep 3; 30(3): 462-476.e6.